ABBÉ J.-P.-F. SCHNEIDER

Directeur de l'École Saint-Sigisbert, à Nancy.

# L'Hypnotisme

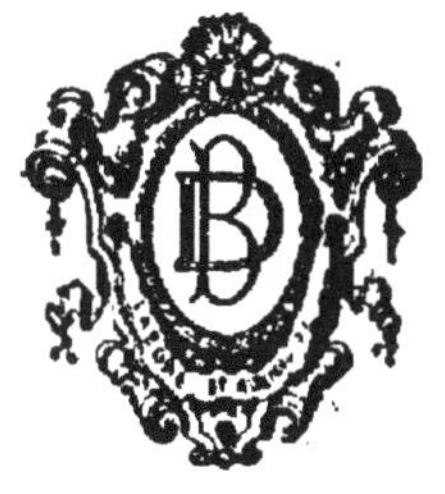

DELHOMME ET BRIGUET, ÉDITEURS

PARIS
13, Rue de l'Abbaye, 13

LYON
3, Avenue de l'Archevêché, 3

# L'Hypnotisme

ABBÉ J.-P.-F. SCHNEIDER

Directeur de l'École Saint-Sigisbert, à Nancy.

# L'Hypnotisme

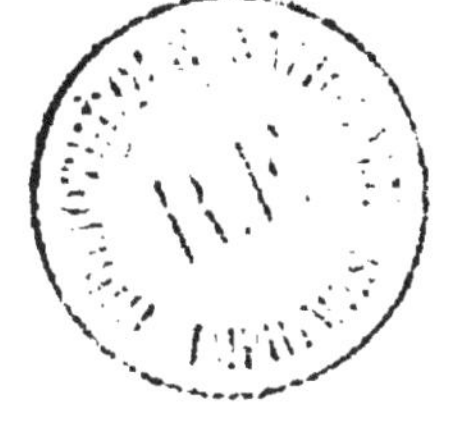

DELHOMME ET BRIGUET, EDITEURS

PARIS
13, Rue de l'Abbaye, 13

LYON
3, Avenue de l'Archevêché, 3

# L'HYPNOTISME

## LIVRE I

### EXPOSÉ DES PHÉNOMÈNES HYPNOTIQUES

Nous étudierons 1° les hypnotiseurs,
2° les hypnotisables,
3° l'hypnotisation,
4° les phénomènes hypnotiques,
5° les prétendus prodiges de l'hypnotisme.

## CHAPITRE I

### LES HYPNOTISEURS

SOMMAIRE. Mesmer; Puységur; Faria; le Magnétisme et l'Académie de médecine; Braid; l'École de Nancy; l'École de la Salpêtrière.

Toutes proportions gardées, l'hypnotisme est au magnétisme, ce que la chimie est à l'alchimie, l'astronomie à l'astrologie. Les historiens qui ne le font pas remonter aux fakirs de l'Inde, aux hiérophantes de l'Egypte, aux magiciennes de Rome, ou simplement aux sorciers du moyen âge [1] et aux illuminés de la Renaissance, en attribuent la découverte ou mieux l'exhumation [2] à Mesmer, empirique allemand (1734-1815).

1. P. Portalié, *L'hypnotisme au moyen âge*, dans les *Etudes Religieuses*, mars et avril 1892.

2. Voir pour ce point : *Recherches et doutes sur le magnétisme*

Mal accueilli à Vienne où il eut avec le P. Hell une vive polémique, ce novateur accourut à Paris en 1788 et publia, l'année suivante, son *Mémoire sur la découverte du magnétisme animal.* D'après lui, la force magnétique est un fluide universellement répandu, analogue à l'aimant, mais plus subtile; « il est le moyen d'une influence mutuelle entre les corps célestes, la terre et les corps animés; » « cette irradiation perpétuelle et réciproque assure les relations entre tous les êtres, donne à l'animal cet instinct qui lui fait deviner les directions, pressentir les révolutions atmosphériques, etc... » L'initié peut s'emparer de ce fluide, le diriger à son gré, l'accumuler par des passes savantes, sur les malades et obtenir ainsi des cures merveilleuses et même la révélation d'événements lointains ou cachés. Telle était l'idée de Mesmer, mais il avait assez médiocre souci de théories scientifiques; pratiquement, au contraire, un pareil secret est bon à exploiter. Il fut exploité. Les baquets magnétiques devinrent l'engouement de Paris. Malgré sa faconde, son aplomb et sa fatuité de charlatan, Mesmer ne parvint pas à gagner les commissaires choisis par le roi dans la Faculté de médecine et dans l'Académie des sciences pour examiner la nouvelle invention. Borie, d'Arcet, Franklin, Bertholet, Lavoisier, Bailly, pour ne citer que les plus célèbres,

*animal*, par M. Thouret, Docteur régent de la faculté de Paris, membre de la Société royale de médecine — à Paris, chez Prault... et chez Bouthoux, libraire à Nancy, 1784. (N'est-il pas curieux de voir comme annoncés là déjà les deux centres où devait plus tard fleurir l'hypnotisme? L'auteur s'étonne de la docilité moutonnière qui nous fait adopter les absurdités, pourvu qu'elles soient présentées avec l'air du merveilleux; il se propose de montrer que le magnétisme, au lieu d'être une nouveauté piquante, est un ancien système abandonné, depuis près d'un siècle : « Il n'est personne qui ne soit étonné du front avec lequel M. Mesmer a osé donner, comme de lui, un système qu'il a copié servilement jusque dans les moindres détails » *Journal littéraire de Nancy*, 1784, n° xi.

démontrèrent que « l'imagination sans magnétisme produit des convulsions et que le magnétisme sans l'imagination ne produit rien du tout. » Ils signalèrent aussi les dangers physiques et moraux de ces pratiques. Une souscription consola Mesmer de sa déconvenue, et lui assura un modeste capital de 240,000 livres, qu'il alla dévorer, avec ses chagrins, à Mersebourg, sa ville natale. L'idole par terre, le public ne manqua point de la piétiner. On ne ménagea pas les railleries au « Christophe Colomb du magnétisme. » On prétendit d'abord qu'il n'en était que l'Améric Vespuce. On se moqua de ses cures merveilleuses. Un savant, Court de Gébelin, avait été, par lui, guéri de la goutte, de l'hydropisie, etc. (1783). Il raconta sa guérison sur un ton dithyrambique. Malheureusement pour les deux, le patient mourait quelques jours après. Un journaliste annonçait ainsi l'accident : « M. C. vient de mourir,... guéri par le magnétisme. »

Dans une comédie de 1784 (*les docteurs modernes*) se trouve ainsi formulée l'opinion publique à l'endroit de notre héros :

« — Ah ça! docteur, dites-le moi sincèrement, en confidence; votre magnétisme fait-il du bien?

— Mais je vous assure qu'il m'en fait beaucoup, à moi. »

A la même époque le marquis Armand de Puységur (1752-1825) [1], un philanthrope, un désintéressé celui-là, alla voir un de ses paysans atteint de fluxion de poitrine : il le magnétisa, obtint par suggestion « une sueur abondante », lui inspira « des idées plus gaies » et le remit sur pied. La foule afflua bientôt ; n'y pouvant suffire, le marquis s'avisa de magnétiser un arbre

1. C'était l'aîné de trois frères, tous trois magnétiseurs. L'un fit monter le magnétisme à bord du vaisseau qu'il commandait : tout, mâts, voiles, cordages, était magnétisé. L'autre (Maxime) magnétisait sur le champ de manœuvres les officiers et les soldats de Languedoc.

et de le faire servir de pivot à une multitude de cordes et ficelles à l'extrémité desquelles s'agitaient les infirmes; une fois rompus de fatigue, on les transportait dans le castel où, pour l'honneur du magnétisme, on leur prodiguait les soins de la plus attentive hospitalité. Résultats : des centaines de... malades autour de l'arbre, et plusieurs guérisons. « Mon arbre, disait Puységur avec autant de joie que de fierté, mon arbre est le meilleur « baquet » possible : il n'y a plus une feuille qui ne communique la santé; chacun y éprouve plus ou moins de bons effets. » A l'encontre de son maître, Puységur s'appliquait à éviter les crises et les convulsions. C'est dans ces expériences répétées de « somnambulisme artificiel » qu'il observa la soumission complète et sympathique du magnétisé à son magnétiseur, la puissance de la suggestion, l'oubli au réveil, etc., et qu'il lui vint des inquiétudes sur l'abus que « les malhonnêtes gens » pourraient faire « de la découverte la plus bienfaisante qui existe [1]. »

« En 1814..., dit le général Noizet [2], j'entendis parler à Paris de séances de somnambulisme que tenait l'abbé de Faria, rue de Clichy...; je m'y rendis... Je vis là un grand et beau vieillard, les cheveux noirs à moitié grisonnants, le teint bronzé, la figure allongée, le nez busqué, les yeux grands et saillants : une espèce de belle tête de cheval, comme je me le dis alors. J'appris qu'il était indien portugais, prêtre à Goa. Il y avait chez lui nombreuse, belle et aristocratique société... La séance commençait par une lecture monotone et embarrassée d'un manuscrit dans lequel l'auteur donnait l'explication de son système. »

Ni fluide, ni diable, telle était sa devise. Rien ne

1. Puységur, *Mémoire pour servir à l'histoire et à l'établissement du magnétisme animal* (1784).

2. Lettre du général Noizet à M. Jules Claretie, publiée par le *Temps*, 11 juillet 1884, citée par M. Liégeois.

vient de l'opérateur, tout dépend du sujet, tout se passe dans l'imagination de l'endormi, car le magnétisme n'est qu'un sommeil, favorisé sans doute par l'anémie du sujet, salutaire d'ailleurs, quand il est dirigé suivant les « principes. » Le premier, Faria, observa ce qu'on appelle aujourd'hui la veille somnambulique.

Or il advint qu'un comédien facétieux se fit endormir, et c'était merveille de le voir, de l'ouïr en cet état. Stupéfaction, hilarité! le mauvais plaisant jouait, et bien éveillé, devant tout Paris, un « bon tour » à ce pauvre opérateur. Faria fut enseveli avec sa théorie sous les sarcasmes.

Le général *Noizet*, *Deleuze*, essayèrent de ressus ter le magnétisme. *A. Bertrand* remarqua chez les magnétisés, comme chez les somnambules natu s, l'impuissance à diriger soi-même ses propres idées et la tendance à ressentir fortement, mais exclusivement les sensations relatives au rêve spontané ou provoqué.

Le baron *du Potet* colporta partout ses théories. *Foissac* parvint, en 1826, à faire nommer par l'Académie de médecine une commission qui, durant cinq années, examina les faits. Le rapporteur Husson étudie (juin 1831) les moyens d'endormir, décrit les effets magnétiques sur la circulation, la respiration, la sensibilité, la force musculaire, la mémoire. La commission avait même constaté chez deux somnambules la vision à travers un bandeau opaque, la prévision d'« actes de l'organisme plus ou moins éloignés, plus ou moins compliqués: » l'une annonçait exactement ses accès épileptiques, l'autre, l'époque de sa guérison; une troisième indiqua « les symptômes de la maladie des trois personnes avec lesquelles on l'avait mise en rapport. »

La hardiesse du rapporteur troubla dans leur repos

les académiciens, mais par horreur du miracle, la savante société n'osa faire imprimer le rapport de Husson. Elle avait hâte de se venger : un jeune docteur, Berna, lui fournit l'occasion d'un facile triomphe. Il avait assuré qu'une de ses somnambules voyait à distance sans le secours des yeux : il lui appliqua donc sur le front une carte donnée par un assistant, il s'agissait de la deviner. Après bien des questions de Berna, bien des impatiences des spectateurs, et bien des efforts de la somnambule, celle-ci déclara que c'était un valet noir... de trèfle. Or, la carte était entièrement blanche. Les autres expériences échouèrent aussi piteusement.

Dubois (d'Amiens) [1], prit le contre-pied du rapport de 1831. Il ridiculisa le magnétisme : et l'Académie applaudit malgré les protestations de Husson. Pour en finir, Burdin promit un prix de 3,000 francs à quiconque, somnambule, magnétisé ou autre, pourrait lire sans les yeux ou le toucher. Ni la fille du docteur Pigeaire (de Montpellier), qui, malgré les certificats d'Arago, Réveillé-Parisse, George Sand, de Lesseps, Léon Faucher, etc., ne pouvait voir qu'à travers *son* bandeau de *taffetas noir* [2] ; ni la trop fameuse Emilie qui depuis quatre ans mystifiait le docteur Hublier (de Bordeaux); [3] ni la cliente du docteur Teste qui ne parvint à déchiffrer, sur une feuille enfermée dans une boîte, que deux mots... lesquels ne s'y trouvaient même pas ; ni aucun des nombreux concurrents, ne

1. V. article *Mesmer* dans le *Dictionnaire des sciences occultes* de Migne.

2. Nous devons faire remarquer que Berna offrit 50,000 francs à celui des commissaires qui lirait avec ce bandeau. On trouvera quelques autres détails dans l'abbé Moreau, *L'hypnotisme*, p. 282 et suiv.

3. Le docteur Frappart qui découvrit la supercherie écrivit au Dr Hublier qu'il pouvait « rengainer le magnétisme et dormir sur ses lauriers, car la question de la lecture par le dos était tout à fait résolue. »

réussirent à gagner le prix ; et, le 1er octobre 1840, l'Académie de médecine déclara que désormais elle ne s'occuperait plus du magnétisme ; elle le relégua aux oubliettes avec le mouvement perpétuel et la quadrature du cercle. Elle avait cherché le merveilleux, elle ne l'avait pas obtenu, le magnétisme n'existait pas.

Ainsi brisé par l'illustre compagnie, le courant magnétique se divisa, se déversant à droite, dans le spiritisme et sur les tables tournantes, à gauche, dans le commerce ; des débits de fluide s'établirent à Paris, avec succursales en province ; l'intention tout au moins des débitants était de soulager les maux de l'humanité.

Cependant les idées de l'abbé de Faria étaient reprises, approfondies, développées en Angleterre. Braid [1] rejeta la prétendue transmission d'une force fluidique ou nerveuse : le sujet s'endort lui-même en tenant son esprit ou ses yeux fixés sur une idée ou sur un objet, la volonté de l'hypnotiseur si elle n'est manifestée, ne produit aucun effet sur l'hypnotisé ; tout est subjectif. L'attitude qu'on donne à un membre ou à la face, provoque chez l'hypnotisé les sentiments ou les passions correspondantes, et réciproquement la suggestion d'une passion produit l'attitude ou l'expression mimique corrélative. N'y avait-il pas là un moyen simple de localiser exactement les facultés humaines ? Braid le crut et se lança dans la phrénologie, pendant que d'autres propageaient en Angleterre et en Amérique ses premières théories sous le nom d'électro-biologie.

Braid avait démêlé assez clairement les périodes hypnotiques, la possibilité d'imposer une *idée exclusive*, qui avive ou efface les autres sensations selon qu'elles lui sont conformes ou contraires, « le dédoublement de

1. *Neurypnologie ou Traité du sommeil nerveux*, par James Braid, 1843, traduite par le docteur Jules Simon, 1883, Paris.

la personnalité » ; Braid avait rendu service à la science en écartant le merveilleux et en ramenant l'hypnotisme à l'art de produire et d'augmenter la fatigue cérébrale, l'attention expectante, la confiance et la docilité.

En France les docteurs Charpignon (d'Orléans), Azam (de Bordeaux), Durand (de Gros, ou docteur Philipps) essayaient de trouver une explication, pendant que Broca, Verneuil, Velpeau, Guérineau profitaient de l'anesthésie hypnotique pour les opérations chirurgicales. Lorsqu'enfin furent secoués l'indifférence et le dédain, les travaux abondèrent.

Le courant Faria, Noiset, Bertrand, Braid, Philipps, aboutit à Nancy; le reste à Paris; d'où deux écoles rivales.

Le promoteur de la première, M. le docteur Liébault [1], savant modeste et bienfaisant, a étudié, toute sa vie, les dormeurs artificiels et la médecine suggestive.

M. le docteur Beaunis est le représentant scientifique, et M. Liégeois le représentant juridique des tendances nancéiennes.

Mais le représentant le plus distingué de l'école de Nancy est M. le docteur Bernheim; sa perspicacité d'observation, sa netteté d'exposition, et, ce qui est plus rare encore, la mesure qu'il apporte généralement dans ses conclusions, lui assurent le premier rang peut-être parmi les maîtres en hypnotisme.

Se rattachent encore à l'école de Nancy MM. Delbœuf (de Liège), Ladame (de Genève), Forel (de Zurich), etc [2].

L'école de la Salpêtrière reconnait pour chef

1. Liébault, *Du sommeil et des états analogues*, 1866.

2. V. dans J. Liégeois : *De la suggestion et du somnambulisme dans leurs rapports avec la jurisprudence et la médecine légales*, 1889, la bibliographie de l'hypnotisme depuis 1881, p. 82 et suivantes. Cf. Marc Dessoir, (Berlin, 1888.)

M. Charcot. Après quatre années de recherches, ce médecin écrivit sur l'hypnotisme un mémoire aussi lumineux qu'habile et entra triomphalement, en 1882, dans cette Académie de médecine qui, quarante-deux ans auparavant, n'avait pas assez de foudres contre les magnétiseurs. Le mérite de M. Charcot est d'avoir mis en vogue l'hypnotisme, en le réduisant à trois groupes de phénomènes tranchés, facilement observables, puisqu'ils sont physiologiques. Un essai de classification, quand même il ne serait pas définitif, est toujours d'un grand secours; il met dans les recherches, un peu d'ordre et de lumière. Le tort de M. Charcot est de généraliser trop vite, de présenter les phénomènes observés à la Salpêtrière comme des types invariables.

Autour du maître, remarquons MM. Bourneville, Regnard, Paul Richer, Babinski, Gilles de la Tourette, ses élèves et ses collaborateurs, MM. A. Binet et Féré, Magnin et Bérillon, Ch. Richet, Pierre Janet. Citons encore MM. Prosper Despine à Marseille, Azam et Pitres à Bordeaux, Ochorowicz à Lemberg.

La querelle de Paris-Nancy, aigre dès le début est loin d'être adoucie. Ce n'est pas seulement une question de préséance et de priorité, la discussion porte et sur les causes et sur la nature et sur les conséquences de l'hypnotisme. Néanmoins, quand le temps aura effacé les personnalités, quand on aura bien compris qu'il s'agit de deux manifestations différentes d'un même état nerveux, la conciliation se fera : du conflit aura jailli la lumière.

---

## CHAPITRE II

### LES HYPNOTISABLES

SOMMAIRE. Animaux, Hommes : proportion ; prédispositions. — Peut-on endormir quelqu'un malgré lui ; par force, par habitude, par surprise, par transformation du sommeil naturel ou autrement ?

Le P. Kircher (XVIIe siècle) hypnotisait des poules, d'après une pratique qu'il dit populaire. On maintient l'animal sur le ventre, le cou étendu, et l'on trace à la craie une ligne droite partant du bec et se prolongeant selon l'axe du corps, dans la direction du soleil. La bête fixe les yeux sur cette ligne blanche « qu'elle prend pour un lien (?), elle se croit attachée, dit le P. Kircher, elle se tient coi et comme insensible. » Plusieurs observateurs ont constaté sur des grenouilles, des salamandres, des serpents, des lapins, des pigeons, des moineaux, des écrevisses, des cochons d'inde, etc. hypnotisés, l'anesthésie complète du tégument externe, et l'abolition des mouvements, même des mouvements instinctifs de défense. Pour obtenir ce résultat, il suffit ordinairement d'étendre « le sujet » brusquement sur le dos, ou même de placer le bout du doigt entre les yeux, un peu en avant.

Sans qu'ils s'en doutent, tous les chasseurs ont assisté à des scènes d'hypnotisme. L'alouette, qui du bout de l'horizon arrive droit comme une flèche sur le miroir brillant et s'arrête fixe, battant uniformément des ailes, est hypnotisée : à peine si elle entend les détonations. Le chien enivré tout à coup par une bouffée d'âcre senteur, tombe en arrêt, les yeux saillants, le cou tendu, le corps rigide, la queue même immobile, et devant cette terrible apparition, la pauvre petite caille épouvantée, blottie, l'œil effaré, se laisse prendre vivante, souvent, par le veneur qu'elle n'a pas aperçu. N'est-ce pas un cas d'hypnotisation mutuelle ? La musique charme certains reptiles et il est des serpents qui, dit-on, fascinent les petits oiseaux.

Les dompteurs de fauves profitent sans doute de quelques moyens analogues pour mener à fin leur rude et triste besogne.

Depuis longtemps déjà, les Hongrois hypnotisent les chevaux vicieux pour les dompter sans difficulté, pour les ferrer sans travail. Ils fixent, avec force et insistance, dans les yeux, l'animal, qui recule, lève la tête, raidit le cou... ; une détonation à ses oreilles ne le ferait plus tressaillir. Tous les cavaliers savent d'ailleurs qu'une caresse, une douce friction, des passes sur le front et sur les yeux constituent un excellent calmant.

Mais laissons les bêtes et parlons des hommes. Le docteur Liébault hypnotise même les enfants à la mamelle; des autres peu échappent à l'influence d'un magnétiseur habile; la jeunesse est l'âge favorable. Chez les femmes bien portantes, la proportion est la même que pour les hommes.

Certaines maladies (la phtisie), des occupations monotones, une vie sans initiative, fournissent le plus ample contingent.

Le professeur prussien Ewald suppose charitablement la suggestion plus facile à Paris qu'à Berlin, parce que, dit-il, les Français sont particulièrement névropathes.

Sur cent individus pris au hasard, une quinzaine sont rebelles, autant peuvent devenir de parfaits somnambules et présenter des phénomènes extraordinaires, le reste oscille de la somnolence au sommeil profond. Cette statistique, dressée sur des milliers d'expériences, est à peu près celle de MM. Liébault, Liégeois, Bernheim, Beaunis, Ochorowicz, Bottey.

Si Faria ne parvenait à endormir qu'une personne sur dix, le docteur Brémaud, deux sur neuf, et ces messieurs de Paris beaucoup moins encore, c'est qu'ils cherchent des sujets d'élite et des phénomènes rares. Les prédispositions au sommeil hypnotique varient d'un jour à l'autre ; pour en constater l'intensité, le docteur Ochorowicz a inventé l'hypnoscope. (peu sûr et peu employé) [1].

Mais outre les dispositions physiologiques, ne faut-il pas encore le consentement du sujet ? Peut-on endormir quelqu'un malgré lui ? Voilà la question la plus grave.

1. Mentionnons d'abord l'*hypnotisation forcée* qu'emploie le docteur Voisin, soumettant les fous à une position fixe, et les laissant, de longues heures, exposés à la même influence dormitive...

2. Quand le sujet a déjà été hypnotisé plusieurs fois, par le même opérateur, dit l'abbé Méric [2], quand il est « façonné au métier d'esclave... il n'a plus ni la pensée, ni le désir, ni la volonté de résister et son consentement implicite et persévérant suffit pour déterminer l'hypnose à tout commandement du magnétiseur. » Cette assertion, vraie pour les « bons sujets », après un long entraînement, me paraît néanmoins trop absolue. Ces sujets peuvent être assimilés aux « habitudinaires » : la résistance est très difficile mais non *impossible*.

3. Le sommeil hypnotique peut être amené *par surprise*, même chez les personnes qui ne l'ont jamais éprouvé : une pression soudaine au sommet de la tête, un éclair, un bruit subit, et voilà des hystériques qui restent immobiles, cataleptiques.

Combien de fois n'a-t-on pas vu dans les séances publiques d'hypnotisme, des spectateurs s'endormir

1. *Revue de l'hypnotisme*, 1886, 1er août.
2. E. Méric, *Le merveilleux et la science*, 6e édition, p. 165.

*par imitation*? Le docteur Brémaud en a compté soixante à Brest pendant les représentations de Donato.

Braid raconte [1] que, préparant un médicament, il dit à son domestique : « il faut surveiller très attentivement la réaction chimique qui va se produire, la réussite de l'expérience dépend de vous. » Et le pauvre garçon de concentrer là-dessus toute son attention ; deux ou trois minutes plus tard, ses paupières s'abaissèrent lentement, sa tête retomba sur sa poitrine d'où s'échappa un profond soupir : il dormait.

4. Ajoutons, et ceci laisse à penser, qu'on peut parfois sur une personne endormie de son sommeil naturel produire l'hypnose avec tous ses effets, soit par des passes, soit en approchant de la tête du dormeur les mains ou une plaque métallique légèrement chauffée, (MM. Geischdlen, Berger, Bounanier), soit par simple suggestion (M. Bernheim). Dans ce dernier cas, j'ai cru remarquer que souvent il se produit entre les deux phases du sommeil, un moment d'arrêt, un point mort, comme quand le mécanicien fait contre-vapeur. Il arrive même souvent que le malade (c'est à l'hôpital de Nancy que nous sommes) se réveille une seconde et alors seulement se rendort du sommeil hypnotique sur l'ordre brusque de dormir.

On arrive aussi à greffer le sommeil du somnambule, ou du chloroformé. Accidents, exceptions, sans doute ; toujours est-il qu'il existe des moyens d'obtenir le sommeil hypnotique à l'insu, à l'encontre du sujet, moyens d'autant plus efficaces que le sujet aura été déjà plus souvent hypnotisé.

5. En dehors de ces cas où le sommeil vient par *force*, par habitude ou par *surprise*, le sujet sain peut toujours résister, se soustraire à la puissance du ma-

1. Braid, *Neurypnologie*, p. 23.

gnétiseur, par le rire [1], la distraction, le refus absolu de se prêter aux manœuvres, de se laisser engourdir. « On n'endort pas le sujet, disait Broca, il s'endort. » « Nul ne peut être hypnotisé s'il n'a l'idée qu'il va l'être, c'est l'idée qui fait l'hypnose... Nul ne peut être hypnotisé contre son gré, s'il résiste à l'injonction [2]. » « Le sujet, dit M. Elie Méric, est l'auxiliaire et le coopérateur de celui qui le magnétise, il donne son consentement, il se recueille, il se prête à l'envahissement du sommeil, il se persuade qu'il va dormir, qu'il s'endort; il faut vouloir dormir. [3] »

Contre un refus net, positif, l'hypnotiseur ne peut rien. « J'ai magnétisé environ 30,000 personnes, a dit Donato, et j'affirme qu'il est impossible d'endormir une personne contre son gré. »

---

## CHAPITRE III

### L'HYPNOTISATION : GARANTIES ET PROCÉDÉS

SOMMAIRE. § 1. *Garanties* pour la morale, pour la santé, contre l'erreur, la supercherie. — § 2. *Procédés* des maîtres, Mesmer, Faria, Deleuze, Braid, Brémaud, à Paris, à Nancy. — Du réveil.

#### § 1. — Garanties pour sauvegarder la morale et la santé, pour éviter l'erreur et la supercherie.

Hypnotisants et hypnotisés sont connus. Maintenant comment s'y prend-on pour hypnotiser?

Chacun a sa méthode, chacun aussi doit prendre des précautions. La science y est intéressée comme la vertu.

1. En se frottant le sommet de la tête, dit M. de Rochas, *Rev. scient.* 1887, p. 60.
2. V. Bernheim, *De la suggestion et de ses applications à la thérapeutique*, 2e édition, p. IV et 209.
3. Méric, *ouvrage cité*, p. 165.

Voici les principales recommandations, d'après M. Beaunis [1].

Ne jamais endormir qu'avec le consentement formel du sujet, et *toujours en présence d'un tiers autorisé*;

S'enquérir auparavant si le sujet est atteint d'accidents nerveux, de troubles circulatoires et, dans ces cas, n'essayer qu'après l'avis d'un médecin compétent;

Répéter et montrer au sujet qu'il n'y a aucun danger. S'il laisse paraître la moindre appréhension, ne pas insister et attendre une autre occasion;

Eviter toute suggestion triste, douloureuse, désagréable ou terrible ou coupable.

Suggérer au sujet, qu'à son réveil il se trouvera très bien du sommeil hypnotique et qu'il n'éprouvera aucun malaise;

Si le sujet est facilement hypnotisable, le prévenir, lui suggérer que, sauf certaines personnes sûres, nul ne pourra l'hypnotiser... et on renouvellera cette interdiction de temps en temps.

Après avoir pris ces mesures, si l'on veut se rendre bien compte des phénomènes il faut se tenir en garde, et contre soi-même et contre le sujet.

Toute observation, et en particulier celle des phénomènes hypnotiques, exige certaines précautions. Ici comme partout, la première qualité de l'observateur et la plus importante est la bonne foi, la loyauté; il faut voir les choses comme elles sont, qu'elles concor-

1. V. *Revue philosophique*, juillet 1885, p. 9. Deleuze dans son *Instruction pratique* (1825) veut que le magnétiseur s'examine « pour être sûr que la charité seule le fait agir », il recommande « d'exciter chez le malade la confiance en Dieu et les sentiments de religion pour diriger sa sensibilité vers les objets d'un ordre supérieur... Quand elle sera guérie elle s'occupera dans ses prières de celui qui a été l'instrument de la Providence pour lui rendre la santé. » Tout cela n'est-il pas fort bien?

dent ou non avec les prévisions et les désirs. La vérité n'a rien à craindre de la vérité : elle n'est pas au service de l'homme, c'est l'homme qui est à son service. Celui qui apporte sa théorie toute faite et ses idées préconçues, risque de voir dans les faits ce qui n'y est pas, et de n'y pas voir ce qui y est. « Nous sommes environnés, disait mélancoliquement Biot, de phénomènes sans nombre que nous ne voyons pas. »

Donc point de préventions ni d'appréhensions! Point de calculs mesquins! Dénigrer la science, travestir ou déguiser les faits, ce n'est pas le moyen de retenir les faibles, de ramener les adversaires ni de soutenir la bonne cause.

Il ne s'agit pas ici d'attaquer la réalité des phénomènes hypnotiques. La *plupart* sont indéniables, encore que *tous* ne soient pas certains. « Quand, après plusieurs centaines d'observations recueillies dans toutes les classes de la société, à l'hôpital, en ville, j'ai vu les phénomènes se produire constants, affectant un mode uniforme (?), quand je sais d'autre part que des hommes comme Charcot, Brown-Séquard, Azam, Dumontpallier, Charles Richet, Charpentier, Heidenhain, O. Berger, etc., ont observé des faits identiques ou analogues à ceux que j'ai observés, faut-il donc admettre que tous nos sujets se sont donné le mot pour nous mystifier [1]? »

« Comment! s'écrie M. Liégeois [2], voilà des malades qui viennent trouver M. le docteur Liébault, pour lui demander de soulager leurs souffrances; beaucoup appartiennent aux classes inférieures de la société; la plupart sont sans instruction, ils ne savent pas ce que c'est que l'hypnotisme ; ils diffèrent entre eux par le sexe, l'âge, les habitudes; ils ne se sont jamais rencontrés antérieurement, et l'on veut qu'ils se soient

1. Bernheim, ch. III, p. 43, 1re édition.
2. P. 671.

tous entendus pour simuler des phénomènes qu'ils ne connaissent pas! est-ce vraisemblable? est-ce possible? »

Il y a donc une foule de faits où la foi des hypnotiseurs et des hypnotisés est indubitable. Certainement la simulation est possible, facile même parfois. Dans une salle d'hôpital le médecin est omnipotent; la consigne étant de dormir, nul ne s'aviserait d'y manquer. Rouerie, complaisance, ignorance, autant d'ennemis. Aussi n'est-il pas rare, comme l'a remarqué M. Méric, de voir un sujet, une fois passé l'hypnotiseur, le suivre du coin de l'œil, composer son maintien quand il se sent observé, etc. Oui, sans doute, toutefois exigerez-vous qu'un médecin, dans des milliers d'expériences passe son temps à s'assurer qu'il n'a pas affaire à un trompeur, d'autant qu'il peut arriver très souvent qu'un homme hypnotisé réellement présente aux yeux des spectateurs superficiels, toutes les apparences du mystificateur; il s'y trompe lui-même; il n'a pas conscience d'être sous la dépendance de l'opérateur, ou se figure agir de son propre mouvement [1].

Les moyens de découvrir l'erreur ou la supercherie sont simples. Cet homme hypnotisé est-il insensible? Pincez-le brusquement, piquez-le, chatouillez-le, électrisez-le à l'improviste, et tous vos doutes seront levés. Avec les machines électriques la feinte de l'insensibilité serait plus merveilleuse que l'anesthésie elle-même. Pour s'assurer de la catalepsie, rien n'est plus facile que d'imposer des attitudes contre nature; à l'état normal le sujet ne les conserverait pas deux minutes, hypnotisé il gardera cette pose pénible indéfiniment, sans accuser, aux appareils les plus sensibles, le moindre effort, la moindre fatigue, sans que

1. Bernheim, p. 18 et 19. V. aussi *Revue de l'hypnotisme*, 1er octobre 1889, p. 111.

ni le pouls, ni la respiration changent leur rythme. Voilà une personne étendue raide, les talons sur une chaise, la nuque sur une autre, pendant un quart d'heure; voudrait-elle, pourrait-elle pousser la simulation jusque-là? Et puis la simulation ne dépasse pas le domaine où s'exerce la volonté; hors de là, impossible de tromper; l'hypnotiseur, par suggestion, provoque une purgation, arrête une hémorrhagie, supprime un vomissement, comment la supercherie interviendrait-elle là-dedans?

Pour les hallucinations, les mouvements dits automatiques, les actions suggérées, les amnésies, il est évident qu'un sujet peut vous dire : « Je vois, j'entends ceci, cela; cette liqueur que j'avale... (en esprit) est délicieuse; » il peut tourner ses bras ou faire semblant d'avoir oublié telle chose, ou feindre d'exécuter machinalement l'acte commandé, pendant qu'il n'en est rien. L'expérimentateur est-il donc désarmé? Nullement. En combinant, compliquant, mêlant les questions et les expériences, le savoir de l'hypnotisé, sa présence d'esprit, se laisseront prendre à vos pièges, toujours la bonne ou la mauvaise foi finiront par éclater. Un individu se présente qui dit, hypnotisé, n'y point voir d'un œil; placez devant ses yeux, une boîte de Flees : au fond de cet instrument sont placés deux points de couleur différente, l'un à droite, l'autre à gauche; par une ingénieuse disposition, le point gauche doit apparaître à l'œil droit et vice versa. Le prétendu borgne de l'œil droit ne manquera point de prétendre qu'il n'aperçoit pas le point qui lui apparaît à droite, et se trahira ainsi lui-même [1].

L'expérimentateur peut multiplier ces innocentes embuscades. D'ordinaire, point n'est besoin de ruser pareillement. Un malade fait un aveu pénible; ses

1. *Revue philosophique*, 1880, mars, p. 315.

habitudes, son éducation, ses opinions, ses mœurs, son caractère, tout l'en détournait : évidemment, il ne feint pas. Il hésite, il refuse d'accepter une suggestion, d'accomplir un commandement, il vous faut batailler; mais, vous arrivez à vos fins, vous obtenez ce que jamais il n'eût fait de bon gré. Où est la simulation [1]?

Malgré tous ces moyens de découvrir ou de prévenir la feinte, on s'arrête stupéfait devant cette assertion au moins naïve, du docteur Dufay (*Revue philosophique* 1888, septembre, *p*. 305) : « Et je n'en ai pas douté (il s'agit d'une affirmation singulière de madame A..., sa somnambule), car si les personnes en état de somnambulisme peuvent quelquefois refuser de répondre aux questions qui leur sont adressées, il leur est impossible de mentir [2]. » M. Dufay est vraiment bien heureux de n'avoir point rencontré de menteur parmi ses sujets. Les expérimentateurs sérieux ont au contraire constaté, chez beaucoup d'hypnotisés, un penchant à la fourberie. Voici d'après le docteur Ch. Richet le signalement des hystériques, avec lesquelles les hypnotiques ont bien quelques ressemblances. « Elles racontent des histoires invraisemblables, mentent effrontément, et, quand on les convainc de mensonges, n'en sont pas froissées le moins du monde [3]. » « Un trait commun les caractérise, dit Tardieu [4], c'est la simulation instinctive, le besoin de mentir sans cesse, sans objet, uniquement pour mentir, cela non seulement en paroles mais en actions. »

Nous entendons là tous les médecins [5] donc, quand

1. *Revue de l'hypnotisme*, 1889, 1er mai, p. 333.
2. M. Beaunis a une confiance tout aussi robuste. *Somnambulisme*, p. 216.
3. *L'homme et l'intelligence*, p. 295.
4. Tardieu, *Étude médico-légale sur la folie*.
5. V. là-dessus Grasset, *Semaine médicale*, 19 février 1890 ;

nous lirons le récit des choses extraordinaires observées chez les somnambules, soyons prudents! Rappelons-nous le docteur Hublier, dupé, quatre années durant, par son sujet, la fameuse Emilie; et tant d'autres qu'il ne faut point citer.

La difficulté d'éviter les erreurs augmente encore si des phénomènes certains se mêlent à quelque supercherie. Le fait suivant illustrera cette remarque.

Je le résume d'après la *Semaine médicale* (n° du 19 février 1890). M. le professeur Grasset et ses deux collaborateurs, les docteurs Brousse et Rauzier, ont été témoins et acteurs dans ce petit drame.

Le 7 septembre 1888 entrait à l'hôpital Saint-Eloi de Montpellier, Louise A..., dix-neuf ans, forte, intelligente, modeste, tout à fait l'aspect d'une jeune fille naïve et sage, conduite exemplaire, famille honorable.

Depuis un an, elle souffrait d'une maladie nerveuse. On eut vite constaté tous les signes classiques de la grande hystérie.

On l'hypnotisa, et l'on obtint tous les phénomènes de l'hypnose.

Or en octobre, le médecin constata une grossesse déjà avancée. La surprise fut grande : les antécédents étaient irréprochables.

Il fallut cependant lui annoncer la fâcheuse nouvelle, et alors au milieu de sa confusion et de ses larmes, elle raconta la triste histoire qui suit et qui pouvait allonger la liste déjà si longue, des crimes commis à la faveur de l'hystérie ou de l'hypnose.

« *Dans les derniers jours de mai* 1888, un colporteur avait vendu de la toile à ma mère. En causant, maman se mit à lui raconter que j'étais bien malheureuse, que malgré mon air de santé, j'avais de grandes atta-

Legrand du Saulle, *Les hystériques, état physique et état mental*; Huchard, *Caractères, mœurs, état mental des hystériques*; Brouardel, *Revue de l'hypnotisme*, I, p. 285.

ques pendant lesquelles je perdais connaissance. A la campagne on parle de tout, n'est-ce pas ? Le colporteur parut s'intéresser à cette histoire, et par reconnaissance des emplettes que nous avions faites, il promit de m'apporter une douzaine de mouchoirs en cadeau. Effectivement, peu après, il revient, croise en route ma mère qu'il fait semblant de ne pas voir, entre. J'étais seule. « Je vais chercher maman, » lui dis-je. — « Inutile » répond l'homme, et il se jette sur moi, je tombe en crise, je perds connaissance et ne me rappelle plus rien. Quand je repris mes sens, le colporteur avait disparu, et, depuis, on ne l'a plus revu. »

Au retour de sa mère, Louise lui raconte tout. La famille affolée pour ne pas ébruiter l'aventure se garde de saisir la justice. La pauvre mère que j'ai revue le 25 octobre, dit M. le docteur Grasset, m'a confirmé en tous points le récit de sa fille.

« On endort la jeune fille et on la questionne, durant le sommeil, sur l'attentat dont elle a été victime ; chaque fois, elle répète exactement le même récit. Il ne pouvait subsister de doute ; nous étions bien en présence d'un fait criminel commis dans les circonstances les plus remarquables. »

Les médecins ont un goût prononcé pour les expériences ; — ils résolurent de mettre à profit l'anesthésie hypnotique pour faire naître l'enfant sans que la mère en eût conscience. Ce devait arriver fin de février.

Or, le 30 *décembre* au matin, des douleurs surviennent. La jeune fille attribue ces phénomènes prématurés à une chute faite la veille dans l'escalier. On endort la malade, à plusieurs reprises, par les procédés habituels. L'hypnose s'établit chaque fois, mais cesse aussitôt que survient une douleur violente. Nouvelle déception : l'enfant était à terme.

Les médecins n'eurent pas grand mal à démêler l'histoire dans le roman. Lorsque Louise A... s'était rendu compte de son état, elle avait imaginé, pour fournir à sa mère une explication relativement honorable, l'aventure du marchand de toile, qui s'était réellement présenté chez elle en mai, mais fort innocemment.

Les faits ainsi recomposés, le docteur Rauzier va trouver la malade. Avec autorité et assurance, il déclare qu'il sait tout, et que l'examen médical ne permet pas d'ajouter foi au récit fantaisiste de la coupable. Celle-ci fond en larmes, et avoue. Sans être simulée, l'hypnose était mêlée de supercherie. De question en question, M. Rauzier finit par apprendre que cette femme avait vu fréquemment hypnotiser une bonne par un sien cousin. Telle était l'origine de son apprentissage hypnotique et peut-être de ses malheurs.

Maintenant supposez que les parents aient demandé à la justice la solution de cette affaire. Le pauvre colporteur était poursuivi, arrêté, condamné ; car on eut facilement établi que, connaissant la situation, il s'était rendu chez la jeune fille, en l'absence de la mère. Les médecins auraient affirmé la possibilité du crime, tout était vraisemblable, probable, certain. La morale de cette histoire est 1° qu'il faut toujours être sur ses gardes et ne jamais se lasser de multiplier les épreuves ; 2° que des phénomènes réels sont quelquefois mêlés à des phénomènes simulés ou exagérés. Les uns ne doivent pas faire méconnaître les autres. 3° S'agit-il d'apprécier la responsabilité d'une hystérique hypnotisable, il faut, même en présence de preuves positives de la névrose, ne pas attribuer tous les actes à la maladie ou à la suggestion. « Une hystérique peut aussi être une rouée. »

Nous livrons le fait aux réflexions de M. Dufay. Ce médecin a raconté[1] la mésaventure d'une fille accu-

1. *Revue scientifique*, 1er décembre 1883, et *Revue philosophique*, septembre 1888, p. 308.

sée de vol et emprisonnée parce que les bijoux de sa maîtresse avaient disparu. La pauvrette, en état de somnambulisme spontané, avait tout simplement changé de place les joyaux, afin précisément de les mettre plus à l'abri des voleurs, précaution dont elle n'avait nul souvenir à l'état de veille ; mais elle le rappela au bon docteur qui l'endormait dans la prison. Effectivement les bijoux furent retrouvés à l'endroit indiqué, et la servante relaxée.

Cette fille, que nous retrouverons plus tard, est un des rares sujets qui aient présenté les phénomènes de double vue [1].

Outre le penchant à mentir, les sujets hypnotisés ont une mobilité, une plasticité, dont il faut se défier. « Ils subissent très facilement [2] toutes les influences extérieures et se modifient très vite suivant les livres qu'ils lisent ou les paroles qu'ils entendent. En raison de ce caractère, il est impossible de faire avec eux une expérience de quelque valeur ; si on les étudie une seule fois, sans connaître leur état maladif, leurs habitudes, leurs idées, etc., impossible aussi de « constater aucun fait naturel, si on les interroge en public, si on indique à des personnes présentes les expériences que l'on fait et les résultats que l'on attend. » De la sorte nos somnambules vérifieront toujours nos propres idées.

Les mesures prises et contre l'hypnotisme et contre l'hypnotisé, voici, d'après les maîtres de l'art, les procédés d'hypnotisation soit pour endormir, soit pour réveiller.

### § 2. — Procédés d'hypnotisation.

Les sorcières de la Grèce s'endormaient ou endormaient au ronflement d'une *toupie*, au retour pério-

1. *Revue philosophique*, février 1889, p. 208 et seq.
2. *L'Automatisme psychologique*, par Pierre Janet, p. 8.

dique et monotone de certains sons (*carminà*, d'où est venu charmes), au moyen de frictions douces et régulières.

Certaines divinations se faisaient au *bruit des vagues*[1]. Les Orientaux s'hypnotisent par la contemplation prolongée d'un point de leur nombril. Les derviches tourneurs emploient la rotation sur soi. Cagliostro fascinait le regard de ses *colombes* par une carafe d'eau limpide ou encore par une boule de cristal magnétisé. Les miroirs ont toujours joué un grand rôle dans la sorcellerie.

1. *Procédé de Mesmer.* — A l'hôtel Bourret, on parlait à voix basse, un demi-jour augmentait encore le mystère. Dans la grande salle était une cuve de chêne : quatre pieds de diamètre, un de profondeur. Au fond du baquet, baignées dans l'eau, avec de la limaille, du sable et du verre pilé, des bouteilles, le goulot tourné vers le centre, supportaient d'autres bouteilles en sens opposé, toutes remplies d'eau, bouchées et magnétisées. Avec plusieurs lits de bouteilles la machine était à haute pression. Sur le tout, un couvercle percé de trous d'où sortaient des tringles de fer coudées, mobiles, plus ou moins longues afin de pouvoir être appliquées sur les régions malades.

D'un anneau du couvercle partait une longue corde que les patients se passaient autour du corps. Ils avaient soin aussi de se toucher mutuellement les mains, les pieds et les genoux. Les *Aides-attoucheurs* promenaient au-dessus de toutes ces têtes malades des baguettes de fer pour exciter les retardataires et renforcer le fluide. D'une pièce voisine arrivaient des chants, des airs en ré mineur joués par l'épinette ou l'harmonica. Cette mise en scène aidant les effluves magnétiques, des femmes, les unes bâillaient, suffo-

1. *L'Incrédulité et mescréance du sortilège pleinement convaincues*, par Pierre de Lancre. 1612, p. 153.

quaient, déliraient, se renversaient en des mouvements étranges, se pâmaient ; on emportait dans la *Salle des crises* les plus folles qui battaient de leur tête les murailles ouatées ou se tordaient sur un parquet rembourré. Au milieu de cette foule, palpitante, échevelée, se promenait Mesmer en habit lilas, étendant sur celles-ci sa baguette magique, s'arrêtant devant celles-là pour enfoncer son regard dans leurs yeux, tantôt saisissant leurs mains dans les siennes, les pouces et les doigts majeurs en communication réciproque, tantôt opérant à distance, les mains ouvertes, les doigts écartés, et par des passes savantes projetant le fluide magnétique à grands courants. Alors apparaissaient les divinations et tout un cortège de phénomènes merveilleux.

Plus simple était la méthode de Faria.

2. *Procédé de l'abbé de Faria* [1]. — « Je prends toujours la précaution d'endormir d'abord des époptes (somnambules) déjà habitués au sommeil. Le but de cette mesure ne tend qu'à encourager ceux qui, ayant des dispositions, désirent en faire l'épreuve ; parce qu'en voyant le calme dont les anciens... jouissent, ils ne peuvent plus s'inquiéter sur le sommeil auquel ils se préparent...

» Je m'assure... de ceux qui ont des dispositions requises à la concentration... et en les plaçant commodément sur un siège je prononce énergiquement le mot *dormez,* ou je leur montre à quelque distance ma main ouverte, en leur recommandant de la regarder fixement.

» Dans le premier cas je leur dis de fermer les yeux, et je remarque toujours que, lorsque je leur intime avec force l'ordre de dormir, ils éprouvent un frémissement dans tous leurs membres et s'endorment...

1. V. son ouvrage : *De la cause du sommeil lucide,* p. 192, et passim.

» Dans le second cas, si je m'aperçois qu'ils ne clignotent pas des yeux, je rapproche graduellement ma main ouverte à quelques doigts de distance...

» Lorsque les procédés que je viens d'exposer ne produisent pas les effets attendus, je touche légèrement les personnes aptes, au sommet de la tête, aux deux coins du front, au nez sur la descente de l'os frontal, au diaphragme, au cœur, aux genoux et aux deux pieds; cela provoque toujours une concentration suffisante à l'abstraction des sens. »

3. *Méthode de Deleuze*[1]. — « Faites asseoir votre malade le plus commodément possible; et placez-vous vis-à-vis de lui, sur un siège un peu élevé. Demandez-lui d'abord de s'abandonner, de ne penser à rien... d'écarter toute crainte... Prenez ses pouces entre vos deux doigts... et fixez vos yeux sur lui. Vous resterez de deux à cinq minutes dans cette situation... Puis dirigez lentement vos passes de haut en bas, au devant du visage, de la poitrine et du ventre...; quelques profonds soupirs soulèveront d'abord sa poitrine; puis ses paupières clignoteront, s'humecteront de larmes, se contracteront fortement à plusieurs reprises, puis enfin se fermeront... »

Le général Noizet procédait de la même façon[2].

4. *Méthode de Braid*[3]. — « Prenez un objet brillant quelconque (j'emploie habituellement mon porte-lancette) entre le pouce, l'index et le médius de la main *gauche*; tenez-le à la distance de 25 à 45 centimètres des yeux, dans une position telle au-dessus du front, que le plus grand effort soit nécessaire, du côté des yeux et des paupières, pour que le sujet *regarde fixement* l'objet... : les pupilles se contracteront

1. *Histoire critique du magnétisme animal*, 1813.
2. *Mémoire sur le somnambulisme*, p. 227.
3. *Neurypnologie*, Traité du sommeil nerveux ou hypnotisme, par James Braid (traduit sur l'édit. de 1843) par J. Simon.

d'abord ; peu après elles commenceront à se dilater, et après avoir pris un mouvement de fluctuation, si les doigts indicateur et médian de la main *droite*, étendus et un peu séparés, sont portés de l'objet vers les yeux, il est très probable que les paupières se fermeront involontairement avec un mouvement vibratoire... »

5. *Procédé du docteur Brémaud.* — « La première fois qu'on cherche à provoquer ce phénomène chez un nouveau sujet, il m'a paru très utile, pour en faciliter l'apparition, de provoquer tout d'abord un certain degré de congestion encéphalique, soit en faisant tourner rapidement le sujet sur lui-même, soit en le faisant se baisser un certain temps la tête rapprochée du sol... Après cela, je le regarde vivement, brusquement ; l'effet est foudroyant ; la figure s'est injectée, l'œil est grand ouvert ; le pouls, de 70 est passé à 120 [1]. »

6. *Procédés employés à la Salpêtrière.* — Les hypnotiseurs parisiens endorment tantôt par la pression des zones hypnogènes, tantôt par des passes analogues à celles de Deleuze, tantôt par l'excitation inopinée d'un sens, surtout de la vue ou de l'ouïe ; ainsi l'excandescence subite d'une lampe électrique, un jet de lumière oxydrique, la combustion éblouissante du magnésium ou du fulmicoton, un bruit inattendu, gong, diapason, tambour, tam-tam, provoquent le sommeil chez leurs hystériques. Le docteur Luys se sert plus simplement d'un miroir aux alouettes.

7. *Procédés employés à Nancy.* — Au « drame parisien » je préfère « l'idylle nancéienne » ; ici l'hypnotiseur n'est pas un amateur qui s'amuse ou un poseur qui vise à l'effet, ou un chercheur de merveilles ; c'est un médecin qui veut du bien à ses clients, c'est une « mère qui endort son enfant. » M. Liébault pro-

1. *Séances et mémoires de la Société de Biologie*, 1884.

duit aussi de la fascination comme M. Brémaud, mais n'attendez pas tant de rudesse, c'est une fascination adoucie : « le charme. »

Voici la manière de M. Bernheim :

« Je commence par dire au malade... qu'il est possible de le guérir ou de le soulager par l'hypnotisme ; qu'il ne s'agit d'aucune pratique nuisible ou extraordinaire. Au besoin, j'hypnotise devant lui un ou deux sujets pour lui montrer que cet état n'a rien de pénible... et quand j'ai éloigné ainsi de son esprit la préoccupation... et la crainte... je lui dis : « Regardez-moi bien et ne songez qu'à dormir. Vous allez sentir une lourdeur dans les paupières, une fatigue dans vos yeux : ils clignotent...; la vue devient confuse, ils se ferment. » Quelques sujets ferment les yeux et dorment immédiatement. Chez d'autres, je répète, j'accentue, j'ajoute le geste... Je place deux doigts devant les yeux de la personne et je l'invite à les fixer, ou bien avec les deux mains je passe plusieurs fois de haut en bas devant les yeux... Je dis : « Vous ne sentez plus rien, vos mains restent immobiles, vous ne voyez plus rien; le sommeil vient. » Et j'ajoute d'un ton un peu impérieux : « Dormez. » Souvent ce mot emporte la balance; les yeux se ferment; le malade dort ou du moins est influencé... Si le sujet ne ferme pas les yeux ou ne les garde pas fermés, l'occlusion mécanique réussit alors mieux... Je maintiens les paupières closes, ou bien je les étends *lentement* et doucement sur les globes oculaires, les fermant de plus en plus, progressivement, imitant ce qui se produit quand le sommeil vient naturellement... Je baisse graduellement la voix, imposant le silence et l'immobilité, répétant les mêmes formules, la même injonction : Dormez! et il est rare que plus de trois minutes se passent sans que le sommeil ou un degré quelconque d'influence hypnotique soit obtenu.

» Si chez quelques-uns on réussit mieux en procédant avec douceur, chez d'autres, rebelles à la suggestion douce, il vaut mieux brusquer, parler d'un ton d'autorité pour réprimer la tendance au rire ou la velléité de résister involontaire que cette manœuvre peut provoquer [1]. Chez un sujet « entraîné » l'invasion du sommeil est instantanée, on arrive au moment convenu, au signal donné : Vous dormirez dans trois minutes quand je me lèverai, quand vous ouvrirez cette porte. A la vue de l'acte ou de l'objet désigné, l'idée du sommeil produit son effet.

On obtient aussi de sujets dressés le sommeil instantané, sans que l'ordre soit exprimé par la parole. Une condition est nécessaire, c'est que le commandement soit net, formel, intense, et quand il est tel, toujours quelque chose en transpire au dehors, soit par le regard, soit par quelques gestes, soit par quelques mouvements involontaires des lèvres, du gosier. D'autre part, avec un exercice suffisant, les hypnotisés discernent des indices presque imperceptibles. Outre l'habitude, ils ont encore parfois une acuité de sens extraordinaire, une subtilité de perception prodigieuse et tournée tout entière vers l'hypnotiseur. Ils ont remarqué l'attitude de celui-ci quand il les endormait, la même attitude prise tacitement ou même inconsciemment, sera interprétée dans le sens d'un ordre. Ce qui confirme cette opinion, c'est qu'on ne réussit la suggestion soi-disant intérieure qu'avec des sujets qu'on a endormis soi-même et plusieurs fois.

J'ai vu souvent des malades s'endormir aussitôt que le docteur Bernheim arrivait au pied de leur lit, sans

1. V. *Revue de l'hypnotisme*, 1er octobre 1889, et *De la suggestion et de ses applications à la thérapeutique*, ch. 1er, passim. En fixant du regard, et d'assez près, on peut prendre les tempes du sujet entre les mains et avec les deux pouces qu'on remue en avant, produire un petit mouvement rapide, régulier, mais très fatigant pour le sujet qui ne tarde pas à s'endormir.

attendre le commandement : c'est une manière de plaire au médecin.

Même la présence de l'hypnotiseur n'est pas nécessaire, une fois qu'il a déterminé la circonstance qui doit être le signal du sommeil. « A telle heure, dit le docteur Bernheim, vous compterez jusqu'à dix, et en prononçant dix, vous dormirez. » Et il arrive ainsi.

Il y a mieux. M. Liégeois suggère le sommeil par correspondance, par téléphone[1] : ce qui suffirait à démontrer que le prétendu fluide du magnétiseur n'est qu'une chimère. Sa volonté est manifestée au sujet et cela suffit.

Quoi qu'il en soit, et pour résumer les diverses méthodes d'hypnotisation, le sommeil hypnotique est provoqué par l'influence du regard, du geste, ou de la parole de l'hypnotiseur. Ce n'est là toutefois que la cause occasionnelle ; la cause déterminante, c'est une sensation monotone, une attention fatigante et prolongée, avec l'idée suggérée qu'on peut et qu'on va dormir.

Dans tout cela il n'y a rien d'extraordinaire : les hypnotiseurs emploient, mais en y mettant plus de rapidité et de perfection, l'art de la mère, les moyens pratiques de la nourrice qui berce un enfant en chantonnant toujours la même ritournelle. Si les procédés ne sont pas identiques, ils présentent bien des analogies.

8. *Procédés pour le réveil.* — Mais le tout n'est pas d'endormir le sujet, il faut aussi pouvoir le tirer du sommeil, et en ceci les magnétiseurs se sont parfois trouvés fort en peine. Du Potet ne dissimule pas son embarras (p. 375) et il remarque avec étonnement que dans certains cas plus on fait effort pour réveiller,

1. *Op. cit.* nos 130 et suiv. Appendice II, et *Revue de l'hypnotisme*, no 1, p. 19.

plus le sommeil augmente d'intensité. M. Bernheim en donne la raison [1].

« La personne inexpérimentée veut réveiller le sujet : celui-ci ne se réveille pas tout de suite. L'opérateur s'inquiète et témoigne son inquiétude ; il frictionne, souffle, ouvre les yeux du sujet, s'acharne après lui. Celui-ci, témoin muet des efforts et des inquiétudes de l'entourage, se confirme de plus en plus dans l'idée que son réveil est difficile, jusqu'à ce qu'arrive l'homme dans lequel il a confiance ou qui agit simplement avec assurance. »

A part certaines hystériques qu'on doit réveiller avec prudence pour éviter des crises nerveuses ou la formation de zones hystérogènes aux points touchés, le réveil est la chose du monde la plus simple. D'abord, il est des hypnotisés qui se réveillent spontanément, d'autres au départ de l'hypnotiseur, mais la plupart continuent à dormir des heures et encore des heures (M. Bernheim en a laissé dormir pendant dix-huit heures, M. Paul Janet pendant quatre jours et demi, cette durée a été dépassée), toutefois il suffit de leur dire : Réveillez-vous, et ils se réveillent. A quelques-uns, il faut répéter l'injonction en l'accentuant : « Vos yeux s'ouvrent ! vous êtes réveillés ! » On peut aussi renforcer la suggestion par une pratique matérielle, dire par exemple, en montrant un point arbitraire du corps : « Il suffit que je touche ce point pour qu'immédiatement les yeux s'ouvrent » ; l'insufflation sur les yeux est rarement nécessaire.

Certains se réveillent au moment déterminé par l'hypnotiseur : « dans cinq minutes ». Et l'exactitude est sensible.

Au réveil, les uns restent comme plongés dans la stupeur, la somnolence, l'engourdissement : quelques

1. *Revue de l'hypnotisme*, 1er oct. 1889, p. 112.

passes devant les yeux les ramènent à l'état normal; les autres ressentent quelque pesanteur dans la tête, du vertige; pour prévenir ces malaises, il suffit de leur dire avant de les réveiller: vous ne sentirez, en vous éveillant, aucune douleur. Celui-ci se frotte les paupières, regarde, effaré, autour de lui; il a conscience d'avoir profondément dormi. Celui-là ouvre brusquement les yeux, et ne se rend même pas compte qu'il a sommeillé[1].

## CHAPITRE IV

### LES PHÉNOMÈNES HYPNOTIQUES

SOMMAIRE. § 1. *Querelle Paris-Nancy.* Les trois états.
§ 2. *Suggestions intra-hypnotiques.* Leurs effets 1° sur la sensibilité générale, 2° sur les sens particuliers, 3° sur la motricité, 4° hallucinations générales, altérations de la personnalité.
§ 3. *Suggestions post-hypnotiques.*
§ 4. *Suggestions ante-hypnotiques ou rétroactives.*
§ 5. *Résistance aux suggestions.*

### § 1. — Querelle Paris-Nancy

L'école de la Salpêtrière a tenté une classification des phénomènes hypnotiques. Elle a essayé de les ramener à trois états principaux, d'indiquer les moyens simples pour les obtenir, d'attacher à chacune de ces périodes une caractéristique facile à constater, impossible à simuler. C'était là une louable tentative. Charcot, dans sa note de 1882 à l'Académie des sciences, formula ces théories, P. Richer les développa dans sa thèse, et, avec Gilles de la Tourette, donna officiellement aux nouvelles venues, dans l'ar-

1. Bernheim, p. 23 et suiv.; Gilles de la Tourette, *L'hypnotisme*, p. 70.

ticle *Hypnotisme* du *Dictionnaire Encyclopédique des sciences médicales* leurs lettres de naturalisation.

Dans le « grand hypnotisme », l'hystérique peut, à l'aide de quelques artifices, passer par trois états : la catalepsie, la léthargie, le somnambulisme.

1° La *catalepsie*. — Une lumière ou un bruit inattendus, la fixation d'un objet brillant provoquent la catalepsie.

Dans cet état, le regard est fixe, l'œil grand ouvert, les paupières ne clignent plus, partant les larmes coulent, le visage est impassible, marmoréen, le sujet immobile et comme pétrifié. Point de spectacle plus attristant ! piqué, pincé, frappé, il ne sent rien. Vous pouvez le jeter, tant il est rigide, sur deux chaises qu'il ne touche que par la nuque et les talons, et il restera ainsi, comme un pont suspendu, sans que se trahisse la moindre fatigue musculaire, le moindre trouble dans la respiration. Les membres prennent sans résistance, conservent sans effort toutes les positions, même les plus fatigantes, ou continuent invariablement tout mouvement qu'il vous plaît de leur communiquer ; vous faites osciller le bras, la tête, l'oscillation persiste comme tout à l'heure la position. Vous avez là un parfait mannequin du peintre ou un automate perfectionné[1] voire même un merveilleux phonographe, car il en est qui répètent machinalement, et en imitant les intonations, toutes les paroles, tous les bruits qu'ils entendent. Chez d'autres, l'imitation se généralise : placés bien en face de vous, ils vont mouvoir leurs bras, leur tête, leur corps, comme vous ferez vous-même. Après le phonographe, voilà le singe humain.

C'est dans cet état cataleptique qu'on provoque

1. Braid suppose que les sculpteurs grecs se servaient de cataleptiques comme de modèles et qu'ils pourraient bien être redevables à l'hypnotisme de la perfection de leur art. p. 55, *op. cit.*

aussi la *fascination*. Si vous déplacez l'objet brillant qui l'a endormi ou qui le frappe actuellement, l'hypnotisé le suit avec la promptitude et la force du fer attiré par l'aimant.

Lorsqu'on place le sujet dans une attitude caractérisée, celle du pugilat par exemple, sur la physionomie jusqu'alors impassible, se peint la résolution, la provocation. Si l'on tire les sourcils l'un vers l'autre, et en bas, voilà un homme triste, morose. Rapproche-t-on les mains des lèvres comme pour un baiser, les coins de la bouche s'écartent et tous les traits deviennent tendres et souriants. Si on communique à la physionomie l'expression du dédain, de l'admiration, peu à peu les membres prennent une pose correspondant à ce sentiment. Le sujet est-il agenouillé comme pour la prière, ses mains se joignent, son visage se recueille [1].

Impassibilité, impressionnabilité musculaire, tels sont donc les caractères de la catalepsie. — La persistance dans un état, l'imitation des sons, des attitudes, la réaction du geste sur la physionomie et *vice versa*, en sont les principales manifestations.

2° Pour obtenir la *léthargie* chez un cataleptique, il suffit de lui fermer les yeux; on peut aussi la provoquer immédiatement chez une hystérique éveillée, en comprimant les globes oculaires à travers les paupières abaissées.

Un bruit de la glotte, un mouvement de déglutition annoncent la léthargie, les paupières ont un petit frémissement fébrilaire, la tête est retombante, les membres flasques, le corps tout entier inerte avec les apparences et l'abandonnement d'un sommeil profond. Le sujet ne sent, ne voit, n'entend, ne comprend rien : intelligence, mémoire, conscience, tout paraît aboli.

1. Cf. Méric. p. 47, Dr Barth, *Du sommeil non naturel*, p. 101.

La respiration, le pouls conservent leur rythme habituel. Mais le phénomène caractéristique est la surexcitation du système névro-musculaire. Pour obtenir la contracture d'un muscle dans l'état normal, il faut d'ordinaire employer l'électricité; ici l'excitation légère du nerf correspondant suffira. Comprimez par exemple le creux du coude, et vous déterminerez aussitôt la formation de la griffe cubitale. Le moindre frôlement de la peau détermine la contraction des tissus sous-jacents, même des muscles soustraits à l'empire de la volonté, ceux de l'oreille entre autres.

Que si vous ouvrez un œil du léthargique en maintenant l'autre fermé, vous produirez la catalepsie de ce côté, la léthargie persistant du côté opposé.

3° Une friction légère, une simple pression sur le sommet de la tête amène le *somnambulisme* ; on peut aussi le provoquer directement par diverses pratiques.

L'invasion du somnambulisme est d'habitude annoncée par une profonde inspiration; généralement le somnambule est insensible à la douleur mais la vraie marque c'est l'exaltation de la force musculaire et des sens. Il écarte les obstacles avec une vigueur bien supérieure à sa force habituelle; la vue, ou l'ouïe, ou l'odorat acquiert une grande acuité. C'est encore un automate dépendant de l'hypnotiseur, mais il adapte ses actes aux circonstances, il introduit des variantes dans son jeu; il n'est plus, comme le cataleptique, figé dans l'immobilité d'une attitude, ou dans la régularité invariable d'un même mouvement.

Tels sont, d'après les auteurs, les stades de l'hypnotisme, ses phénomènes types.

Malheureusement les choses sont loin d'être aussi simples. D'abord, il ne s'agit là que des hypnotisés corrects, classiques. Les frustes, les incohérents sont en dehors de ces cadres.

Au sein même de l'école de Paris, des divergences se sont produites. MM. Brémond, Dumontpallier, Magnier, Bérillon, Bottey contestent les caractères somatiques des trois états [1]. Loin de les prendre comme base de son exposition, M. P. Richer les relègue, sous le nom d'essai de nosographie, à la fin de son étude [2] M. Pierre Janet ne parle pas de léthargie et prétend que les seules caractéristiques du somnambulisme sont l'oubli au réveil et la mémoire alternante. Enfin MM. Binet et Féré avouent que depuis dix ans il n'a passé à la Salpêtrière qu'une douzaine de ces cas. En réalité M. Charcot n'a pas plus de cinq ou six hystériques de ce type ; « sont-elles même bien cinq ? » se demande M. Delbœuf.

« Une seule fois, dit M. Bernheim [3], j'ai vu un sujet qui réalisait à la perfection les trois périodes... c'était une jeune fille qui avait passé trois ans à la Salpêtrière, et l'impression que j'en ai conservée, pourquoi ne pas le dire ? c'est que soumise par les manipulations à une culture spéciale, imitant par suggestion inconsciente les phénomènes qu'elle voyait se produire chez les autres somnambules de la même époque, dressée par imitation à réaliser des phénomènes reflexes dans un certain ordre typique, ce n'était plus une hypnotisée naturelle ; c'était un produit de culture faussé. »

L'homme qui a dressé des chiens ou singes à passer en des cerceaux, à se comporter à table comme gens de bonne compagnie, ne s'avisera jamais de ramener à ces deux ou trois tours de bêtes savantes toutes les formes de l'industrie animale. Quant

1. V. Gilles de la Tourette lui-même, p. 97.
2. *Etudes cliniques sur la grande hystérie*, 2e édition, 1885, p. 775.
3. *De la suggestion*, p. 127.

aux autres hystériques tantôt elles parcourent les trois phases, mais dans un autre ordre, tantôt elles s'en tiennent à une ou à deux, elles ne sont que cataleptiques par exemple ou seulement somnambules, et de différentes manières, sans parler des états mixtes et des états intermédiaires, négligés trop dédaigneusement par la classification de Charcot. M. Pierre Janet distingue jusqu'à *sept* formes de catalepsie chez une de ses hypnotisées [1].

Ainsi donc les *trois phases* préconisées par M. Charcot sont artificielles. Les expériences ont porté sur trop peu de sujets, et sur de mauvais sujets, j'entends des sujets malades et entraînés.

Chaque individu a sa forme et ses particularités hypnotiques.

Quant aux manœuvres destinées à produire ou à modifier ces trois états, elles n'ont, en général, de valeur, d'efficacité que par la suggestion. L'ouverture ou l'occlusion des yeux, la friction du vertex, les passes, etc., réussissent quand elles constituent un signe compris du sujet.

Pour mettre en catalepsie, M. Bernheim ne recourt ni à une lumière vive ni à un bruit soudain, il soulève le bras du sujet par exemple, le laisse tendu en l'air, affirme qu'il ne peut plus être abaissé, et le bras garde cette attitude.

Le léthargique entend l'opérateur, il répond presque toujours s'il est questionné avec insistance; même s'il reste muet, il ne perd rien de ce qui lui est dit : il s'en souvient soit au réveil soit dans un nouvel état hypnotique; il se réveille au commandement.

Dites-lui que son bras droit est raide... insensible... inerte. Et cela sera ainsi. Appliquez un aimant au bras gauche et la contracture, l'anesthésie, la pa-

1. *L'automatisme psychologique*, p. 48. Dans la note de la p. 47, il fait bon marché des trois états.

ralysie changeront de côté, seront transférées. Ce phénomène, disent les « grands hypnotiseurs » est dû uniquement à l'action physique de l'aimant. Nullement, réplique M. Bernheim, si le sujet ignore ce qu'est le transfert et quelles sont vos intentions, ce phénomène ne se produira pas, mais s'il a été témoin d'expériences analogues, ou s'il devine votre but, ou si vous annoncez le phénomène, celui-ci ne manquera pas de se produire quand même vous remplaceriez l'aimant par un morceau de bois [1].

M. Pierre Janet produisait des transferts merveilleux en approchant de la tête d'une hypnotisée... une écorce d'orange tenue au bout d'un long bâton. « Pour trancher mes doutes sur l'action de l'aimant, dit-il [2], j'ai expérimenté... avec un électro-aimant. M. Rousseau, professeur de physique... se tenait dans une pièce voisine, il ouvrait ou fermait le courant sans faire le moindre bruit et sans me prévenir ; quant à moi, j'approchais l'aimant du sujet sans savoir si le courant passait ou non et je notais les résultats. Je dois dire que les phénomènes se produisirent tout de travers, sans aucun rapport avec l'ouverture ou la fermeture réelle du courant. »

Les points ou *zones hypnogènes* ne nous paraissent pas appelés à une meilleure fortune que le *transfert*. Si je dis au sujet : quand je vous toucherai le coude vous vous endormirez, vous vous réveillerez, au signal convenu le sommeil survient ou disparaît. « Voici, par exemple, une de mes somnambules endormies. Je presse le crâne successivement en divers points; rien. Je dis : Maintenant, je vais toucher la région du crâne qui correspond aux mouvements du bras gauche, et ce bras va entrer en convulsion. Cela dit, je touche un point arbitraire du cuir

1. Bernheim, *op. cit.* p. 130.
2. P. Janet, *Automatisme psych.* p. 156.

chevelu; aussitôt le bras gauche est agité de secousses... J'annonce que je vais produire de l'aphasie en touchant la région qui correspond à la parole; je touche une région quelconque du crâne et le sujet ne répond plus à vos questions; il répond aussitôt que j'éloigne la main du crâne... [1] »

La suggestion produirait donc tous les phénomènes attribués par Charcot et ses élèves à des manœuvres physiques matérielles. Bref, d'après la Salpêtrière, l'hypnotisme est un *sommeil morbide à trois phases, favorable à la suggestion*, mais non constitué par elle. — D'après l'école de Nancy, ce sommeil n'est pas morbide, — il n'est pas réductible à trois types fixes; sans doute, il augmente la suggestibilité; mais il est lui-même un effet de suggestion, qui produit aussi tous les autres phénomènes hypnotiques.

Incontestablement le « petit hypnotisme » est plus vrai et plus scientifique que le « grand », et il se confirme de jour en jour que l'hypnose n'est pas précisément une névrose, qu'elle n'est pas plus facile à obtenir chez les névropathes ou les hystériques, que presque tout, procédés et phénomènes, se réduit à la suggestion.

Cependant quelques restrictions aux affirmations absolues de M. Bernheim, quelques concessions à l'école de la Salpêtrière me paraissent justes et nécessaires.

1° La surexcitation neuro-musculaire a été constatée chez des hystériques à l'état de veille; qu'elle se retrouve dans l'état hypnotique, il n'y a rien d'étonnant, et M. Bernheim a mauvaise grâce de la révoquer en doute encore qu'il ne l'ait pas personnellement constatée. Cela prouve simplement que la suggestion impuissante à provoquer ce phénomène, n'est pas tout l'hypnotisme quoiqu'elle explique

1. Bernheim, *op. cit.* p. 133.

presque tout. Mais conclure de là comme le fait M. Gilles de la Tourette [1] que ce phénomène est *inhérent à l'hynoptisme*, c'est outrepasser les prémisses.

2. Mettre sur le compte de la seule suggestion tous les résultats curieux de la *métallothérapie*, me paraît fort irrévérencieux envers Burq, Regnard, Debove, Dumontpallier. Du reste, si M. Bernheim dit que *personnellement* il ne les a jamais constatés, il ne les nie pas absolument. Mais, s'il n'est point téméraire d'attribuer à l'imagination une grande partie de ces effets, ni de soutenir que l'influence *physique* de l'aimant n'est pas considérablement plus forte sur un hypnotisé que sur un éveillé, encore ne faut-il pas refuser aux aimants et aux plaques métalliques une influence physique reconnue dès longtemps par Aristote, Galien, Paracelse, l'abbé Lenoble, le P. Hell, etc., etc., et naguère encore expérimentée avec succès par Schiff sur les animaux.

3° De ce que les phénomènes hypnotiques varient avec chaque individu, et s'expliquent presque toujours par suggestion, actuelle ou passée, s'ensuit-il qu'ils ne puissent parfois se produire spontanément ou par d'autres manœuvres que la suggestion? Il suffit de dire à certains hypnotisables : dormez et ils dorment. Oui, ce n'est pourtant pas le seul moyen : la fixation du regard en est un autre. M. Grasset, à Montpellier, réussit à faire entrer un de ses sujets dans le sommeil hypnotique, en fixant son regard, après lui avoir défendu avec autorité de se laisser endormir [2].

Certains sujets présentent des phénomènes fixes, des caractéristiques indépendantes de la suggestion puisqu'elles sont antérieures et réfractaires à toute suggestion. Comment, par exemple, M. Charcot aurait-

1. P. 101.

2. *Revue de l'hypnotisme*, 1er mai 1889, p. 335.

il suggéré les premiers cas qui ont formé son opinion? Suggéra-t-il des phénomènes qu'il ne connaissait pas encore? Certains états ont dû être réels chez les premiers hystériques. D'où vient aussi la difficulté, quelquefois l'impossibilité de faire naître ou disparaître, même par des suggestions formelles et réitérées, certains signes somatiques, par exemple l'hyperexcitabilité neuro-musculaire, certaine contracture? Comment expliquer par suggestion l'hypnotisation des enfants à la mamelle ou des animaux qui ne comprennent pas ce que vous voulez d'eux? En somme, *presque tous les faits s'expliquent par la suggestion* (là-dessus, Nancy a raison); mais il en est qui viennent uniquement de la maladie, et habituellement la névrose accroît l'extension et l'intensité de la suggestion (ici Paris n'a pas tort).

Ces restrictions apportées, nous allons passer en revue les sensations et les idées, les mouvements et les actes que l'on peut provoquer par suggestion chez un hypnotisé et qui ont rapport soit au présent, soit à l'avenir, soit au passé. Nous étudierons donc séparément les suggestions *intrahypnotiques, posthypnotiques, antéhypnotiques* ou *rétroactives* dans leurs formes *positives* ou *négatives*.

### § 2. — Des suggestions intrahypnotiques.

Étudions d'abord leurs effets 1° sur la sensibilité générale, 2° sur les sens particuliers, 3° sur la motricité. Nous verrons ensuite comment elles produisent 4° des hallucinations et le dédoublement soit successif soit simultané de la personnalité.

#### 1° *Effets sur la sensibilité en général.*

Un des premiers effets du sommeil hypnotique est l'analgésie. Ni les pincements violents, ni le chatouillement des narines, du fond de la bouche, de la paume des mains, de la plante des pieds, ni la transfixion d'un pli de la peau par une aiguille, ni la piqûre subite entre les épaules, ni un mouvement brusque devant les yeux, ni les décharges ou courants électriques ne font sourciller les bons sujets. Cette insensibilité existe spontanément par le seul fait de l'hypnose chez les uns, chez d'autres elle ne se développe que par la suggestion ; elle est d'ailleurs loin d'être aussi générale, aussi profonde, aussi absolue chez tous. Cependant les chirurgiens en ont quelquefois profité pour leurs opérations : incision d'abcès, amputation de bras, de jambes, extirpation de glandes, de tumeurs, de dents, accouchements même [1]. L'hypnose cependant n'a plus la prétention de supplanter la cocaïne et le chloroforme : très souvent l'analgésie n'est que cutanée, et quand même elle serait totale, l'appréhension, l'angoisse des malades à l'approche de l'opération, les empêchent de s'endormir : d'ailleurs, une crise pourrait survenir au moment critique ; bref le succès est trop incertain d'ordinaire pour que l'hypnotisme devienne jamais une méthode commune d'opération chirurgicale [2].

L'insensibilité hypnotique peut être parfois localisée au gré de l'hypnotiseur. « Je me souviens de mon étonnement, dit M. Pierre Janet [3], quand M. Gibert me montra que l'on pouvait tracer un cercle sur le bras droit de L... et rendre ce cercle insensible, tandis que le reste du bras demeurait normal. »

Le même auteur nous donne des exemples du phé-

1. Voir sur ce dernier point, *Revue de l'hypnotisme*, 1886, 1er novembre ; 1887, 1er mars ; 1888, 1er janvier.

2. Le Dr Bottey le constate et le regrette. Ce qui ne l'empêche pas, quelques pages plus loin, de risquer cette affirmation : « C'est *incontestablement* à un état analogue à l'hypnotisme... que sont dus tous ces faits d'insensibilité à la douleur observés chez les martyrs du christianisme. » (*Etude critique et expérimentale sur l'hypnotisme*, p. 157 et 197) — *Soyons logiques !*

3. *Automatisme*, p. 280.

nomène inverse sur le même sujet [1], la brûlure par suggestion. Pour guérir un point, il pose à son sujet sur l'estomac un sinapisme imaginaire, et quelques heures plus tard il constate une marque gonflée, d'un rouge sombre, d'une forme rectangulaire, mais, détail singulier, dont aucun angle n'est marqué. Je lui fis la remarque que son sinapisme avait une forme étrange : « Vous ne savez donc pas, me dit-elle, que l'on coupe toujours les angles des papiers Rigollot pour que les coins ne fassent pas mal. »

L'idée préconçue de la forme du sinapisme avait déterminé la dimension et la forme de la rougeur. »

Une autre fois c'est un sinapisme fictif en forme d'étoile ou d' S, qui laisse réellement et nettement sa marque sur la poitrine.

Le docteur Barth après avoir fait le simulacre avec un cigare allumé, de toucher une hystérique à l'avant-bras, aperçut bientôt un point blanc, grand comme une lentille, entouré d'une auréole rouge. M. Beaunis détermina chez un certain nombre de ses somnambules, par simple suggestion, la production d'une rougeur aux endroits fixés [2].

« Le 12 mai 1885, vers onze heures du matin à Nancy, M. Focachon[3] endort mademoiselle Elisa F..., lui applique sur l'épaule gauche, huit timbres-poste en manière de *vésicatoire*, la réveille deux fois pour les repas de midi et du soir, et la surveille le reste du temps. Pour la nuit, M. Focachon lui suggère qu'elle ne se réveillera que le lendemain matin à sept heures. Le lendemain matin, à huit heures un quart, rien n'était dérangé : on enlève le pansement ; dans l'étendue de quatre centimètres sur cinq, on voit l'épi-

1. *Ibid.* p. 165.
2. *Revue philosophique*, 1885, août, p. 132.
3. Pharmacien à Charmes-sur-Moselle.

derme non pas soulevé mais épaissi, d'un blanc jaunâtre ; le tout entouré d'une zone de rougeur intense avec gonflement d'environ un demi-centimètre de largeur. Le même jour, à onze heures et demie, même aspect que le matin [1]. »

Ce même jour, à quatre heures, on constata et l'on photographia à Charmes trois ou quatre pustules formées au même endroit et le 13 mai s'échappait de la plaie une sérosité épaisse et laiteuse. J'ai vu, dans le cabinet de M. Bernheim, une de ces photographies. Pour la fin de l'expérience je regrette qu'elle n'ait pas été entourée de garanties suffisantes.

Le même expérimentateur a obtenu à différentes reprises des résultats analogues sur ce sujet, et aussi sur Marie G...

Il a même essayé la contre-épreuve et réussi à neutraliser l'action de l'emplâtre vésicatoire, non plus imaginaire, mais réel. Quoi qu'il en soit, il ne s'agit là que de faits exceptionnels, d'aptitudes particulières. D'ordinaire, on parvient tout au plus à produire quelques démangeaisons et rougeurs.

MM. les docteurs Bourru, Burot et Mabille, de la Rochelle, expérimentant sur un jeune soldat de marine hystéro-épileptique, provoquèrent par suggestion, en 1885, des hémorrhagies nasales, des exsudations sanguines. Ils tracèrent avec l'extrémité mousse d'un stylet, les initiales du sujet sur les deux avant-bras; puis ils lui dirent : « A quatre heures, tu t'endormiras et tu saigneras aux bras sur les lignes tracées, et ton nom sera écrit sur tes bras en lettres de sang. » A l'heure dite, un *V* se dessine en relief et en rouge vif sur le bras gauche, et quelques gouttelettes de sang perlent en plusieurs points. Trois mois après, la lettre était encore visible, bien qu'elle eût pâli peu à peu ; à

1. Beaunis, *Somnambulisme provoqué*, p. 73 et suiv.

droite, côté paralysé, le phénomène ne se produisit pas[1].

Des phénomènes aussi remarquables que ceux de Charmes et de Rochefort sont *très rares*. Cependant la *Revue de l'hypnotisme* du 1er juin 1890 relate deux faits analogues. L'une de ces expériences fut faite par le docteur Rybalkin de Saint-Pétersbourg sur un jeune homme de seize ans, dont le bras était insensible. Le médecin lui suggéra qu'au réveil, il toucherait par mégarde un poêle... chauffé au rouge et qu'il se brûlerait. Naturellement on n'alluma pas le fourneau ; l'avant-bras malade porta contre, suivant qu'il était entendu. Un cri, une rougeur, une grande sensibilité aux alentours de la brûlure, puis de petites bulles se confondant bientôt en une seule grande, et le soir sérosité jaunâtre, tels furent les résultats.

La seconde est rapportée par un élève de M. Charcot. Dans le service de ce médecin, on suggère à une grande hystérique que sa main droite enfle, bleuit, rougit, devient violette, se durcit, se refroidit... ; et de fait cette main est devenue de moitié plus grosse, plus colorée, plus froide que l'autre. Cinq ou six séances ont suffi.

Ces faits ne manqueront pas d'étonner. Et d'aucuns se sont permis des doutes : la surveillance de M. Focachon avait-elle été aussi attentive et complète qu'il eût fallu ? MM. Bourru, Burot, Mabille, des savants sans aucun doute; mais certains savants voient tant de choses! Ne sont-ce pas les mêmes qui ont prôné la médication à distance, effondrée depuis ? Quant aux hystériques de la Salpêtrière, on sait qu'elles sont capables de tout. L'hystérie est, du monde, la maladie la plus étrange. La peau, la circulation, les vaso-moteurs y sont en proie aux troubles les plus singuliers. Il est telle de ces pauvres créatures qui, en dehors de tout

1. Voir *Grande hystérie chez l'homme*, par le Dr A. Berjou, p. 89 et s. ; *Magnétisme et hypnotisme*, par le Dr Cullerre, p. 190 et suiv.

hypnotisme, gardera des jours entiers, des semaines même, la trace laissée sur son bras par le passage d'un doigt étranger, ou le sillon d'un ongle qui l'a effleuré. Le docteur Mesnet a cité quatre sujets qui présentent à un haut degré ce curieux phénomène d' « autographisme [1]. » L'une a le côté droite sensible ; tandis qu'elle ne sent à gauche ni piqûre ni contact. Le médecin lui passe sur les épaules et sur les bras l'extrémité mousse d'un stylet. A l'insu de la malade, des deux côtés, sans qu'elle éprouve ni chaleur, ni picotement, une rougeur vive se manifeste presque à l'instant sur la ligne parcourue par l'instrument ; puis cette ligne s'étend, pâlit en son milieu, grossit et prend un relief de plus en plus saillant jusqu'au volume d'une demi-plume d'oie, qu'on peut apercevoir à vingt mètres de distance. Le phénomène persiste de deux à huit heures, avec un régime alimentaire plus échauffant, (fraises, framboises, écrevisses.)

Sur des constitutions pareilles, que l'imagination agisse à la manière d'un rubéfiant, que la suggestion provoque une urticaire artificielle, cela paraîtra peut-être moins extraordinaire que de prime abord.

Quoi qu'il en soit, sur les milliers de personnes déjà hypnotisées, je ne crois pas que celles qui ont présenté de semblables phénomènes dépassent une dizaine, et ces phénomènes, on aurait sans doute pu les obtenir sans endormir le sujet.

La suggestion agit (et ce n'est pas sa moindre fonction thérapeutique), sur les sécrétions comme la sueur, les larmes, le lait, l'urine, etc... ; elle peut régulariser diminuer, augmenter les évacuations naturelles [2].

1. V. *Revue de l'hypnotisme*, 1er mai 1890, avec photographies. M. Dujardin-Beaumetz avait, il y a quelque dix ans, présenté à la société médicale des hôpitaux une malade analogue dont l'histoire fit vite le tour du monde, sous le nom de la femme-cliché.

2. *Revue de l'hypnotisme*, 1887, 1er nov., art. de Bernheim.

ralentir ou accélérer la respiration, la circulation [1], etc., aiguiser ou émousser la faim, la soif, etc..., agir en un mot sur toutes les fonctions de la vie même végétative. Bernheim et Dumontpallier en approchant ou en éloignant la main, gonflaient ou dégonflaient le ventre, le sein, la gorge d'un de leurs sujets, et cela d'une façon aussi sensible que rapide. L'hypnose suggestive agit donc sur la *sensibilité générale*. De plus *chaque sens* peut devenir le siège d'hallucinations.

2° *Effets sur chaque sens en particulier.*

A celui-ci, vous affirmez qu'il fait froid, et le voilà grelottant ; dites-lui : il fait chaud, et il s'éventera, s'épongera, se découvrira; présentez-lui comme une rose un flacon d'ammoniaque ouvert, et il en aspire avec délices le suave parfum : un verre d'eau en guise de champagne, il le trouve fort bon, les idées joyeuses abondent, il titube, il est ivre. Quelques étudiants de ma connaissance s'avisèrent un beau jour d'endormir l'un d'eux P. Bl..., ils lui offrirent une poire fondante qui fut avalée à petites bouchées et trouvée succulente. C'était une vulgaire et énorme pomme de terre crue, et qu'on n'avait même pas pelée.

Que de fois les hypnotisés ont entendu, en imagination, la musique militaire, une romance favorite, le chant des oiseaux, le fracas du tonnerre, les reproches ou les louanges d'une personne connue, et rien n'est plus singulier qu'une somnambule s'entretenant dans un dialogue animé avec ses parents; ses amis. Ah! non seulement il les entend, mais il les voit, il

1. M. Beaunis qui a bien étudié ce point, fait monter le pouls de 75 pulsations à 115, il produit des taches rouges sur la peau, etc. Ces troubles dans l'innervation vaso-motrice sont en petit les perturbations produites par les Drs Bourru, Burot, etc... M. Liégeois, moins cruel que les médecins de la Rochelle se contente de provoquer des saignements du nez, vingt-quatre heures après la suggestion.

les touche, pendant quelque temps il retrouve les absents les morts même. Oui, c'est bien leur air, leur voix, c'est bien eux [1] !

De même qu'apparaissent les absents, de même disparaissent les présents : un commandement positif amenait une hallucination; une interdiction produira une surdité ou une cécité artificielle, ce que M. Bernheim appelle une hallucination négative. Il est une excellente somnambule qui réussit toutes ces expériences. Un matin, M. Bernheim lui suggère qu'il est absent, qu'il n'est pas venu et qu'il ne viendra pas de la journée, puis il la réveille. Elle parle, elle marche, elle agit comme tout le monde, mais sans s'occuper du docteur qui, pour elle, n'existe pas. Il lui parle, il lui crie à l'oreille, elle n'entend rien, elle reste impassible, continuant avec nous la conversation. Il se met en face d'elle, sur son chemin, elle butte contre lui et ne se rend pas compte de l'obstacle, sur la tête de cet obstacle, on met un chapeau et elle s'arrête ébahie de voir un chapeau suspendu en l'air. On lui affirme que M. Bernhein est là. — « Vous vous moquez de moi, je pense, dit-elle, d'ailleurs c'est aujourd'hui dimanche, il ne viendra pas. » — Le docteur brusquement lui pousse une épingle vers les yeux jusque sur la pupille, elle ne fait pas un mouvement de paupières : il lui enfonce l'épingle dans les narines, elle saigne, croit avoir la goutte au nez et s'essuie indifféremment; il lui plante l'épingle en travers du bras à une épaisseur d'un centimètre, une dame qui est présente, tressaille et crie gare. Henriette ne comprend pas, elle ne sent rien et ne voit rien de ce que fait le médecin qui commence à retirer l'épingle. Le docteur Etienne (de Reims) veut achever d'extraire l'épingle, Henriette pousse un cri, porte la main au siège de la douleur et

1. Bernheim, *Une séance d'hypnotisme sténographiée*, p. 85 et suiv.

dit : Oh! monsieur, vous me faites mal. — Chose étonnante! par des interrogations ou des insinuations indirectes, M. Bernheim, parlant de lui-même à la troisième personne, obtient réponses et obéissance. Ces phénomènes ont été bien étudiés par MM. Pierre Janet, Liégeois, Binet et Féré. M. Beaunis [1] en résume tous les aspects : « On peut, dit-il, chez un sujet hypnotisable, par suggestion... frapper d'interdit un objet ou une personne présente, de sorte que cet objet, cette personne soient pour lui, comme s'ils n'existaient pas... Bien plus, on peut faire disparaître *partiellement* une personne; le sujet ne la verra pas mais il l'entendra, ou il pourra la voir et l'entendre, mais il ne sentira pas son contact... »

Il est même possible d'obtenir des hallucinations positives et tout ensemble des illusions négatives. Entre dix cartons semblables, désignons-en à la somnambule un qui doive rester invisible et un autre sur lequel nous lui montrons un portrait imaginaire. Mêlons ces deux cartons avec les autres, la somnambule retrouvera presque toujours la photographie sur le même carton et dans la même position, l'autre carton passera toujours inaperçu. Ici les hallucinations sont liées à certaines sensations qui servent de signaux, de points de repère.

M. Pierre Janet égaie ses expériences en suggérant au sujet de ne pas voir le papier sur lequel est écrit le mot : Invisible, et de fait c'est ce papier qui n'est pas vu.

Rapprochons de ces expériences les *hallucinations bilatérales*. MM. Dumontpallier, Magnan, Bérillon, etc., déterminent dans un même sujet deux hallucinations différentes simultanément, une à droite et l'autre à gauche; ainsi « on lui fera sentir le goût du rhum sur le côté droit de la langue et le goût d'un sirop sur le

1. *Revue philosophique* de juillet 1885.

côté gauche, on lui fera voir par un œil une scène horrible et par l'autre un riant tableau champêtre! »

M. Janet fait remarquer que, pour ce résultat, il n'est pas nécessaire de tenir compte de la division bilatérale du corps et du cerveau et qu'on peut facilement répéter toutes ces expériences sur un même côté du corps. « Sur mon ordre, M... a simultanément la sensation de chaleur au pouce de la main droite et de froid au petit doigt de la même main, elle voit du même côté et par le même œil un tableau gai à côté d'un tableau triste [1]. » Enfin elle sent deux hallucinations du goût sur la langue, mais au lieu de les sentir l'une à droite l'autre à gauche, elle a de la confiture au bout de la langue et du sel au fond, elle trouve même que c'est très mauvais et très désagréable [2]. »

Quelques auteurs [3] ont cru trouver dans les hallucinations de la vue un caractère objectif. L'image suggérée serait comme une image réelle, soumise aux lois de l'optique ; et la preuve, disent-ils, c'est que le prisme la dédouble, c'est que l'illusion prolongée du rouge est suivie, quand la rétine est fatiguée, de l'impression du vert, couleur complémentaire.

M. Bernheim [4] a démoli cet échafaudage d'hypothèses et d'expériences soi-disant scientifiques; il a démontré que l'hallucination visuelle est une image toute subjective. « Un prisme ne peut dédoubler que des rayons *réels* placés devant lui et qui le traversent; il ne peut dédoubler une image vue derrière lui;... née tout entière dans l'imagination du sujet, celui-ci la voit comme il la conçoit, comme il l'interprète... elle ne passe pas par l'appareil visuel périphérique... elle

1. Bérillon, *La dualité cérébrale*, p. 179, cité par Janet.
2. *L'automatisme psychologique*, p. 151.
3. Binet, Féré, Parinaud.
4. *De la suggestion*, p. 131 à 146.

n'obéit pas aux lois de l'optique, mais aux seuls caprices de l'imagination. »

Que si cependant l'hallucination est rattachée par l'hypnotisé à un objet réel, le prisme en dédoublant l'objet dédoublera aussi l'illusion. Je suis endormi, vous me dites; voyez donc cette grosse mouche sur l'encrier. Effectivement, elle est bien laide, il la faudrait chasser. Vous interposez un prisme et je vois maintenant deux encriers, et *par concomitance* deux mouches; j'associe au second une mouche comme j'en ai associé une au premier. De même en regardant l'encrier dans un miroir, je verrai aussi la mouche. Hors de là, l'effet du prisme, sur mon hallucination serait nul; mais le moindre objet, le plus petit indice, une crevasse au mur, une raie imperceptible me fournira un point d'attache qui, lui, subissant réellement l'effet du prisme, modifiera de même l'image subjective: l'hallucination liée à un point de repère persiste, cesse, grandit, diminue, comme le point de repère lui-même. Posez une hallucination sur un meuble, le meuble disparu, l'hallucination disparaîtra. L'ingénieuse expérience de M. de Rochas lève tous les doutes: il pose un oiseau imaginaire sur un arbre réel; le sujet regarde dans une lunette, il voit les deux objets; on retourne la lunette, il voit la branche et l'oiseau plus petits. Mais voilà que l'oiseau s'envole puis plane dans un ciel sans nuage; plus de points de repère; aussi l'halluciné voit toujours à l'oiseau les mêmes dimensions, qu'il le regarde par le petit ou par le gros bout de la lunette [1]. M. Pierre Janet [2] se rallie aux vues de M. Bernheim sur les couleurs consécutives:

« L..., après l'hallucination du rouge, déclare voir blanc..., après le vert du bleu... Après une hallucination du goût elle accuse comme après l'hallucination

1. *Revue scientifique*, 1887, p. 210.
2. *De l'automatisme psychologique*, p. 158.

visuelle, une autre sensation consécutive. Ainsi le goût du sucre a été suivi par le goût du poivre, le goût du vinaigre par le goût du sel, le goût de la chicorée est suivi par le goût du café — et enfin le goût du café amène à sa suite le goût du cognac. Ces successions de goûts, les deux dernières surtout, sont peut-être très logiques, mais je ne crois pas qu'elles manifestent une loi physique bien nouvelle. »

Est-il besoin d'ajouter que le sujet soupçonnant ou entendant dire même pendant son sommeil léthargique ou cataleptique, qu'à telle couleur succède telle autre, le phénomène ne manquera pas de se produire de la sorte, et, une fois produit, de se répéter indéfiniment. Un sujet indique-t-il exactement, après chaque hallucination colorée, la couleur complémentaire qu'il aurait vraiment perçue après une sensation, la seule conclusion à tirer, c'est que chez lui l'idée d'une couleur, du rouge par exemple, peut *fatiguer la rétine* comme ferait une réelle sensation de rouge.

3° *Effets sur la motricité.*

Les suggestions affectent non seulement les *fonctions de la vie organique*, non seulement les *fonctions sensorielles de la vie représentative*, mais sont capables d'ag[illegible] sur la *motilité* et de produire ici des *contractures*, là des *paralysies*, ici de la *flaccidité*, là de la *rigidité*.

Si vous laissez le sujet à lui-même, il ne sortira guère de la torpeur, la tête ne se soutient pas, les bras retombent lourdement.

A l'inertie succède, selon vos suggestions, la rigidité, la contracture. Levez le bras du sujet, maintenez-le quelque temps vertical, il se fixe immédiatement comme tétanisé dans cette attitude, le malade n'a pas d'initiative pour changer. J'ai vu M. Bernheim rapprocher l'un contre l'autre par l'extrémité les index d'un sujet, lui dire : « Vos doigts sont collés, je vous permets de les détacher *si vous pouvez.* » Cet homme faisait des efforts incroyables pour les séparer, impossible de quitter cette position gênante. J'essayai de les lui désunir, il me fallut employer toutes mes forces, et à peine étais-je parvenu à mes fins, que les deux doigts, rigides, revenaient, par un irrésistible attrait, se souder l'un à l'autre.

On définit (en mécanique) l'inertie : l'impuissance d'un corps à changer son repos ou son mouvement. Analogue est cette inertie morale. Un mouvement est-il communiqué au bras de l'hypnotisé, à sa tête, à son corps, le mouvement se répète, se continue indéfiniment.

A peu près du même genre, le phénomène de l'*écholalie* découvert par Berger (de Breslau). Le sujet comme un phonographe répète fidèlement les airs de musique et toutes questions, interpellations même en langue étrangère. Un peu mieux dressé, il exécutera tel acte qu'il vous plaira, tantôt avec l'uniformité d'un automate, tantôt introduisant une foule de variantes, au gré de son imagination. De même que vous interdisiez à son œil de voir telle personne, vous pouvez défendre à ses membres de faire tel mouvement, d'écrire un A par exemple, de prononcer telle voyelle : toutes les autres il pourra les émettre sauf celle-là. Ou encore vous le frappez de paralysie et il retombe, inerte, glacé, mort. Expérimentez sur le langage, et vous ferez bégayer votre homme. Que dis-je? Vous rendez muette votre victime, vous produisez l'aphasie : c'est, paraît-il, pour les hypnotisées, la plus désagréable des privations. Généralisez la suggestion et vous fixez dans l'immobilité absolue, contre un mur, l'hypnotisé qui ne peut se débattre ni protester. Mettez-lui en main une arme, un poignard, défiez-le de s'en servir, il ne vous atteindra pas.

M. Delbœuf [1] s'est amusé à persuader à ses sujets, qu'ils avaient perdu la tête. Il les mettait ensuite devant une glace, et ces décapités imaginaires étaient interloqués par cette question : « Comment pouvez-vous voir que vous n'avez plus votre tête, si effectivement vous ne l'avez plus ? » L'un répondait d'abord : « Avec mes yeux » puis finissait par se taire ; un autre s'obstinait à répondre : « Par ma fenêtre » ; un troisième gardait un silence embarrassé.

A une autre il persuade qu'elle est devenue si grande, si grande, qu'elle ne peut plus atteindre ni ses pieds ni sa tête ; à M. qu'elle n'a plus à elle... que sa tête, le corps qui la soutient est celui de J. Aussi ne le sent-elle pas, elle ne sait pas s'en servir, et les manœuvres essayées sont d'une gaucherie sans pareille.

1° *Hallucinations générales. Dédoublement successif ou simultané de la personnalité.*

Il y a parfois des périodes de sa vie que si volontiers l'on supprimerait ! Et d'autres qu'on voudrait tant revivre ! Le P. Gratry [2], dont l'imagination était aussi ingénieuse que puissante, pense que rien de notre vie ne se perd, que tous nos mouvements, tous les détails de notre existence se gravent dans l'espace, comme on grave sa physionomie sur la plaque photographique, et que le spectacle de nos actions monte ainsi dans toutes les directions vers les astres, avec la vitesse de la lumière. Mais à la lumière elle-même, il faut du temps, des années, pour arriver là-haut. Avec de bons yeux et de puissants instruments, les habitants des étoiles pourraient donc voir se dérouler actuellement toutes les scènes de l'histoire. En montant plus vite que la lumière, nous pourrions nous-mêmes retrouver, lire, et suivre dans les sphères célestes

1. *Revue philosophique*, 1887, fév. et mars, et *Revue de l'hypnotisme*, 1er janvier 1889.

2. *Connaissance de l'âme*, 2e vol. livre 5.

notre enfance rieuse ou notre ardente jeunesse, toute la suite du passé, nous qui déjà vieillissons sur cette terre.

L'hypnotisme nous offre un moyen simple d'éviter le vertige et l'essoufflement inséparables d'une pareille course aux pays stellaires. « Chez Ch... rien de plus facile, dit M. Bernheim, que de lui communiquer ces illusions relatives à la personne. Je lui dis : « Tu as six ans, tu es un enfant, va jouer avec les gamins » ; le voilà qui se lève, saute, fait le geste de sortir des billes de sa poche, les aligne convenablement, mesure la distance avec la main, vise avec soin, court les mettre en série et continue ainsi indéfiniment son jeu avec une activité, une attention, une précision de détails surprenantes. Il joue de même à l'attrape, au saute-mouton, sautant successivement en augmentant chaque fois la distance, par dessus un ou deux camarades imaginaires, avec une facilité dont il ne serait pas capable, vu sa maladie, à l'état de veille. » Il se métamorphose en jeune fille, en général, en curé, en avocat, en chien. Mais « quand on lui *endosse* une personnalité au-dessus de ses moyens, il essaie en vain de la réaliser. »

Chaque somnambule joue comme il le comprend et comme il peut le rôle assigné, celui-ci sachant qu'il joue la comédie, celui-là prenant le drame pour la réalité.

Tous les hypnotiseurs ont opéré et remarqué les mêmes merveilles et les mêmes limites [1].

Déjà Dupotet [2] faisait parcourir à ses somnambules les différents âges de la vie, le sujet oubliant son âge, son sexe, sa position et jusqu'à son nom pour en accepter d'emprunt.

M. Pierre Janet reporte ses sujets à telle époque de leur vie et leur fait retrouver des détails qu'on croyait

1. *Automatisme psych.* p. 159.
2. *Journal du Magnétisme*, 1849, p. 591.

à jamais perdus. « L... est restée deux heures métamorphosée en petite fille de dix ans et elle vivait de nouveau sa propre existence avec une vivacité et une joie bien étrange, criant, courant, appelant sa poupée, parlant à des personnes dont elle ne se souvenait plus, comme si la pauvre femme fût réellement retournée à l'âge de dix ans..., le sujet sent, pense et parle comme il faisait à ce moment ; il croit voir et entendre ce qui existait alors, il n'a plus d'autres souvenirs que ceux qu'il pouvait avoir à cette époque [1]. »

Dans ces expériences, qu'on a multipliées à plaisir, on obtient une écriture en harmonie avec le rôle joué, en harmonie parfaite et d'une ressemblance à s'y méprendre parfois, lorsque le sujet revient sur une période de sa vie, ou qu'il connaît bien l'écriture du personnage évoqué [2].

Des hypnotisations répétées peuvent même donner au sujet un caractère nouveau, des habitudes de conduite et d'esprit différentes, une seconde vie, si l'on peut ainsi dire, distincte, indépendante de la vie normale, le somnambule connaissant cette double existence, l'éveillé n'en ayant aucune conscience. L..., un des sujets de M. Pierre Janet, a été endormie par toutes sortes de personnes depuis l'âge de seize ans : elle en a quarante-cinq. « Tandis que sa vie normale se développait d'une façon dans son milieu campagnard et pauvre, sa seconde vie se passait dans les salons ou dans les cabinets d'étude et naturellement prenait une tout autre direction.

Aujourd'hui cette pauvre paysanne est, dans son état normal, une femme sérieuse et un peu triste, calme et lente, très douce avec tout le monde et extrêmement timide. On ne soupçonnerait pas en la

1. *Automatisme spych.* p. 83.

1. V. surtout Richet : *Revue philosophique*, 1883, et *L'homme et l'intelligence*, p. 233,

voyant, le personnage qu'elle renferme en elle. A peine endormie, après la période de transition, survient « le réveil à une autre existence, » la voici métamorphosée, la figure n'est plus la même, les yeux restent fermés, mais l'acuité des autres sens compense la perte de la vue. Elle est gaie, tapageuse et remuante, d'une manière quelquefois insupportable, elle reste bonne, mais elle a acquis une singulière tendance à l'ironie et à la plaisanterie mordante. Il faut ajouter à ce caractère nouveau une quantité énorme de souvenirs nouveaux qu'elle ne soupçonne même pas pendant la veille[1]... »

Analogue, mais plus lamentable l'histoire de madame de B. racontée par le docteur Bellanger[2]. Cette femme avait des accès hystériques ; le docteur X..... avait réussi à les changer en accès de somnambulisme plus doux et plus paisibles, mais l'hypnotisme modifiait le caractère, la rendait susceptible et même irritable. On était étonné de trouver pendant la vie somnambulique, chez cette femme ordinairement si modeste et si réservée, un excès d'amour-propre et de présomption. Elle avait des caprices, des envies presque irrésistibles, et beaucoup trop de tendresse pour son magnétiseur qui en abusa. La malheureuse fut quelque temps à ignorer, et l'infamie de ce M. X... et sa propre situation ; quand enfin, le doute ne fut plus possible, ce fut une épouvantable anxiété, elle tomba dans une sorte d'égarement : des idées incohérentes, des fantaisies bizarres, des cris, des pleurs, des rires et des sanglots se suivaient et se succédaient en désordre... elle était folle.

Parfois aussi, mais très rarement (*et je n'en connais pas de cas dû à des manœuvres hypnotiques,*) par des retours spontanés, périodiques et prolongés du som-

1. Cf. *Revue philosophique*, 1887, mars, note de M. A. de Rochas.
2. *L'automatisme psychologique*, p. 129, v. aussi p. 123.

meil, l'existence bascule entre deux états très distincts, et pour les observateurs et pour le sujet lui-même. Celui-ci présente des allures, un langage, un caractère tout différents suivant qu'il est éveillé ou somnambule. Néanmoins cette sorte de dualité peut être si bien masquée aux yeux des étrangers qu'ils ne s'aperçoivent pas de la transition d'un état à l'autre et qu'ils se trouvent en présence du personnage numéro deux, croyant encore avoir affaire au premier. Mac-Nish [1], Azam [2], et plusieurs autres ont observé cette singulière et si fameuse maladie, qu'on trouve décrite dans tous les livres sur l'hypnotisme, encore que l'hypnotisme n'ait pas à en rendre compte.

Non seulement l'hypnotiseur peut modifier son sujet, ou lui persuader qu'il est changé en *un autre*, ou même produire deux existences alternantes ; son pouvoir irait jusqu'à juxtaposer dans la même tête deux individualités, deux personnages, l'un réel, l'autre suggéré, tantôt ignorés l'un de l'autre, tantôt indifférents ou même hostiles l'un à l'autre, vivant leurs vies simultanées, collatérales, parallèles. Il se forme comme deux *je*, deux *moi*, deux centres d'attribution des différents phénomènes : à celui-ci les images visuelles, à celui-là les images auditives ou tactiles, à celui-là tel caractère, tel nom, tels souvenirs, tel genre d'association, à celui-là tels autres ; de même qu'un cercle vu sous un certain angle apparaît comme une ellipse non plus avec un centre unique mais avec deux foyers, ou encore de même que, en

1. Ce cas admis par Taine (*l'Intelligence*, 1re p. l. 2, ch. 2, § 5), par M. Ribot, (*Maladies de la mémoire*, p. 76), par Azam (*Hypnotisme, double conscience*, p. 270) est rejeté par M. V. Egger, car « les papiers de cette dame, dit-il, ne sont pas en règle. » L'observation en effet rapportée de troisième main ne présente pas de sérieuses garanties d'authenticité. Voir *Revue philos.* 1887, septembre, p. 308.

3. Azam, *Hypnotisme, double conscience et altérations de la personnalité*, 1887.

certaines circonstances, l'œil voit double ce qui est simple, de même le jugement que nous portons sur notre personnalité est sujet à l'erreur, à l'hallucination ; nous aliénons des phénomènes qui nous appartiennent cependant, nous les attribuons à un autre, nous sommes « *dédoublés* ». Le personnage numéro un s'entretient avec X et Y, pendant que le personnage numéro deux répond *par écrit* aux questions de Z. Ce phénomène tératologique, très fréquent chez les médiums spirites, a été observé dans l'état hypnotique par M. Myers en Angleterre : M. Pierre Janet [1] en tire occasion pour éconduire le vieux dogme : l'*unité de l'âme*. La même particularité avait déjà été signalée par M. Taine [2] : « Il y a une personne qui en causant, en chantant, écrit, sans regarder son papier, des phrases suivies et même des pages entières sans avoir conscience de ce qu'elle écrit. A mes yeux sa sincérité est parfaite ; or, elle déclare qu'au bout de sa page elle n'a aucune idée de ce qu'elle a tracé sur le papier ; quand elle le lit elle est étonnée, parfois alarmée... Certainement on constate ici un dédoublement du moi, la présence simultanée de deux séries d'idées parallèles et indépendantes, de deux centres d'action ou, si l'on veut, de deux personnes morales juxtaposées dans le même cerveau, chacune a une œuvre et une œuvre différente, l'une sur la scène, l'autre dans la coulisse. »

Une des expériences les plus simples et les plus curieuses est celle de Gurney, psychologue anglais. Devant la personne hypnotisée, il prononce un mot, un nombre, raconte une anecdote, récite une poésie. Réveillée, la personne ne se souvient de rien, et ce n'est pas un oubli de complaisance, car malgré les pro-

1. *Op. cit.* p. 263, etc.

2. *De l'intelligence*, I, p. 16, préface. Cité dans la thèse du Dr Bérillon et dans celle de M. Pierre Janet.

messes les plus tentantes, elle ne retrouve rien. Gurney lui prend la main, y place un crayon, la cache au sujet par un écran. En moins d'une minute, cette main s'agite, et à l'insu du sujet réveillé, elle écrit les mots prononcés tout à l'heure devant le sujet endormi. Tout ce que ressent le *moi normal*, c'est une sorte d'entraînement vague qui se communique, lui semble-t-il, de la planchette ou du crayon à la main. Hypnotisé de nouveau, le sujet se souvient et rend compte de ce qu'il vient de faire inconsciemment. Gurney complique l'expérience, en posant une addition à l'hypnotisé qui, brusquement réveillé avant d'avoir terminé son calcul, l'achève et écrit la somme, sans se douter de sa propre opération [1].

Ces états, connus du somnambule, inconnus de l'homme normal, constitueraient une petite conscience à côté de la grande. N'y a-t-il pas là vraiment deux pensées, deux personnages qui existent et qui s'ignorent ? Nous y reviendrons plus loin.

### § 3. — Des suggestions posthypnotiques.

Chez certains hypnotisés hallucinables, l'opérateur a la redoutable puissance de retarder l'éclosion de la suggestion et d'en reporter l'exécution après le réveil ; à tel geste, à telles paroles, à telle heure, tel jour, vous verrez ceci, vous ferez cela. Et cette idée emmagasinée, endormie dans la mémoire, se réveille au signal donné et obsède l'esprit jusqu'à ce qu'elle soit exécutée. « Je commande à L... [2] : au troisième coup, vos mains se lèveront : au cinquième, elles se baisseront ; au sixième, vous ferez un pied de nez ; au neuvième vous marcherez dans la chambre ; au seizième, vous vous endormirez dans un fauteuil. Nul

1. Gurney, *Problems of hypnotism*. 1887.
2. Janet, *Automatisme*, p. 261.

souvenir au réveil et tous ces actes s'accomplissent dans l'ordre voulu. »

« Je lui dis pendant son sommeil [1] : Si je vous touche le front, vous éclatez de rire, si je vous touche l'occiput, vous éternuez, si je vous touche le côté droit de la tête, votre bras gauche est agité de convulsions. Ces phénomènes obtenus par suggestion, je le réveille. Il a tout oublié. Et sans rien lui dire je touche le front, il rit ; je touche l'occiput, il éternue ; je touche le pariétal droit, son bras gauche fait des mouvements convulsifs. »

L'échéance peut être retardée de plusieurs semaines, de plusieurs mois et après ce long intervalle, l'idée latente apparaît, l'acte suit, et, chose effrayante ! le sujet, au moment même de l'exécution, se croit autonome, il ne soupçonne pas l'origine de cette idée, étrange parfois ; il la prétend sienne, il croit agir spontanément, de sa propre initiative : « *Il s'en souvient sans se douter que c'est un souvenir* [2], » et d'*ordinaire* l'action accomplie il l'oublie, à moins qu'on ne prenne soin d'en aviver la ressouvenance.

M. Liébault donna et réussit des suggestions à cinquante-deux jours d'intervalle [3].

M. Bernheim à soixante-trois jours [4], M. Beaunis à cent soixante-douze jours [5], M. Liégeois à trois cent soixante-cinq jours [6].

Le docteur Beaunis a étudié les sujets éveillés, au moment où va se réaliser la suggestion; le tableau qu'il trace est assez dramatique. « Rien de plus curieux, au point de vue psychologique, que de suivre

1. Bernheim, p. 203.
2. Deleuze, *Instruction pratique*, p. 118.
3. Liébault, *Du sommeil*, p. 153.
4. P. 73.
5. *Revue philosophique*, septembre 1885, p. 332; note reproduite dans son livre : *Le somnambulisme provoqué*, p. 233.
6. *Op. cit.* p. 339.

sur leur physionomie l'éclosion et le développement de l'idée qui leur a été suggérée. Ce sera, par exemple, au milieu d'une conversation banale qui n'a aucun rapport avec la suggestion. Tout à coup, l'hypnotiseur qui est averti et qui surveille son sujet sans en avoir l'air, saisit à un moment donné comme une sorte d'arrêt dans la pensée, de choc intérieur, qui se trahit par un signe imperceptible, un regard, un geste, un pli de la face; puis la conversation reprend; mais l'idée revient à la charge, encore faible et indécise, il y a un peu d'étonnement dans le regard, on sent que quelque chose d'inattendu traverse par moments l'esprit comme un éclair; bientôt l'idée grandit peu à peu; elle s'empare de plus en plus de l'intelligence, la lutte est commencée, les yeux, les gestes, tout parle, tout révèle le combat intérieur; on suit les fluctuations de la pensée; le sujet écoute encore la conversation, mais vaguement, machinalement; il est ailleurs : tout son être est en proie à l'idée fixe qui s'implante de plus en plus dans son cerveau; le moment est venu, toute hésitation disparaît, la figure prend un caractère remarquable de résolution; le sujet se lève et accomplit l'acte suggéré. »

### § 4. — Suggestions antéhypnotiques ou rétroactives.

On peut faire croire à certains sujets hypnotisés qu'à tel moment ils ont vu tel événement, entendu telles paroles, commis tel acte, que personne ne leur a suggéré cette scène : et ce souvenir illusoire s'impose à leur esprit comme une réalité et produit la conviction.

Au réveil, point de souvenir spontané, mais la moindre occasion évoque le tableau tout entier devant l'imagination, et le sujet n'en connaissant point l'origine *croit que c'est arrivé*; il se cantonne dans cette idée, aucune dénégation ne l'en tirera.

Qu'il nous suffise de rappeler, comme preuves irréfragables, mademoiselle P... se reconnaissant par écrit débitrice de 500 fr. envers M. Liégeois [1]; et M. G..., sur la parole de M. Bernheim [2], appuyant par des serments, devant un juge d'instruction improvisé, sa déposition concernant un attentat dont elle avait été témoin imaginaire.

La puissance du magnétiseur touchant le passé peut s'exercer soit positivement, soit négativement, selon qu'il veut imposer un souvenir faux ou abolir un souvenir vrai. Lui serait-il donc possible d'empêcher le rappel de la suggestion même? Oui. D'effacer de la mémoire telle période, tel événement, et de prendre ainsi ses garanties contre toute révélation indiscrète ou compromettante? Peut-être.

### § 5. — De la résistance aux suggestions.

Certains sujets refusent d'obtempérer à certaines suggestions, et la preuve, je la trouve d'abord chez M. de Puységur [3]. De ses trois observations, voici la première. « Je questionnais un jour une femme, en état magnétique, sur l'étendue de l'empire que je pouvais avoir sur elle. Je venais de la *forcer*, par plaisanterie, de me donner des coups avec un chasse-mouches. « Eh bien, lui dis-je, si je le voulais absolument, je pourrais de même faire de vous tout ce que je voudrais; vous faire déshabiller, par exemple, etc. » « Non pas, monsieur, me dit-elle, ce que je viens de faire ne me paraissait pas bien; j'y ai résisté longtemps; mais, *comme c'était un badinage*, à la fin j'ai cédé; mais quant à ce que vous venez de

1. P. 138.
2. P. 233.
3. P. 190

dire, jamais vous ne pourriez me forcer à quitter mes derniers habillements; mes souliers, mon bonnet, tant qu'il vous plaira, mais, passé cela, vous n'obtiendriez rien. ».

M. Gilles de la Tourette [1], pour avoir poussé à bout cette expérience sur W..., aboutit à une crise hystérique ; mais Sarah R... n'éprouva point ces révoltes de la pudeur.

M. Stanislas Guaïta [2] rapporte une petite infamie du genre des précédentes. Il en fut, avec onze autres jeunes gens, témoin et peut-être acteur. Il affirme que le sujet était une jeune fille du peuple très modeste et très honnête, et qu'on lui réitéra seulement deux fois l'ordre pour obtenir ce joli résultat. Comme toutes ces choses sont déplaisantes ! et qu'on est mal à l'aise au milieu de ces suggestionneurs éhontés !

M. Gilles de la Tourette cite encore [3] plusieurs cas où l'hypnotisé, trouvant la suggestion ou déraisonnable ou désagréable, refusa net de l'accomplir. Il ne put arracher à C... le secret d'aventures peu délicates; l'intérêt, comme le devoir, plus forts que la suggestion, arrêtaient court révélations et confidences.

Le docteur Gibert ordonne à une dame de faire, demain, à midi, avec un parapluie ouvert, le tour d'un jardin. Le lendemain, il fait beau, la dame prend son parapluie, mais sans l'ouvrir, par crainte du ridicule, et fait deux fois le tour du jardin [4].

M. Pitres [5] cite des cas où le sujet refusait de frapper quelqu'un, de l'embrasser, de conserver l'argent volé, de garder le silence, etc... « Quand on ordonne à certains sujets hypnotisés d'exécuter après leur réveil un acte qui révolte leur conscience, ils déclarent

1. *L'hypnotisme et les états analogues*, p. 139 à 143.
2. *Le temple de Satan*, p. 409.
3. *Op. cit.* 140-143.
4. *Revue philosophique*, février 1886, p. 197.
5. *Les suggestions hypnotiques*, p. 54 et suiv.

formellement qu'ils ne veulent pas obéir à un pareil ordre, et qu'ils ne se laisseront pas réveiller tant qu'on ne leur aura pas donné l'assurance qu'ils ne l'exécuteront pas. Et, en effet, si on maintient l'injonction, *il est impossible de les réveiller.* »

M. Bernheim : « La simple parole ne suffit pas toujours à imposer l'idée. Quelquefois il faut raisonner, démontrer, convaincre : pour les uns affirmer avec force; pour les autres, insinuer avec douceur. Car dans l'état de sommeil, comme dans l'état de veille, l'individualité morale de chaque sujet persiste, avec son caractère, ses penchants, son impressionnabilité spéciale. L'hypnotisation ne coule pas tous les sujets dans un moule uniforme pour en faire des automates purement et simplement mus par l'unique volonté du magnétiseur ; elle augmente la docilité cérébrale; elle rend prépondérante l'activité automatique sur l'activité volontaire. Mais celle-ci persiste dans une certaine mesure; le sujet pense, raisonne, discute, accepte plus aisément qu'à l'état de veille, mais *n'accepte pas toujours*, surtout dans les degrés légers du sommeil. » « Il se refuse à accepter la suggestion, ou s'il l'accepte momentanément, il n'en conserve pas l'influence [1] » « L'effet de la suggestion d'actes posthypnotiques n'est pas absolument fatal : certains sujets y résistent. L'envie de commettre l'acte ordonné est plus ou moins impérieuse [2]. »

M. Beaunis est à peu près du même avis, son sujet veut bien voler une cuiller, mais non pas s'en servir, ni la garder, ni accuser autrui de ce méfait [3]. De même MM. P. Richer et Féré : « Nous citerons encore une de nos malades à qui il est impossible de faire dire sa prière; une autre à qui il est impossible de

1. P. 297 et 300..
2. P. 52.
3. P. 182-191.

faire chanter la chanson qu'elle a composée contre l'un d'entre nous; une troisième qui résiste à l'ordre de souscrire un billet d'un million et qui ne consent à signer que lorsqu'on abaisse considérablement ce chiffre [1]. »

M. Delbœuf a réuni dans sa brochure *l'hypnotisme et la liberté des représentations publiques*, un certain nombre d'expériences à l'appui de cette thèse. Ici, c'est une jeune fille qui refuse pendant plus d'un quart d'heure d'embrasser le magnétiseur, ou une poupée; là, une autre assiste en esprit à une représentation théâtrale et ne veut pas quitter la place avant d'avoir retrouvé sa maîtresse dans la foule. Ce petit garçon, un bon sujet pourtant de Donato, M. Delbœuf lui suggère de voler une montre : « Oh! pour ça non!... » et il se sauve à toutes jambes. Une sourde apprenait à lire, elle prononçait gaga, caga, gaca, mais elle n'a jamais voulu souiller sa bouche de la quatrième et dernière combinaison si familière aux petits enfants.

Rappelons encore un autre moyen de résistance employé par certains sujets, c'est de ne pas se laisser endormir, quand ils prévoient des suggestions désobligeantes. M. Liébault lui-même l'a éprouvé. Un enfant à qui il avait suggéré l'exactitude et le travail.., se garde bien la deuxième fois de dormir, ne serait-ce pas déjà s'engager à quitter ses trop chères habitudes de paresse?

Il convient aussi de remarquer que dans les expériences apportées en preuve de la docilité pendant l'hypnose, les sujets étaient choisis et entraînés, sans défiance de leurs magnétiseurs qu'ils croyaient honnêtes et bienveillants. Ils se prêtaient donc plus volontiers aux fantaisies des expérimentateurs.

1. Féré et Binet, *Le magnétisme animal*, p. 215. Voir aussi Brouardel, *Gazette des hôpitaux*, 8 novembre 1887.

*Concluons* : Dans les choses qui lui déplaisent ou lui répugnent, l'hypnotisé ne cède ni toujours, ni facilement. S'agit-il de choses indifférentes: simuler un vol, jouer au meurtre même ; il poussera la complaisance jusqu'à ne rien refuser. Mais s'il est question d'actes répréhensibles et *présentés comme tels* à un sujet qui conserve encore assez d'intelligence pour s'en rendre compte, ou bien le sujet est perverti, malhonnête, possédé par de mauvais instincts, de méchantes habitudes, il fera peu ou point de difficulté d'adhérer à la suggestion; ou bien au contraire, il est honnête, aussitôt se présente l'idée du devoir, de la conscience, de Dieu, aussitôt se font sentir les bonnes habitudes, tout en lui se dresse comme un obstacle au mal. *Mais dans cette lutte du bien et du mal, si par un moyen ou par un autre, vous parvenez à écarter, à détruire, à faire oublier les idées antagonistes* d'ordre moral ou autre, à suspendre tous les freins, l'individu, en proie à une idée fixe, impulsive, descend la pente « comme la pierre qui tombe »; il se précipite sur l'écueil comme un navire désemparé.

Je suis convaincu que M. Delbœuf avec un peu plus d'astuce aurait déterminé le jeune garçon à prendre la montre, il suffisait de colorer le fait, de le présenter comme une restitution, comme une compensation, au lieu de lui commander *ex abrupto* de devenir voleur, brigand... M. Delbœuf n'est pas toujours heureux dans ses expériences. Ayant endormi une jeune fille, le savant belge se donna la fantaisie de lui persuader qu'elle était mariée et que lui, Delbœuf, était son mari... L'hypnotisée ahurie se récria ; et l'illustre professeur mortifié dans son amour-propre conclut un peu vite peut-être à la pleine autonomie du sujet [1].

Souvent, chez les hypnotisés, on rencontre de la

1. Journal *La Meuse* du 8 mai 1888, et Liégeois, p. 641.

résistance; ce qui me paraît presque aussi certain, c'est que, avec un sommeil plus profond, d'une part, et de l'autre avec une patience qui s'opiniâtre et une habileté qui sait prendre des voies indirectes, tourner les difficultés, donner des suggestions opportunes, insinuantes, l'hypnotiseur parviendrait quand même à ses fins.

---

# CHAPITRE V

## PRODIGES DE L'HYPNOTISME

SOMMAIRE. § 1. *Consultations somnambuliques.*
§ 2. *Médication à distance.*
§ 3. *Suggestion mentale, communication à distance. Télépathie.*
§ 4. *Vision transopaque.*
§ 5. *Prédictions hypnotiques.*
§ 6. *Intuition des pensées d'autrui. Transposition des sens.*
§ 7. *Quelques réflexions sur les prétendus prodiges hypnotiques.*

### § 1. — Consultations somnambuliques.

Dès le temps de Mesmer on considéra les magnétisés comme les plus habiles médecins du monde. M. Cloquet, de Soissons, nous atteste, dans un « Recueil de pièces intéressantes sur le magnétisme (1784), » que certains des endormis de Busancy « ont un pouvoir surnaturel, par lequel, en touchant un malade qui leur est présenté, ils sentent quel est le viscère affecté, la partie souffrante ; ils le déclarent et indiquent à *peu près* les remèdes convenables. » Pour d'autres médecins-somnambules, le corps du client devient comme diaphane. Il en est enfin qui « endosseraient » momentanément la maladie de M. X... à eux inconnu et donneraient ainsi même à distance un diagnostic assez exact [1].

1. Ch. Richet, *Relation de diverses expériences sur la transmission mentale*, p. 123.

Puisqu'il nous faut en venir à ces consultations médicales, en voici une que j'emprunte à Gilles de la Tourette [1] et qui fera juger des autres. Le docteur en fut témoin oculaire et auriculaire :

« Un jeune homme sort des rangs et s'assied devant la pythonisse. Celle-ci le tâte, le palpe et lui dit lentement en scandant ses paroles : « Oui... je vois... vous toussez... — Un peu... — Je vois... dans votre corps... à travers votre corps... la trachée... les bronches... les poumons... Ah! des tubercules!... une caverne. (Effroi du consultant, murmures flatteurs de l'assemblée, émerveillée). — Afin de remettre les choses en place, vous boirez matin et soir un verre d'eau magnétisée. » La consultation est terminée; le jeune homme se retire, se promettant bien le lendemain, de se rendre chez madame S... afin de recevoir moyennant finance cette fois, le précieux breuvage. »

— Que vous a donc dit la somnambule? demandait M. de Fonvielle à un autre jeune homme encore tout ému.

— Aussitôt entré, elle me regarde avec compassion, puis avec des larmes dans la voix : Vous avez fait une grande perte dans votre famille.

— Cela vous a touché, n'est-ce pas ? pauvre dupe... Vous portez à votre chapeau un crêpe... comme il faut être sorcier, n'est-ce pas, pour vous annoncer que vous êtes en grand deuil! La plupart des clients, la sorcière encourageant leurs aveux, finissent par se raconter eux-mêmes.

Il en est qui *consultent* par correspondance. Le malade doit prendre une mèche de ses cheveux, lui-même; les empaqueter lui-même avec soin sans les laisser toucher par d'autres personnes qui superposeraient leur fluide au sien et dépisteraient ainsi le

1. P. 399.

voyant, je veux dire le nez de l'hypnotisé. Et cela donne lieu parfois à de plaisants quiproquos... Avant de quitter Paris en 1845, a raconté le docteur Dufay à la Société de psychologie physiologique (26 nov. 1888), j'eus la curiosité d'aller *consulter* quelques somnambules dites lucides, en grande réputation. J'avais pour compagnon de chambre un singe qui me permit de lui couper une mèche de poils sous le ventre et qui parut s'intéresser beaucoup au soin qu'il me voyait prendre pour mettre sous double enveloppe cette minime portion de sa personne, tout en m'interrogeant d'un regard un peu inquiet. La première marchande de consultations à qui je remis d'un air naïf mon petit paquet le retourna entre ses doigts, le palpa dans tous les sens, et me révéla — non sans ménagement pour ma sensibilité — « que ma grand'-mère, à qui appartenait cette mèche de cheveux blancs, était atteinte d'un cancer du foie, affection assez grave, mais qui guérirait cependant à la longue, si elle suivait le traitement qu'*elle* allait prescrire[1]. »

Moins bénignes sont parfois leurs facéties.

Jules de Saint-Félix dans les « Aventures de Ca-

1. Il faut avouer que la « sorcière » de M. Dufay ne méritait pas son renom ; le premier coiffeur venu lui en eût remontré, et lui eût appris le secret de reconnaître à l'odeur si la natte était faite de cheveux tombés, ou coupés sur le vivant, si elle appartient à un homme ou à une femme, à un enfant ou à un vieillard, voire même à un malade, car les cheveux comme les poils, comme la peau, exhalent une odeur prononcée suivant les maladies. — « Chez les fous, odeur de renfermé, de souris, de bête fauve, c'est même un moyen de découvrir la simulation d'aliénation mentale. Chez les constipés, odeur fécaloïde de la peau ; chez les goutteux, une odeur de petit lait ; musquée dans l'ictère, vinaigrée dans le carreau, de bière aigre dans la scrofule, ammoniacale dans le choléra, de pain nouvellement cuit dans la scarlatine, de sang dans la fièvre scarlatine. » Dr Monin, *Les odeurs du corps humain*, 1886, p. 4 et suiv.

J'ai eu un vieux curé qui entrant dans une chambre de malade était fixé du coup par l'odeur, sur la maladie : j'entends les maladies bien caractérisées : chacune a son atmosphère à elle.

gliostro [1] » raconte de ce triste héros du magnétisme l'histoire suivante, arrivée à Saint-Pétersbourg.

L'enfant d'un grand seigneur était à toute extrémité, les médecins l'avaient abandonné... Cagliostro fut appelé, examina le malade et promit hardiment de le rendre à la santé, mais à la condition qu'on transporterait chez lui le petit moribond. Ne voulant pas renoncer au dernier moyen de sauver leur fils bien-aimé, les parents y consentirent.

Au bout de huit jours, Cagliostro vint déclarer à la famille que l'enfant allait mieux : mais il continua d'interdire toute visite. Au bout de quinze jours, il permit au père de voir son enfant quelques instants. Transporté de joie après sa visite au malade, le comte offrit une somme considérable à Cagliostro... qui refusa. Le désintéressement du thaumaturge excita l'enthousiasme de Saint-Pétersbourg. Quelques jours après, Cagliostro rendait l'enfant à ses parents dans le meilleur état de santé, frais et plein d'animation. Ivre de bonheur et de reconnaissance, le père offrit cinq mille louis, que Cagliostro.... refusa d'abord avec une crânerie magnifique. On insista, il devint moins féroce dans son refus; on le pressa encore et... il souffrit que la somme fût apportée chez lui. Elle y resta.

Mais le bonheur ne resta point dans la noble famille. Un soupçon horrible vint au cœur de la jeune mère. Il lui sembla qu'au lieu de son fils, on lui avait rendu un enfant étranger...

O mères qui redoutez de tristes issues pour des têtes chéries, ne mettez point votre espoir dans les pratiques superstitieuses, accordez moins de confiance aux somnambules et plus à Dieu.

Mademoiselle Julie, fille adoptive et somnambule de M. le Président de Strombeck, celle qui parlait en beaux vers ïambiques, croyant faire de la prose, se

1. P. 68 et suiv.

prescrivait à elle-même quantité de remèdes : de bon café bien fort, du lait sucré, du vin de Malaga, une beurrée, deux beurrées, quelquefois trois beurrées... ce qui ne manquait jamais son effet. Elle aurait guéri Strombeck d'un mal d'oreilles en lui frottant légèrement les sourcils! mais l'imprudent baron ne s'avisa-t-il pas de toucher du fer: la prescription de la somnambule était violée, le charme rompu, la guérison ajournée.

Le tout certifié conforme par les savants docteurs Marcard, Koeler et Schmidt pour « écarter tout soupçon de grimace et de jonglerie » et traduit de l'allemand en 1815. A énumérer les cures merveilleuses du magnétisme transcendental, nous n'en finirions pas. Nous terminons donc par un cas-type assez complexe, emprunté au *Dictionnaire des sciences occultes* de Migne.

A l'article *Somnambulisme* on nous présente une somnambule de vingt-quatre ans, sourde de naissance (je me trompe, car un jour de lucidité magnétique, elle affirma que sa surdité provenait des coups de pistolet tirés en signe de réjouissance, au moment de son baptême!...) A la quatrième séance, elle vit distinctement l'intérieur de son oreille et en donna une description très exacte; elle fixa la durée de son sommeil et de son mal, elle se prescrivit des médicaments contre sa surdité, entre autres trois... grains d'émétique! Elle découvrit chez son père « une inflammation *latente* (!) du pylore dont il ne se doutait point et prescrivit un traitement fort rationnel. Son attention se porta ensuite sur sa cousine, atteinte d'une irritation de l'estomac... elle nommait les médicaments qu'elle prescrivait *par leur nom*, et les lisait chez tel ou tel pharmacien qu'elle indiquait, *sur* le bocal ou la boîte *qui* les contenait. »

Non contente d'apercevoir les lésions intérieures,

la poche de son gilet et de me la remettre ; il s'exécute aussitôt; alors le regardant fixement, je lui persuade que j'ai, non pas cette montre, mais deux montres exactement pareilles dans mes deux mains. Il les voit, en effet, et invité à reprendre l'une des deux, il s'empare de la montre imaginaire, comme si l'image suggérée était plus nette et plus vive encore que l'objet qu'elle représente, et la remet gravement dans sa poche. Tout cela, sans que j'aie endormi M. Th..., sans qu'il ait fermé les yeux, sans qu'il ait cessé d'être en communication avec tous les assistants, sans que rien révèle en lui un état physique particulier [1]. »

Des suggestions à échéance plus ou moins éloignée réussissent dans les mêmes circonstances; il en va de même pour les suggestions rétroactives négatives. Et cette suggestibilité est contagieuse. Dans une salle d'hôpital, essayez de la suggestion à l'état de veille, rappelez à un malade hallucinable un fait... qui ne s'est point passé réellement, mais donnez force détails sur l'heure, sur l'endroit, sur les circonstances : toute la scène s'anime dans sa tête et même dans celle des voisins ; tous ont vu, entendu... l'événement, avec quelques variantes imaginées par chacun selon son caractère ; des raisons diverses seront alléguées pour expliquer telle ou telle particularité [2].

Un jour, devant moi, M. Bernheim a fait embrasser à deux braves électeurs successivement tous les partis politiques, et eux changeaient d'opinion au gré du docteur, défendant *sérieusement*, chaleureusement et alternativement Boulanger, Ferry, le Comte de Paris. Et le docteur expliquait par la suggestion bien exploitée, les engouements populaires.

Et qu'on ne s'imagine pas qu'il faille enfler sa voix

1. Liégeois, p. 419.
2. En lire un frappant exemple dans M. Bernheim, *La suggestion*, p. 210 et suiv.

ou donner à son regard l'éclair de la foudre ou la fascination dominatrice du dompteur; non, le plus simplement du monde, quoique avec assurance et conviction, l'opérateur affirme. Et chez des sujets un peu d'abandon en celui qui suggère, de confiance en son pouvoir et sa science, quelque crédulité native, quelque chose d'instantané, de primesautier dans l'émotion, dans la conception, dans l'exécution, une nature mobile, brusque, étourdie, cette plasticité de caractère qui fait qu'on subit toutes influences du milieu, qu'on se moule sur autrui, qu'on prend les habitudes et les tics, les locutions et jusqu'aux intonations des personnes avoisinantes, c'en est assez, plus qu'il n'en faut, pour être excessivement *suggestible*. Les rapprochements que nous établirons dans la suite achèveront de confirmer cette conclusion. L'hypnotisme ne crée pas un état nouveau. « *Rien ne se passe dans le sommeil provoqué qui ne puisse se produire, à un degré presque égal chez quelques-uns, à l'état de veille* [1]. »

---

## CHAPITRE VII

### LE SOMMEIL ET LES RÊVES

SOMMAIRE. § 1. *Le sommeil*, 1° d'après la physiologie, 2° d'après la psychologie. — Comment s'endort-on?

§ 2. *Causes des rêves*: I. *personnelles* venant des dispositions *a.* de l'âme, *b.* du corps, II. *étrangères* venant *a.* des choses, *b.* des personnes.

§ 3. *Conséquences du rêve* chez l'homme éveillé : croyance à la réalité du rêve, hallucination, fatigue, actes.

§ 4. *Nature des rêves* : Imagination, mémoire, troubles de la personnalité pendant le sommeil, d'une nuit à l'autre, après le sommeil. Conscience; jugement: la liaison rationnelle se fait avant ou après. Rêve génial. Habitudes. Instincts. Liberté,

1. Bernheim, p. 232.

Effort. Conclusion : le rêve est une succession d'images incohérentes et hallucinatoires, due à l'absence du contrôle, et au rétrécissement du champ de conscience.
§ 5. *Le réveil.*
*Conclusion.* Analogies avec l'hypnotisme.

## § 1. — Le Sommeil.

Le sommeil, quoi de plus commun ? Quoi de plus obscur ? Quelles en sont les causes ? la nature ?

Pouvons-nous, même, en décrire les formes, si, comme le prétend Bichat [1], nous ne dormons jamais deux fois de la même manière ?

Interrogeons les *physiologistes* et les *psychologues*.

1° *Les physiologistes.* — Tous ont cherché la solution du problème dans la tête, la pièce maîtresse de l'organisme, parce que, évidemment, il y a dérangement dans les fonctions supérieures du système nerveux.

Les anciens attribuaient le sommeil à l'afflux du sang vers le cerveau : c'était afin de favoriser cette inondation sanguine que tous les animaux penchaient la tête ou se couchaient pour dormir. Les modernes n'ont pas pensé autrement, et toute une école aujourd'hui définit le sommeil : une asphyxie périodique, une intoxication transitoire des tissus nerveux, et en particulier des centres supérieurs du cerveau, par l'accumulation des déchets de la combustion vitale. (Bouchard, Preyer, Pfluger, Errera, Herzen, Sergueyeff [2], etc.)

1. *Recherches physiologiques sur la vie et la mort*, 1re partie, § 1, p. 27.

2. Herzen (*le cerveau*, p. 221) définit le sommeil « cette périodique prépondérance de la réintégration sur la désintégration, qui fait que nous sommes inconscients ». Les impressions externes ne suffisent plus pour ébranler les centres nerveux qui ont besoin « d'être drainés et irrigués. » Les substances assimilables ont été remplacées par les produits de la désassimilation (lactates surtout, ou simplement l'eau, dit Rosenbaum (1892) qui

Vers 1860, Durham, et, depuis, Claude Bernard et nombre de physiologistes ont observé directement le cerveau pendant le sommeil, soit par la fenêtre crânienne sur des chiens trépanés, soit même sur des hommes par des blessures qui le laissaient à nu. Au moment où s'endormait le sujet, le cerveau *pâlissait*, et s'affaissait ; au réveil il reprenait son volume et sa coloration[1]. Le sommeil n'était donc pas dû à l'abondance du sang mais à sa *raréfaction*, et ce ralentissement dans la circulation expliquait l'abaissement de la température dans le corps. On rapprocha ce *fait* d'une autre observation, savoir que les agents somnifères diminuent sensiblement la circulation.

Ces deux théories, anémie cérébrale (Hammond-Ehrmann, Fr. Franck, Mosso) et congestion cérébrale ne sont pas inconciliables: le sang pourrait être inégalement réparti ; accumulé au centre de l'encéphale, il y produit de la congestion, raréfié à la périphérie, il y cause de l'anémie, toujours est-il que vidé ou encombré, le cerveau est faible : l'excès ou le défaut de sang ou de force nerveuse enlève, à ce « chef » les rênes du gouvernement.

D'après Cabanis, dans le sommeil le cerveau cesse ses relations avec l'extérieur ; il ne ralentit pas son activité, il distribue à chaque partie du système nerveux la provision d'excitabilité, j'allais dire le combustible, pour le lendemain. Ce *travail de distribution* devient à la longue, un vrai casse-tête : le sommeil trop prolongé ou trop répété fatigue le cerveau et la pensée.

définit le sommeil : une hydratation des cellules nerveuses ;) ces déchets diminuent l'irritabilité des nerfs, le sommeil les élimine peu à peu. — Pour Sergueyeff, voir *Revue scientifique*, 2) juillet 1878. Voir aussi Naville. *Le libre arbitre*, p. 178.

1. David Hartley avait déjà fait la même observation, mais il attribuait cette diminution du cerveau à sa *compression* par le sang veineux dont la prédominance, suivant lui, produisait le sommeil.

Rejetant cette conjecture, Cuvier, Burdach, Robin, Dechantrie, Despine, Brown-Sequard, etc. voient dans le sommeil un affaiblissement de la faculté régulatrice, une décentralisation, une décoordination des actions nerveuses.

La veille est une harmonie. — Pendant le sommeil on accorde les instruments.

Suivant un rythme régulier, la vie sensitive et la vie végétative prédominent, l'une dans la veille, l'autre dans le sommeil : elles s'exercent et se reposent chacune à son tour et par cette alternative régulière, par ce mutuel concours, elles assurent le développement du corps humain. C'est la vieille théorie d'Hippocrate et d'Aristote. Le sommeil affaiblit les influences d'inhibition qu'à l'état de veille les centres nerveux exerçaient les uns sur les autres, il amoindrit l'action régulatrice du cerveau et d'une partie de la moelle ; mais le grand sympathique n'en continue pas moins son perpétuel mouvement : c'est une sentinelle qu'on ne relève pas [1].

Ainsi relâchement des fonctions supérieures, émancipation des autres. La respiration, la circulation, les sécrétions continuent leur sourd labeur, réparant lentement les pertes de la veille. L'absorption (soit cutanée, soit digestive) est favorisée, comme le prouve la durée du sommeil aux différents âges de la vie. Plus on a besoin d'assimilation, de reconstitution, de croissance, et plus on dort : le nourrisson, le convalescent passent la moitié de leur vie à dormir. Le sommeil est réparateur, il n'est « l'image de la mort » que pour la vie de relation.

Ainsi *physiologiquement*, le sommeil est la décoordination graduelle, périodique et transitoire du système nerveux, avec affaiblissement des fonctions su-

1. Cf. *Annales de philos. chrét.*, févr. 1885, p. 396, *Connais-toi toi-même*, par L. Figuier, p. 579.

périeures de relation et prédominance de la vie végétative.

2° *Qu'en pensent les psychologues?* — On peut résumer ainsi les idées du Moyen-Age sur le sommeil.

L'action d'une faculté entrave l'exercice d'une autre. Plus la première est intense, et d'autre part, plus la seconde exigerait d'effort, plus aussi cette sorte de neutralisation est grande. Dans le sommeil la faculté nutritive est très développée, la faculté de juger, qui demande une attention spéciale, est nulle, la faculté d'imaginer n'est point gênée mais s'exerce sans ordre [1].

Pour *Bossuet*, le sommeil est la détente de l'attention.

Pour *Maine de Biran*, le sommeil est la *suspension* de l'action *volontaire ou de la force motrice sur les organes.* « Tous les rêves, même ceux qui semblent attester une raison supérieure ..... *naissent spontanément suivant les dispositions organiques d'une tête bien faite* [2] ».

*Jouffroy* [3] laisse à l'âme plus d'actif. *C'est elle qui donne congé aux organes*, qui ôte le joug et les brides à la monture; elle aussi qui la secouera pour l'éveiller et lui remettre le harnachement.

Dans l'intervalle s'opère une sorte de dissociation entre l'âme et son compagnon, chacun se reposant à part.

Cette scission est le fait du corps, disait Biran, de l'âme, dit Jouffroy, des deux, dit Lélut : le sommeil est un *ralentissement de l'âme* par l'*engourdissement du corps* [4].

A. Lemoine [5] voit dans le sommeil un repos de

1. Richardus a Mediavilla. I quodlibeti, qu. 17.
2. *Nouvelles considérations sur le sommeil*, p. 239.
3. *Du sommeil*, dans les *Mélanges philosophiques*, 1833.
4. Lélut : *L'amulette de Pascal*, 1846.
5. A Lemoine : *Du sommeil*, p. 34.

l'esprit par *distraction et éparpillement*, plutôt que par ralentissement de l'activité.

A. Maury contribua à cette étude par une multitude d'observations curieuses, et un sage éclectisme entre les systèmes de ses devanciers.

M. V. Egger a fort bien montré que le sommeil est une *exaltation, une dramatisation et une objectivation de la parole intérieure* et en général de toutes les images. Pendant la veille, l'imagination est asservie par les *sensations*, modérée par la *raison;* pendant le sommeil, échappant à ce double contrôle, elle s'exalte et se dérègle.

Les sens dorment, la raison dort : « le sommeil est donc, pour une part du moins, une *maladie mentale*, comme la folie, c'est une maladie périodique et normale, une crise salutaire, comme la purgation périodique des gens sanguins, mais c'est une maladie ».

« Le *mens* dort moins profondément que les sens, mais il dort, » il se repose dans une inaction relative; il admire, subit, externe les images, *sans critique* ; il est devenu crédule. Bref, le sommeil est le « relâchement de certaines fonctions psychiques dont l'action est inhibitive sur les images ». Et M. Egger donne de l'insomnie, une explication fort ingénieuse qui corrobore la thèse générale : fatigué ou excité, on ne dort pas, « l'excitation a souvent pour cause l'adynamie » et cette faiblesse générale, comme la fatigue excessive, « *paralyse certains nerfs d'arrêt* [1] ».

La psychologie et la physiologie donnent donc du sommeil la même notion : l'homme endormi n'a que des perceptions initiales, des contrefaçons de jugements et d'actes raisonnables : il est réduit à l'imagination, à l'habitude, à la vie automatique. Pour

1. V. Egger, *Critique philosophique*, 1888. — Parmi les vues de psychologie générale que l'on trouvera dans cet ouvrage, nous en devons plusieurs à ce cher et savant maître, dont nous avons suivi les cours à la Faculté des lettres de Nancy.

percevoir il faut centraliser et comparer des images ; pour juger il faut des éléments, pour agir humainement, il faut combiner ses moyens d'action : dans le sommeil, la raison ne coordonne plus guère les idées et les forces ; toutes les *facultés d'ensemble sont désagrégées, éparpillées, impuissantes ; les autres continuent leur course mais sans guide, leur jeu mais sans régulateur.*

Pour justifier ces conclusions, et par là notre explication de l'hypnose, étudions l'envahissement du sommeil, les rêves et le réveil ; dans la théorie d'Aristote, commentée par S. Thomas, nous encadrerons les observations des contemporains.

*D'abord, comment s'endort-on?*

Vous êtes fatigué, mais non énervé, vous vous êtes restauré, une douce chaleur circule en vos membres ; vous cherchez le sommeil. Plus de bruits ni de préoccupations. Arrière les images tapageuses, les souvenirs trop vifs, les recherches laborieuses. Ainsi entouré et comme pénétré de calme, de silence et d'obscurité, vous réduisez au minimum l'effort musculaire en vous couchant, les sensations tactiles en vous couchant sur un matelas moelleux ; aucun rude contact ne troublera votre repos. Vous fermez les yeux et même une oreille[1] que vous appuyez contre l'oreiller et vous vous dites tout bas : dormons ! Pour s'endormir en effet, on laisse son esprit arrêté sur cette idée fixe : je puis, je veux, je vais dormir ! Si le sommeil tarde, si l'activité s'inquiète, prenez une occupation automatique, monotone ; comptez jusqu'à mille, sans articuler, ou mieux récitez votre chapelet .... en laissant à la mécanique la suite des idées : d'attentive votre piété devenue routinière vous bercera doucement.

Le « cumul d'attention » même sur ce point : *dor-*

1. Les bonnets de nuit ne servent pas seulement à protéger contre l'air mais aussi contre le bruit.

*mir*, n'est pas la cause directe du sommeil (M. Liébault soutient ce paradoxe, 1re p., 1er ch.); mais cette tension produit vite une fatigue, une détente, une suspension de l'attention. L'esprit et la volonté s'abandonnent : on dort. — Toute impression uniforme et répétée sur l'ouïe, la vue ou le toucher, le tic-tac d'une pendule, l'eau qui tombe goutte à goutte dans un bassin, amène à bref délai la somnolence.

« Bébé va dormir. — L'enfant dort. — L'enfant dormira. — Dormez, monsieur », dit la bonne sur un ton tantôt persuasif, tantôt impératif; elle éloigne tout objet de curiosité ; doucement, régulièrement, elle balance la barcelonnette, elle murmure un chant monotone, ou elle s'empare du regard en le fixant, ou bien encore comme les femmes bretonnes, elle attache au ciel du berceau une petite boule de verre qui fascine, fige toute l'activité en la tournant vers un point. Et ainsi, le sens musculaire, ou l'ouïe, ou la vue, ou les trois réunis provoquent le sommeil.

Les objets s'arrondissent, les contours s'effacent, les yeux, (c'est par eux que commence le phénomène) les yeux nagent, la paupière gonflée s'abaisse comme un rideau qui tombe, la tête s'incline, la main lâche ce qu'elle tenait, l'invasion gagne peu à peu, toutes les actions musculaires s'alanguissent, les membres sont inertes, tout le corps affaissé tombe dans l'abandonnement. De temps à autre, le dormeur remue, change de position. Si on lui chatouille la plante des pieds, il les retire comme fait la grenouille fraîchement décapitée; s'il a froid, il ramène le drap et les couvertures.

Il paraît que le toucher ne s'endort qu'après l'ouïe, et l'ouïe qu'après la vue ; l'ordre chronologique serait aussi l'ordre de profondeur. La sensibilité générale, périphérique, finit bien par s'émousser puisque le somme ne va guère sans engourdissement et refroidissement ; lorsque le sommeil est profond, le bruit, les coups parfois ne réveillent pas.

Toute l'activité s'est retirée à l'intérieur : « motus in somno intra vergunt, » dit un vieil aphorisme.

*Maintenant étudions le rêve, ses causes, ses conséquences, sa nature.*

### § 2. — Causes du rêve.

Les songes viennent, nous dit S. Thomas, du dedans ou du dehors. Du dedans, suivant les dispositions de l'âme ou du corps ; du dehors, par l'influence de choses ou de personnes.

I. *Du dedans.* — Il y a des rêves qui viennent de *nous* « Interior autem somniorum causa est duplex. »

A. *Première source personnelle des rêves : l'âme.*

« Una quidem *animalis* in quantum scilicet ea occurrunt phantasiæ in dormiendo circa quæ ejus *cogitatio et affectio* fuit *immorata* in vigilando. » Chacun rêve des choses qui l'occupent le plus, la veille projette ses propres couleurs sur les songes, elle se prolonge comme un écho jusque dans le sommeil [1].

Avant de marcher contre les Grecs, Xerxès convoqua les principaux Perses, et leur communiqua ses desseins et ses espérances. Un seul osa les contredire, Artabane son oncle. A ses raisons, Xerxès répondit par la fureur. Mais après cet orageux conseil il se prit à réfléchir et finit par hésiter. Là-dessus il s'endormit. Il lui sembla voir un homme de grande taille qui lui reprochant son irrésolution, l'excitait à la guerre. Même scène la nuit suivante, et Xerxès d'en faire part à son

1. « Animus frequenter in somniis aut lecta repetit, aut somno interrupta continuat, aut disposita gerit, aut gerenda prænuntiat. » S. Ambroise, *de Virginibus*, lib. 2. « Dormientes hoc sæpe somniant quo indigent, nam et negotia sua gerunt ex animi cupiditate et epulis poculisque inhiantes insistunt si forte esurientes sitientesque dormierunt. » S. Augustin, liv. XII, *sur la Genèse*, ch. 30 ; cfr. ch. 2. Voir dans le *De servorum Dei beatificatione*, de Benoît XIV, un résumé substantiel des idées du moyen âge jusqu'au 18e s. sur le sommeil, liv. III, ch. 51, n. 2.

oncle, et celui-ci de l'attribuer à la discussion de l'avant-veille. Il fut convenu qu'Artabane prendrait les habits et coucherait dans le lit du prince et que, s'il avait la même vision, l'expédition serait décidée. — Ce qui eut lieu[1].

La première interprétation d'Artabane était sans doute la meilleure : s'il eût connu l'autosuggestion son propre songe ne l'eût pas décidé à changer d'opinion.

La nuit qui suivit le meurtre de Galba, Othon poussait en rêvant des cris de terreur et par mille supplications implorait des mânes du défunt, le pardon du crime [2].

Nous rêvons de ce que nous avons vu, dit, désiré ou fait. La preuve, c'est qu'avec nos idées et nos sensations, nos songes se modifient. Après la perte de la vue on finit par n'avoir plus en songe que des auditions. « Ma vue est devenue fort basse depuis trente ans, eh bien, lorsqu'en rêve, je me représente des objets éloignés, je ne me les représente jamais que confus et mal définis. [3] » M. de Rochas est arrivé, dit-il, à suggérer à ses sujets d'avoir, la nuit, des rêves déterminés, de s'en souvenir le lendemain [4].

Le rêve, disait Aristote, est un débris de sensation.

Avant de vous endormir, ne lisez jamais d'histoire de brigands ; évitez les émotions poignantes. Marsyas, un capitaine de Denys le tyran, s'avisa de rêver qu'il tuait le roi. Il eut la malencontreuse idée de raconter ce songe: « C'est donc qu'éveillé, tu t'étais proposé de le faire, » s'écria le tyran, et il le fit mettre à mort. Aventure[5] monstrueuse sans doute, mais instruc-

1. Hérodote, liv. VII, § 12 et suiv.

2. Dicitur ea nocte per quietem pavefactus gemitus *maximos* edidisse, repertusque a concursantibus humi ante lectum jacens, per omnia piaculorum genera, manes Galbæ, *a quo deturbari expellique se viderat* propitiare tentasse, (Suetone, VII, 7.)

3. Maury, p. 51.

4. *Revue scientif.*, 1887, p. 209.

5. Plutarque, *Vie de Dion*, ch. 9.

tive : on est quelquefois responsable de ses rêves.

Les préoccupations renaissent, les sensations les plus vives, les souvenirs favoris, les secrètes alarmes pour une vie menacée : on redoute, on rêve une mort ; la personne vient à mourir, on croit avoir été prévenu de ce malheur. « La Reine, ma mère (Catherine de Médicis), la nuit devant la misérable course, songea qu'elle voyoit le Roy (Henri II) mon père blessé à l'œil (?) comme il arriva, et étant éveillée le pria plusieurs fois de ne vouloir point courir ce jour-là [1]. »

B. *Seconde source personnelle des songes* : *le corps*, ou les *dispositions corporelles* qui déterminent telle nature de rêves. « Sicut homini in quo abundant frigidi humores, occurrunt somnia quod sit in aqua vel nive » ajoute S. Thomas. Les médecins font attention aux rêves pour diagnostiquer, car les rêves peuvent fournir des indications sur les maladies ou sur la guérison.

Ainsi faisait Hippocrate.

Un malade de Galien rêva qu'il avait une jambe de pierre, peu de jours ensuite sa jambe fut complètement paralysée.

« Les rêves, dit S. Augustin, varient avec les infirmités et les tempéraments [2]. »

Avicenne n'est pas moins formel [3].

Conrad Gessner songea une fois qu'il était piqué au côté gauche de la poitrine par un serpent, quelque temps après se déclarait au dit lieu un anthrax qui fut mortel.

1. *Mémoires de la reine Marguerite*, liv. I.

2. Juxta etiam infirmitatum *diversitates diversa* accidunt somnia. Etiam secundum *morum et humorum varietates varientur* et somnia. Alia namque vident sanguinei, alia cholerici, alia phlegmatici, alia melancholici. Illi vident rubea et varia, isti nigra et alba. » *De spiritu et anima*, cap. xxv.

3. Cf. cap, 4, lib. 6. de ses *Naturalium*... Cfr. Richard a Mediavilla, *quodlibeta*, 3, quæs. xi.

Armand de Villeneuve s'était imaginé qu'il était mordu par un mauvais chien ; quel ne fut pas son étonnement, quelques jours plus tard, de constater à l'endroit de cette morsure imaginaire un ulcère cancéreux !

Macario cite une femme (hystérique, je pense) qui rêva d'une personne muette et se réveilla aphone.

Le docteur Ball songe que dans un duel il est blessé de sept coups de pistolet au front... ; là-dessus il revient à lui, il ressent, à la place de ses blessures imaginaires les élancements d'une violente névralgie [1].

« Ces jours derniers, me disait un ami, j'ai eu mal à la gorge ; la nuit précédente je m'étais réveillé en sursaut, secouant un cauchemar où l'on me prenait à la gorge. »

Le P. Malvenda vit, en dormant, un homme qui, lui pressant la poitrine, lui annonçait une mort prochaine. Peu après le P. jésuite succombait à une pneumonie.

L'agitation des enfants, pendant le sommeil, vient souvent des vers intestinaux.

Les alcoolisés, ou les enfants de parents imbibés, ont des rêves effrayants d'objets ou d'animaux qui *remuent*. Les maladies de *cœur* provoquent en songe des angoisses, des luttes désespérées, des peurs soudaines, des abîmes, des *flammes* surtout...

Les *troubles respiratoires* occasionnent des pressions, des fuites précipitées.

Le malade menacé d'*apoplexie* ne rêve que sang ; ou que noyades, si un épanchement sérieux est imminent.

Dans les *affections nerveuses*, des terreurs nocturnes sont les avant-coureurs de chaque accès. Artigues [2] parle d'un songeur qui, d'après ses nuits, prévoyait le début et la fin de ses crises fébriles. Souvent des rê-

1. *Revue scientifique*, 1889, p. 1031.
2. *Essai sur la valeur séméiologique du rêve*, p. 47.

ves, surtout des délires de persécution, sont des présages de folie.

Nous ne recherchons pas actuellement si c'est le *rêve qui produit* ces accidents, nous voulons simplement montrer, et la chose est certaine, que le songe révèle parfois des affections latentes. Il y a des rêves *précurseurs, symptômatiques* dont un médecin tiendra compte. Dans l'isolement du sommeil surgit le murmure secret de nos douleurs intimes. « Mieux qu'à l'état de veille, conclut le docteur Tissié [1] dans un langage barbare, le moi splanchnique (?) ressent les modifications des organes... : il les révèle dans le rêve [2]. » A. Lemoine avait mieux dit, encore qu'il n'eût fait qu'entrevoir cette vérité ; comparant l'homme qui s'endort à celui qui passe de la lumière à l'obscurité, il ajoutait : « laissez les vertiges incertains de la veille et du soleil s'effacer ; qu'il soit plongé tout à fait dans l'obscurité du sommeil ; alors n'étant plus contrariés par les restes de la lumière et par les impressions du dehors, la faible lueur de l'obscurité et les impressions intérieures se feront sentir à nos âmes [3]. »

La vie consciente avec sa tumultueuse mobilité nous dérobe l'état de nos organes, mais quand les impressions extérieures font silence, celles du dedans peuvent apporter à la conscience d'utiles pressentiments sur le sourd travail de l'incubation morbide. Un mauvais rêve peut donner un bon avis.

II. *Du dehors* (causes externes des rêves) « Dans mon enfance, m'étant assoupi par un effet de la forte chaleur, je rêvai qu'on m'avait placé la tête sur une enclume et que l'on me la martelait à coups redou-

1. *Les rêves*, Bordeaux 1890, p. 99.
2. Cf. Liébault, 1re édit. p. 159. V. aussi 1re p. ch. IV, § 9.
3. A. Lemoine, p. 41. Cabanis en convient également. *Rapports du physique et du moral*, p. 573.

blés. J'entendais en rêve, très directement le bruit des lourds marteaux; mais par un effet singulier..., au lieu d'être brisée, ma tête se fondait en eau; je m'éveille, je me sens la figure inondée de sueur... j'entends dans une cour voisine, habitée par un maréchal, le bruit très réel de marteaux[1]. »

Ce rêve était dû à deux causes, celle-ci organique, celle-là extérieure, s'adaptant l'une à l'autre, et associant le réel avec l'imaginaire. *Les sensations du dehors* entrent en effet pour une bonne part dans les rêves, elles en sont souvent un point de départ, elles deviennent le centre autour duquel s'amassent des réviviscences.

S. Thomas distingue deux causes qui peuvent agir du dehors sur le dormeur : l'une corporelle : les choses, l'autre spirituelle : les personnes.

A. « Corporalis quidem, in quantum imaginatio dormientis immutatur vel ab aere continenti vel ex impressione cœlestis corporis : » c'est l'*influence du milieu*.

Un homme s'imagine traverser un gué.... l'eau est très froide, il en a jusqu'à mi-jambe... il se réveille : il avait les pieds découverts, hors du lit.

Un autre se sent comme scalpé par les sauvages... : le bourreau était un bonnet de nuit trop serré.

« Le 25 juillet 1889 à six heures du matin, je rêve que je suis enfermé dans un vaste terrain entouré d'une barrière formant clôture de bois. Chose étonnante ! je pouvais à peine regarder les espaces qui séparaient chaque latte, une vive clarté me forçait à baisser les yeux. On eût dit que la barrière était appliquée contre un horizon de feu. Je suis réveillé par le son des cloches. J'aperçois alors un long rayon de soleil qui pénétrait dans ma chambre entre mes persiennes mi-closes. Les lattes de la clôture étaient re-

1. A. Maury, p. 153.

présentées par l'ombre des montants des persiennes, les espaces lumineux étaient produits par l'entrebâillement des contrevents [1]. »

Ces causes expliquent comment plusieurs personnes soumises aux mêmes influences extérieures (ou agitées de préoccupations semblables) peuvent faire ensemble le même rêve. Le chirurgien-major Laurent rapporte que huit cents hommes du régiment de la Tour d'Auvergne virent en deux nuits consécutives le diable sous forme de chien noir leur passer à chacun sur la poitrine. Il ajoute que ces soldats couchaient par terre, dans un lieu malsain entre les derniers murs d'une abbaye délaissée, et hantée, disait-on, par le démon. — Vous vous êtes endormi au débit monotone d'un discours. L'orateur élève la voix, il ne vous semble pas. Il se tait : vous vous réveillez. Vous entendez donc quoi ?

M. A. Maury s'endormait facilement.

Or il lui advint une fois un songe affreux : c'était pendant la première Révolution. Qu'avait-il fait ? je ne sais ; poursuivi, arrêté, emprisonné, jugé et condamné à mort. Il assista aux préparatifs de son exécution, fut traîné jusqu'à l'échafaud, monta sur la plate-forme, plaça sa tête dans la lunette, et... se réveilla guillotiné : la flèche de son lit venait de lui tomber sur le cou ; en une seconde s'étaient déroulées devant son esprit des scènes qui réellement eussent exigé plusieurs jours [2].

D'autres fois, le rêve poétise, agrandit la réalité. Une nuit Descartes rêva de coups de poignard et d'épée. Son ennemi, bien vivant, était un simple mous-

1. *Les rêves*, par le Dr Tissié, p. 11. (La citation n'est pas textuelle.)

2. V. dans la *Revue scientifique*, 30 oct. 1880, « Ce qu'on peut rêver en cinq secondes » ; le temps a été mesuré par l'intervalle entre l'ouverture d'une porte et le choc d'un bol sur le marbre d'une table de nuit.

tique qui à le piquer mettait un acharnement d'insecte entêté.

Par tout ce qui précède nous voyons quelle *exagération* et aussi quelle *rapidité* il y a dans les images du sommeil. Il reste *peu d'impressions* au dormeur, mais, et à cause de cela même, il les *amplifie* : le craquement d'un meuble, ou le frottement d'une allumette lui paraît quelque grand coup ou roulement de tonnerre, le contact d'un corps chaud ou froid devient la lave brillante d'un volcan ou les glaces du pôle [1].

L'imagination se joue du temps comme de l'espace : elle aime l'hyperbole et les agrandissements [2]. Pour les scènes rêvées aucun obstacle, puisqu'elles ne se réalisent pas; elles ont, non la lenteur de la réalité, mais la vitesse de la conception. Aussi le *temps s'allonge* et se gonfle d'autant plus qu'il se remplit d'actes nouveaux... imaginaires; les secondes sont des jours, les minutes sont des années [3].

B. Les songes peuvent subir une direction venue d'un homme, du démon, des anges, de Dieu. C'est ce que S. Thomas appelle « causa spiritualis somniorum. »

Les songes divins sont rares et portent avec eux de quoi les reconnaître avec certitude. Après Aristote, Albert le Grand remarque que les révélations nocturnes (en dehors de ce que nous lisons dans l'Écriture, bien entendu) n'arrivent guère qu'à ceux qu'il appelle charitablement « quibuslibet hominibus », mais point

1. In dormiendo apparent simulacrorum motus eo quod tunc quiescunt sensus a magnis motibus sensibilium exteriorum; et ideo apparent quod *multo majores videntur* esse quam sunt. Sicut parvus sonus in aure dormientis apparet dormienti tonitruus esse. (S. Thomas, *De divinatione per somnum* lec. 1).

2. Motus per diem, parvi quidam dum sint majoribus evigilativis motibus demoliuntur... In dormiendo vero contrarium ; etenim parvi magni videntur esse... æstimant fulminare et tonare parvis sonitibus in corporibus factis. » *Prisciani philosophi solutiones.* Edit. Didot à la fin de *Ennéades*, p. 565.

3. « Durant le sommeil on sent couler le temps, on le mesure. » Pascal, *Pensées*, art. VIII ; éd. Havet.

aux hommes d'un savoir ou d'une vertu consommés « non accidunt viris prudentissimis et optimis[1]. » Les anciens[2] attachaient aux songes beaucoup d'importance et y croyaient fréquente l'intervention de la divinité.

Et aujourd'hui encore n'est-ce pas surtout dans les songes qu'arrivent ces étranges pressentiments, qu'on ne peut révoquer en doute, qu'on ne saurait non plus expliquer par de simples coïncidences. Deux faits entre mille suffiront à démontrer que les influences ambiantes, que les dispositions organiques ne donnent pas toute la raison de certains rêves.

M. J. Cloquet (de l'Institut) vit en songe son frère Hippolyte avec une grosse liasse de papiers qu'il jeta au milieu de la chambre, disant : « maintenant je n'ai plus besoin de rien » — et il disparut. Le docteur en se levant raconta ce rêve qui ne l'impressionnait pas autrement. Au sortir de sa clinique du matin, on vint lui apprendre que son frère était mort d'apoplexie la nuit même.

A M. Longet qui a raconté le fait[3] est arrivé quelque chose de plus saisissant encore. Étudiant en médecine à Paris, il lui sembla que son père était très malade, puis conduit au tombeau. Il avait quitté son père bien portant le dimanche soir. Or c'était la nuit du mercredi. Il se réveille agité, essaie de se raisonner et se rendort : même rêve. Le lendemain, quoique honteux de sa « faiblesse », il partait : son père, atteint d'une fluxion de poitrine mourut cinq jours après.

L'homme aussi peut agir sur l'âme du dormeur. Durant le sommeil, nous le savons, on sent *en partie*

1. *De somniis et vigilia*, tract. 2, c. VIII.
2. V. Hérodote, surtout liv. I, § 34 et 107; liv. III, § 124; liv. VII, § 12-19. V. aussi Cicéron, *De divinat.* l. I, où il rapporte les rêves d'un Arcadien, de Sophocle de Simonide.
3. *Revue scientifique*, 1886, p. 759.

le bruit, la lumière, la saveur, le contact, quelquefois faiblement et comme de très loin, d'autres fois en renforçant la sensation. Presque toujours on l'accommode, tant bien que mal, au tableau qui occupe la scène imaginaire. Les sensations les plus conformes aux dispositions actuelles sont admises de préférence. Une mère s'endort près du berceau de son enfant; insensible à tout le reste, même à des bruits plus forts, elle entend le moindre vagissement, elle perçoit le plus léger mouvement, elle reste *en rapport* avec l'enfant, elle veille mais pour lui seul. Une personne s'éveillera rien que d'entendre prononcer son nom; une conversation plus bruyante ne la tirerait pas de son repos; une voix comme un signal familier suffisent au réveil. De ceux qui parlent en dormant on peut obtenir des réponses. On les dirait réveillés, et pourtant ils n'auront d'ordinaire aucun souvenir.

Pour parvenir à diriger leurs rêves il faut ou demeurer en communication avec eux ou tomber juste sur une sensation qui entre dans la trame du rêve. « Un officier de marine, qui parlait ses rêves, était souvent le jouet de ses compagnons; ils lui firent rêver un jour qu'il se jetait à la nage pour sauver un homme tombé à la mer ; il se réveilla en se précipitant sur le plancher de sa cabine, croyant plonger dans les flots[1]. »

S. Augustin ne rapporte-t-il pas que deux philosophes couchés dans des lits rapprochés se répondaient l'un à l'autre en rêvant ?

M. Bernheim donne les mêmes rêves et les mêmes suggestions à toute une salle de malades, qu'ils dorment du sommeil naturel ou hypnotique.

Étant collégien, le fameux Hansen parcourait le dortoir et faisait à ses camarades endormis des suggestions qui se réalisaient quelquefois le lendemain.

1. A. Lemoine, p. 382.

D'après M. Delbœuf[1], le dormeur peut, sans répondre sur le moment, s'imprégner d'une suggestion et la réaliser en temps et lieu.

Démontrant qu'une suggestion s'insinue pendant le sommeil ordinaire, M. Bernheim ajoute cette recommandation[2].

« Ne dites jamais un secret devant une personne endormie, si elle ne doit pas le savoir; elle peut l'entendre et l'enregistrer (inconsciemment) et s'en souvenir. Défiez-vous des gens qui dorment. »

Ce qu'il y a de sûr, c'est qu'un homme endormi n'est pas renfermé en lui-même et peut garder certaines communications avec le monde extérieur. Nous sommes ici au point de jonction du sommeil naturel et du sommeil hypnotique.

Jetons un coup d'œil sur la route déjà parcourue.

Il y a quatre causes du rêve, deux sont intrinsèques, les autres extrinsèques.

Au dedans, l'état de l'âme et l'état du corps. Au dehors, l'influence des personnes et des choses environnantes.

## § 3. — Conséquences du rêve.

Après les *causes* étudions les *conséquences*.

Si la veille se répercute dans le sommeil, à son tour le songe de la nuit peut agir sur la journée du lendemain.

Il vous est arrivé, n'est-ce pas, de vous réveiller « gai comme un pinson » : les chants et la joie vous montaient aux lèvres. La veille, au contraire, triste « comme un bonnet de nuit », taciturne, vous aviez le cœur comme serré et l'âme pleine de mélancolie; d'où cela vient-il? de vos rêves. Mais venons aux détails.

1. *Revue de l'hypnotisme*, 2e année, p. 291.
2. *Ibid.* Décembre 1889.

D'abord le rêve peut provoquer la *croyance à sa réalité* chez l'homme éveillé. Dans ses souvenirs chacun en retrouverait des exemples. Malgré les livres de comptabilité, une photographe soutient à son mari, qu'à tel moment un commis est venu solder le compte de M. Z. : En quelle monnaie? Cette question l'embarrasse et lui prouve enfin qu'elle a rêvé.

M. Baillarger s'imagine une nuit qu'un de ses confrères prend la direction d'un journal de médecine; le lendemain il ébruite la nouvelle. Devant les faits qui lui donnent un démenti, il se demande qui l'a mystifié.

Non seulement la croyance du rêve peut se prolonger dans la veille, mais aussi les *hallucinations*.

M. Liébault se réveille rêvant d'incendie..., et les yeux bien ouverts, il aperçoit encore quelque temps les dernières lueurs imaginaires. Spinoza maladif, quoique peu crédule, aurait aperçu, éveillé, un horrible lépreux qu'il avait vu en songe.

Une personne rêve qu'elle est poignardée, elle se réveille en sentant le froid de la lame dans son cou. Elle la sentit si bien, au premier moment du réveil, qu'elle fit cette réflexion: cette fois-ci, ça y est [1]. »

Le rêve provoque aussi parfois la *fatigue de l'acte rêvé*, et cette fatigue peut encore être ressentie quelques heures après le réveil. « Chaque fois, disait un malade, que dans mes rêves, je suis mordu ou frappé, je souffre de la partie atteinte pendant toute la journée [2]. »

Comme les actes peuvent préparer les rêves, les rêves peuvent préparer des actes, le souvenir obsédant d'un cauchemar est capable d'amener des terreurs, et même des crimes. « Quand madame B... (51

1. Dupuy cité par Tissié, p. 153.
2. Dr Tissié, p. 137. M. Charcot avait fait la même observation, *Maladies du système nerveux*, III, p. 262.

ans), rêve de brigands ou de voleurs, le lendemain elle s'assure bien si toutes les portes sont fermées, elle se barricade et n'est pas tranquille de la journée[1]. »

W... rêve qu'il doit se battre en duel, parce que la veille, au bal, il a souffleté un homme. Le lendemain il se rend chez un ami et le prie de l'assister à 8 heures, du côté d'Ivry. Naturellement le duel n'a pas lieu, mais W... reste quelques jours fort perplexe; enfin il se rappelle et avoue que cette émouvante soirée, il l'avait passée dans son lit[2].

Plus triste est l'aventure de la veuve School : en rêve cette femme entendait une voix lui dire : tue ta fille, tue-la ! Ce refrain lui revenait durant la journée ; il finit par tourner en obsession et idée fixe, et devenue folle, la malheureuse obéit à cette injonction imaginaire.

Suivant les aliénistes[3], les rêves de la nuit, chez beaucoup de fous, provoquent et déterminent les délires de la journée. Si on parvenait à diriger leurs songes, peut-être guérirait-on ces malheureux.

« Qui sait, dit Maine de Biran[4], si quelques songes affreux tels que pouvaient en faire un Néron, un Marat, un Robespierre, n'ont pas contribué quelquefois à exaspérer dans ces tigres féroces l'aveugle passion du crime, et à préparer pour le lendemain de nouvelles proscriptions, de nouveaux actes d'atrocité ? »

« La perception d'un acte extraordinaire, disait Ch. Nodier, se convertit facilement en rêves, et la percep-

1. Chaslin Ph., *Du rôle des rêves*, p. 40, cité par Tissié, *ibid.*

2. *Archives de médecine*, 1er vol., 1876, p. 554.

3. Régis, *Manuel pratiq. de médecine mentale*, 2e éd., p. 82. Lasègue dit que, dans la folie alcoolique, avant de délirer l'alcoolisé commence toujours par mal dormir et que son délire n'est qu'un rêve éveillé faisant suite au rêve endormi et cela sans transition : la folie est la *continuation et le maximum* des divagations du rêve.

4. *Nouvelles considérations sur le sommeil*, édit. Cousin, t. II, p. 255.

tion d'un rêve souvent répété se convertit facilement en actes. »

S. Thomas assure que les rêves peuvent être tantôt signes et tantôt causes d'événements à venir[1].

Des présages de mort prochaine, les appréhensions de maladies suffisent parfois à réaliser ce qu'ils annoncent. Bertrand, Charpignon, Brierre de Boismont, Cabanis, Deleuze, Macario, Liébault en rapportent des exemples.

Mais ne terminons point par des assertions si lugubres.

Mac Trick raconte qu'une jeune fille devait se purger le lendemain avec de la rhubarbe ; elle avait pour ce remède un dégoût prononcé : rien que d'y penser elle en avait la nausée ; si bien qu'elle rêva du médicament : elle l'avalait en rêve. Elle s'éveilla et cette rhubarbe imaginaire agit comme eût fait un médicament réel.

## § 4. — Nature des rêves.

Nous pouvons maintenant essayer de déterminer l'*état psychique* du rêveur. Nous avons déjà montré l'influence du passé par les habitudes contractées, du présent par les impressions extérieures ou organiques, qui à la porte de l'âme sollicitent une audience. La souveraine est distraite : quelle que soit leur livrée, les visiteurs ne parviennent pas à attirer ou du moins à retenir l'attention. Ils s'en passent du reste, car les valets sont devenus maîtres et c'est la folle du logis qui en est la reine : elle se bâtit de magnifiques châteaux en Espagne, elle les décore de superbes tableaux : celui-ci riant, frais, suave, la met en liesse ; celui-là grave, solennel, funèbre va l'attrister jusqu'au déses-

1. Quandoque causa, puta cum mens alicujus sollicita ex his quæ videt in somniis, inducitur ad aliquid faciendum vel vitandum (*Sum. theol.* loc. cit.)

2. V. 1re édit., p. 159, et aussi 1re p. ch. IV, § 9.

poir. En commentant le traité *des songes* d'Aristote, S. Thomas marque fort bien et sobrement, les différents aspects de l'imagination.

Dans une eau violemment agitée, dit-il, nulle image ne se reflète; si le mouvement se ralentit, alors apparaissent des formes bizarres, tourmentées, grimaçantes; que le calme s'établisse entièrement et, dans ce tranquille miroir, vous contemplerez les reflets, les contours purs et fidèles des objets voisins. Ainsi, dans le sommeil.

Les « évaporations et fumées » qui le produisent en montant de l'estomac à la tête, s'agitent-elles tumultueusement, alors plus rien n'apparaît de saisissable. Est-ce un rêve? je ne sais. Tel est l'état de celui qui s'endort après force libations.

Dans le sommeil agité, les esprits animaux, comme dira le XVII^e^ siècle, ondulent comme des vagues rapides se poussant l'une l'autre, aussi les images prennent les formes les plus fantaisistes, les plus variées, ici s'élargissent, là s'allongent, partout se déforment et se mêlent, disparaissant aussitôt que formées: c'est le triomphe des rêves bizarres, une sorte de convulsion de l'intelligence.

A la fin du sommeil et chez les hommes sobres et sains pendant presque toute sa durée, les rêves ont une certaine cohésion, les images sont nettes, précises, et même se suivent dans un certain ordre, quoique une liaison parfaitement rationnelle leur fasse toujours défaut [1] : la surface où elles se reflètent est

1. « Si autem contingat quandoque quod actus imaginationis in somniis sit ordinatus, a casu, vel ex consuetudine : non tamen tantum durat illa ordinatio, quod posset sufficere ad ita completum actum intelligendi qui requiritur ad usum liberi arbitrii. » Richardus de Mediavilla 1 *quodlibeti*, q. XVII. S. Augustin avait dit : « Imagines rerum (anima) secum catervatim et multipliciter versat. » *De quantitate animæ*, l. I, c. 33. Lemoine compare ces rêves à un habit d'arlequin.

trop mouvante, et le lien qui les attache trop frêle ; associées ou par hasard ou par habitude, elles ne sont pas unies par la raison. Une analogie superficielle, singulière, suffit à rapprocher des tableaux très divers. A. Maury raconte un rêve à trois scènes dont la suite était déterminée par trois mots : *pèlerinage*, *pelletier*, *pelle*, trois mots qui commencent de même, et s'étaient associés par l'assonance [1]. Les phénomènes psychiques ne sont point émiettés, ils ont des affinités ; grâce à cette sorte d'attraction ils constituent des groupes, des familles, dont tous les membres surgissent ensemble dès là qu'un d'entre eux vient à émerger ; ils réapparaissent, sortant les uns des autres par filiation automatique : mais ce n'est pas long ; tout aussitôt des étrangers se glissent, des intrus se jettent à la traverse, coupent la file et occasionnent un autre courant : évocations subites, souvenirs lointains, débris de sensations actuelles étrangement déformées ou accommodées au songe. La dernière impression hypnagogique n'amène pas rationnellement le premier rêve, le dernier de nos rêves n'est pas souvent lié à la première pensée du réveil et entre ces deux extrêmes la suite n'est pas mieux gardée : les idées paraissent parfois s'associer autrement que pendant la veille, elles suivent un cours insolite. Il semble même parfois qu'il passe sur l'horizon mental comme des bolides, complètement isolés, que rien n'annonce et qui ne laissent de leur passage aucune trace. En somme c'est l'anarchie de l'imagination.

Venons maintenant à la mémoire.

Au milieu des images qui pullulent dans le rêve, il s'en trouve beaucoup qui ont la marque du passé. Toutefois on ne s'aperçoit guère que ce sont des souvenirs. Elles renaissent le plus souvent sans paraître

1. V. A. Maury, *Le sommeil et les rêves*, p. 137. *Le somnambulisme et les rêves*, p. 199 et suiv.

rétrospectives, ou renouvelées. D'ordinaire le rêveur a l'illusion du présent, il revit, il recommence son existence. Si le jugement de *reconnaissance* est rudimentaire et confus, il n'en va pas ainsi de la *réviviscence* des états de conscience, elle peut être plus vive même dans la veille : tel fait dont on n'avait plus souvenance peut revenir dans un rêve.

« Jadis le mot de Mussidan me vint soudain à l'esprit, raconte A. Maury [1], je savais bien alors que c'était le nom d'une ville de France, mais où était-elle située, je l'ignorais; pour mieux dire je l'avais oublié. Quelque temps après, je vis en songe un certain personnage qui me dit qu'il arrivait de Mussidan; je lui demandai où se trouvait cette ville. Il me répondit que c'était un chef-lieu de canton du département de la Dordogne. Je me réveille à l'issue de ce rêve... ; le songe me restait parfaitement présent, mais j'étais dans le doute sur l'exactitude de ce qu'avait avancé mon personnage... : je consulte un dictionnaire, et je constate que l'interlocuteur de mon rêve savait mieux la géographie que moi, c'est-à-dire bien entendu que je m'étais rappelé en rêve un fait oublié et que j'avais mis dans la bouche d'autrui. »

Nous saisissons ici sur le vif ce qu'on a pompeusement nommé une *scission de personnalité*, un *dédoublement du moi*, c'est un phénomène de mémoire : nous attribuons à deux individus deux ordres opposés d'idées : qui ignore l'emplacement de Mussidan n'est pas, semble-t-il, homme à l'enseigner. Dans les journaux de 1883 Hack Tuke a raconté ce fait. Durant un sommeil pénible, un médecin a fait vingt heures d'ascension dans les Alpes : il se dédouble en rêve ! l'un des deux *moi* meurt et l'autre fait l'autopsie du défunt. Le contraste de situations avait paru au dormeur nécessiter deux êtres différents.

1. *Le sommeil et les rêves*, p. 142.

Les *changements de personnalité* ne sont pas rares non plus dans les songes. Qu'il suffise d'un exemple : il laissera tout songeurs..., les hypnotiseurs. « Je crus un jour, en songe dit encore A. Maury [1], être devenu femme, et qui plus est être enceinte ; c'est un délire qu'offrait un fou dont on m'a parlé.., l'illusion tenait à des douleurs nerveuses dans les intestins, que je constatai après mon réveil. »

Revenons à la mémoire. Pendant le sommeil elle rétablit des communications qui en temps ordinaire étaient coupées. A. Maury en fournit encore un exemple.

« J'ai passé mes premières années à Meaux et je me rendais souvent dans un village voisin, nommé Trilport, situé sur la Marne, où mon père construisait un pont. Une nuit, je me trouve en rêve transporté aux jours de mon enfance et jouant dans ce village de Trilport ; j'aperçois, vêtu d'une sorte d'uniforme, un homme auquel j'adresse la parole, en lui demandant son nom. Il m'apprend qu'il s'appelle C..., qu'il est le garde du port, puis disparaît pour laisser la place à d'autres personnages. Je me réveille en sursaut avec le nom de C... dans la tête. Était-ce là une pure imagination, ou y avait-il eu à Trilport un garde du port du nom de C...? Je l'ignorais, n'ayant aucun souvenir d'un pareil nom. J'interroge quelque temps après une vieille domestique, jadis au service de mon père et qui me conduisait souvent à Trilport, je lui demande si elle se rappelle un individu du nom de C..., et elle me répond que c'était un garde du port de la Marne, quand mon père construisait son pont. Très certainement je l'avais su comme elle, mais le souvenir s'en était effacé. Le rêve, en l'évoquant, m'avait comme révélé ce que j'ignorais [2]. »

1. *Op. cit.*, p. 112, note.
2. A. Maury, *Le sommeil et les rêves*, p. 93.

On ne peut donc le nier, le dormir favorise certaines réminiscences, mais réminiscences spontanées, tronquées et sans beaucoup de suite.

*La veille se répercute donc dans le rêve.*

Il serait intéressant de savoir *si un rêve peut se renouer, se continuer dans un autre.*

M. V. Egger ne pense pas qu'il y ait raccord entre deux rêves. Pour peu que deux rêves soient conformes à un type, on est disposé à les croire répétés par habitude ; en réalité, c'est le retour de la même cause qui produit le retour du même effet. Si les deux rêves sont différents, on suppose qu'ils se font suite, en réalité ils ne seraient liés que par un travail postérieur de l'esprit.

Quelle que soit l'autorité de ce psychologue, Maury, Ribot, Delbœuf semblent avoir raison de soutenir qu'il n'en est pas *toujours* ainsi. A. Maury eut la pleine conviction et le souvenir très net d'un rêve qui lui revenait à l'esprit avec une parfaite lucidité. — Il prétend avoir repris souvent le fil d'un rêve oublié dans l'intervalle [1]. « Il m'arriva de rêver huit fois en un mois, d'un certain personnage, auquel je donnais toujours la même figure, le même air et que je ne connaissais pourtant pas, qui n'avait peut-être aucune existence en dehors de mon imagination. Et le bizarre, c'est que ce personnage continuait fréquemment dans un rêve des actions qu'il avait commencées dans un autre [2]. »

« J'ai souvent remarqué, dit M. Th. Ribot, qu'au moment de m'endormir, un rêve de la nuit précédente me revient en mémoire très complet et très net. En voyage où je quitte une ville pour coucher dans une autre, cette reproduction a lieu quelquefois,

1. V. p. 121-237.
2. A. Maury, p. 87. Cf. Delbœuf, *Le somnamb. et les Rêv.* p. 111 238 et suiv.

mais alors le rêve me revient en lambeaux, décousu, difficile à recomposer. Est-ce l'effet des conditions physiques, semblables dans un cas, modifiées dans l'autre [1]. »

Dernièrement j'ai rêvé que j'avais tué Jeanne d'Arc... sans remords. Deux nuits après, on me jugea et je fus condamné, pour ce fait, par les juges mêmes de notre héroïne.

En dehors de toute expérience, quel obstacle à ce que dans le second tunnel on se souvienne du premier, puisqu'on se souvient même de l'intervalle qui les sépare? Le dormeur se rappelle la veille, pourtant bien différente de son état actuel, pourquoi ne pourrait-il se rappeler un sommeil précédent qui l'a mis en une situation d'esprit et de corps, toute semblable à la situation présente?

*Après le souvenir dans les rêves, étudions le souvenir des rêves, pendant la veille.* Au moment du réveil c'est comme une féerie qui cesse. Au lieu de nous laisser aller aux sensations nouvelles qui provoquent chacun de nos sens, si nous courons après ces lueurs qui retombent dans la nuit, nous les revoyons encore phosphorescentes : c'est le souvenir du dernier rêve, souvenir fugitif, car vous vous dites : je le noterai tout à l'heure, et tout à l'heure vous le chercherez en vain, à moins que dès le premier instant, vous n'ayez vivement fixé votre attention dessus. La loi des rêves c'est l'*oubli à mesure*; quoi d'étonnant qu'on oublie le matin les chimères de la nuit? le soir vous aurez oublié la plus grande partie de ce que vous aurez dit, fait, pensé, au cours de votre journée? Et puis pendant le sommeil l'activité n'a égard qu'au présent, elle n'établit ni associations ni liaisons, elle ne prend aucune mesure pour se rappeler quelquefois dans la journée, exceptionnellement tout d'un coup, vous retrouvez par

1. *Maladies de la Personnalité*, p. 126.

fragments un rêve de la nuit précédente : c'est une circonstance fortuite de la veille que vous *soudez* à votre sommeil, ou plutôt qui, par association vous rappelle telle partie de votre rêve [1] : mais c'est un cas exceptionnel. Je suppose que dans un rêve de guerre, vous soit arrivé soudain un bourdonnement d'oreilles : c'était la fanfare qui sonnait la charge. Emporté par votre fougue, vous avez sabré d'estoc et de taille, puis vous êtes tombé ; la neige tombait aussi, et déjà le froid avait engourdi les membres du pauvre blessé. Vous vous réveillez transi. Votre premier soin est de vous réchauffer, du rêve pas de traces, pas de conscience, pas de souvenir. Mais voici que dans le courant de la journée le même bourdonnement venant à se reproduire « décroche » votre rêve qui se déroule devant vous. Au contraire si votre rêve n'a été mélangé d'aucune sensation, et si au réveil vous laissez échapper le dernier chaînon qui *vous aiderait à remonter dans le passé*, votre rêve est perdu : vous n'en retrouverez plus rien [2].

Un rêve où l'on parle, où l'on agit, ne laisse guère les impressions collatérales parvenir à la conscience ; aussi perd-il par là ses chances de réviviscence : on se souvient d'autant moins d'un rêve qu'il a été accompagné de plus de loquacité et de mouvements musculaires : d'ordinaire chez les somnambules, l'oubli est total.

Les songes s'oublient donc plus facilement que les phénomènes de la veille. S'ils sont reproduits c'est fortuitement par des sensations enchevêtrées dans les images, ou encore lorsque la scène du sommeil a beaucoup ému ou étonné ; alors l'émotion persistant

1. Cfr. Victor Egger, *loc. cit.*

2. « Potest esse operatio phantasiæ adeo *simplex*, ut postea nulla illius memoria relinquatur, ut contingit in aliquibus somniis. » Suarez, *de Creat.*, lib. 2, c. XVII, n. 9 ; cf. Delbœuf, *le S. et les R.*, p. 211.

au réveil, l'effet ramène l'attention sur la cause.

La mémoire n'étant guère qu'une conscience rétrospective, le souvenir du rêve montre que le songeur avait la *conscience, mais implicite, de son état*; captivé, ravi, perdu, hors de lui il s'oublie dans cette féerique contemplation, il ne s'apercevait pas qu'il voit et qu'il entend. Il éprouve cependant, par intervalle, quelques velléités de réflexion, de retour sur soi-même. « Non solum imaginatio remanet libera, sed etiam ipse sensus communis ex parte solvitur », nous dit l'Ange de l'Ecole [1]. Le *sensus communis* c'est le sens intime, la conscience qui aperçoit l'opération des sens externes, centralise leurs informations, les synthétise, les contrôle déjà en gros les unes par les autres et prépare ainsi l'interprétation du jugement. En partie dégagée, elle se rend compte parfois, « interdum » que ce sont là des songes, elle discerne vaguement qu'elle est en présence non des choses mais de leurs images, non de la réalité mais de l'apparence trompeuse. Son appréciation pourtant n'est jamais entièrement juste, « tamen semper in aliquibus decipitur. » S. Thomas ajoute :

« Liberatur *judicium intellectus* non tamen ex toto. » Qu'il y ait quelque réveil de la faculté estimative, la preuve c'est l'étonnement, les protestations timides contre l'incohérence des images, et cette surprise fréquente devant l'imprévu ou l'invraisemblance ou l'absurde. Nous trouvons anormale la succession des images, et nous sommes impuissants à la diriger. A notre tribunal intérieur siège bien encore un juge, mais il ne conduit plus la discussion ; point de débats contra-

1. *Somme théologique*, I p. q. LXXXIV, art. 8. S. Augustin, (12 liv. *sur la Genèse*, ch. XI), nous montre un homme endormi qui se sentait rêvant et halluciné et constatait son impuissance : « Non poterat, *quamvis mirabiliter vigilans*, anima dormientis nisi duci *imaginibus corporum ac si corpora ipsa essent.* » V. aussi ch. XII ; cf. Delbœuf, *Le sommeil et les rêves*, 1885, p. 110.

dictoires, point de contrôle dans les dépositions des affaires sans rapport ni suite; les dossiers embrouillés, les employés de la Cour n'exécutent pas les commandements ; les avocats ne se tiennent pas à la question ; les interrupteurs ne sont pas écartés. Examiner ces témoignages trompeurs, ou hétérogènes, en appeler à des informations nécessaires, ou du moins suspendre la sentence, ne l'attendez pas de ce juge : il rendra un arrêt tel quel et ne se doutera même pas qu'il est grotesque ou qu'il a violé les lois de la raison [1]. Au jugement il faut le concours de toutes les facultés, celles-ci, ne s'exerçant jamais dans leur plénitude, au cours du sommeil, laissent à l'erreur un accès facile. Aussi les raisonnements du rêveur, pèchent toujours par quelque endroit : « Unde illi qui dormiendo syllogizant, cum excitantur, semper cognoscunt se in aliquo defecisse [2]. » — Les données sont fausses ou incomplètes ; élevé sur des fondements branlants l'édifice chancelle. Par suite d'habituelles associations, le *raisonnement* peut paraître suivi, rigoureux, mais au fond *il contient toujours quelque étrangeté, anachronisme, incohérence, absurdité.* « Je vis une fois en songe M. Dureau de la Malle, que j'ai remplacé à l'Académie des Inscriptions. Il s'approcha pour me parler et en l'apercevant je devins fort préoccupé sur ma position à l'Institut. Puisque M. Dureau n'est pas mort, me disais-je, voilà donc mon élection annulée, car point de doute que celui-ci ne réclame son fauteuil académique; alors que deviendrai-je ? devrai-je être compté comme académicien surnuméraire ? et je cherchais des combinaisons pour rester dans la savante compagnie, tout en laissant mon prédécesseur reprendre ses droits [3].

1. Cf. A. Maury, p. 205.
2. *Somme théol.* loc. cit.
3. A. Maury, p. 168.

Voilà des perplexités qui se comprennent ; voilà une déduction qui a quelque suite, mais le point de départ est fantastique. La liaison rationnelle de nos rêves se fait *avant* ou *après*.

A) Pour une raison ou pour une autre, *le travail antérieur* n'avait pas abouti ; mais tout était préparé, les éléments en présence n'attendaient plus que le temps de se combiner ; la graine jetée en terre avait germé ; elle pousse sa tige, ses fleurs et ses fruits pendant le sommeil ; rassasiée de lumière et d'oxygène, elle peut se passer du soleil, c'est une belle de nuit. S. Thomas admet un certain travail de l'intelligence durant le sommeil [1]. « La nuit porte conseil » dit le proverbe [2]. Qu'une question reste pendante « il faut dormir là-dessus, il y faudra *songer*. » Les vieux dramaturges ne manquent pas de recommander aux jeunes auteurs « de mettre leur pièce sous l'oreiller. » « Le sommeil travaille, écrivait le P. Gratry... il fait fructifier les germes dans notre esprit... les fruits du travail se concentrent dans le repos, et l'idée se dépose en notre âme comme un cristal, comme un diamant, quand l'*eau-mère* longtemps agitée, vient à dormir [3]. »

B) D'autres fois c'est au *travail subséquent* que revient l'honneur du haut fait qu'on attribue au sommeil. Je comparerais volontiers certains états d'âme

1. Causa hujus, est quod aliqua operatio inchoatur in vigilando et non perficitur, quia non potest anima complete ejus perfectionem cognoscere *propter operationes* ejus et operationes circa simulacra quæ imprimuntur in ea et *movent ipsam*, et non potest dijudicare propter varias occupationes impressas ipsi circa aliqua in vigilando. Si tamen dormit, quia tunc quiescit ab omni occupatione exteriori, convertit se super simulacrum et complet in eis dormiendo, quæ incipit vigilando, et ita acquirit cognitionem per somnum, mediante quo, perficit quod intendit. » (*De divinatione*, I.) Ebauchées la veille, les pensées se retrouvent précisées le lendemain.

2. Les Grecs ne l'appelaient-ils pas Εὐφρόνη ?

3. *Les sources*, ch. III, p. 38 et 39.

à des atomes crochus, mais avec une multitude de crochets; leurs mille entrecroisements peuvent parfois produire des rapprochements imprévus, des alliances qui étonnent, qui, à cause de cela au réveil, restent dans la mémoire, provoquent un travail, des recherches intellectuelles et aboutissent enfin à un résultat satisfaisant, même ingénieux. Ainsi dans les arts, certaines inventions, le verre, la vapeur, dit-on, sont dues à des rapprochements fortuits dont on a su tirer parti. De même dans le rêve, les associations multiples d'idées peuvent devenir occasion de découvertes, si elles présentent des combinaisons nouvelles; mais l'étincelle, l'aperception du rapport original est due à l'intellect éveillé.

Pendant le sommeil notre âme ressemble à une gare, où sur des lignes qui s'entrecroisent voyagent une multitude de wagons, à l'aventure, les uns isolés, les autres se tenant de près : au réveil ils paraissent, ils sont quelquefois accrochés, c'est que la raison s'est hâtée de remettre de l'ordre, de la liaison, crainte d'accidents. Après coup, nous apercevons des rapports entre ces images, nous précisons les formes; le souvenir qui nous reste est assez indéterminé pour se prêter à nos idées présentes, pour entrer dans le canevas que nous arrangeons, afin d'alléger notre mémoire : en définitive nous redressons nos rêves pour les conformer à la réalité.

Nous avons là, semble-t-il, dans le travail antérieur ou postérieur au songe, la *clé du rêve génial*. C'est pendant le sommeil, assure-t-on, que le Dante conçut le plan de la « Divine Comédie; » que Colridge esquissa l'un de ses poëmes; c'est en dormant que Voltaire eut l'idée de la « Henriade. » Laplace et nombre de mathématiciens trouvaient au réveil des solutions de problèmes. Dans les mêmes conditions Tartini composa sa sonate du Diable. Cardan, Paracelse,

Bacon, Condillac, et Burdach se vantent d'avoir trouvé des lumières dans les rêves de la méridienne, les uns pour leur philosophie, le dernier pour sa physiologie [1]. Au rapport d'Abercrombie, après s'être bien cassé la tête à rechercher la cause d'une erreur de « *six livres* » un caissier se coucha désolé; en rêvant il retrouva et la cause de l'écart et toutes les circonstances du fait.

Toutes ces illuminations se rapportent bien à chaque disposition d'esprit. Jamais Tartini n'aurait inventé en rêve l'hypothèse cosmogonique de Laplace.

Il serait sage aussi de n'accepter qu'avec preuve les légendes qui courent sur ce sujet, ou du moins de ne pas les prendre au pied de la lettre. La vanité ne dort pas dans le sommeil; nous prendrions volontiers pour des chefs-d'œuvre des élucubrations plus ou moins banales. « Je crus une fois, en rêve, avoir écrit une magnifique pièce de vers latins; quelques-uns de ces vers me restaient en mémoire [2] après mon réveil: je m'aperçus que *ce n'était que des vers d'Horace* horriblement estropiés [3]. »

Prétendre que le sommeil donne des intuitions, des envolées sublimes, des vues supérieures, ce serait déraisonner éveillé pour prouver qu'on raisonne mieux endormi. *Nous subissons nos rêves, nous ne les dirigeons pas et s'il nous arrive d'en profiter, ce n'est que par un travail précédent ou rétrospectif. L'anarchie de l'imagination ne saurait être plus favorable au progrès que la monarchie de la raison.* Si nous étudions maintenant les *facultés appétitives*, nous le reconnaîtrons, les *instincts* qui sont comme des *habitudes innées* et les *habitudes* qui sont comme des *instincts acquis*, reprennent dans le sommeil tout leur

1. V. Max Simon : *Le monde des rêves*, ch. IV.
2. Et c'étaient sans doute les meilleurs.
3. A. Maury, p. 161. cf. Delbœuf, *Le somn. et les rêv.*, p. 223 et suiv.

empire. « Nous commettons, en imagination, des actes répréhensibles, des crimes mêmes dont nous ne nous rendrions jamais coupables dans la vie réelle ». Nous suivons nos penchants « sans que la conscience nous retienne bien que parfois elle nous avertisse[1]. » Les *passions* sont plus fortes parce que d'une part la sensibilité n'est point diminuée, et au contraire parfois surexcitée, et d'autre part la volonté est amoindrie ou même annihilée. La *responsabilité* est donc nulle, à moins qu'on ne se soit mis exprès dans des conditions propres à fournir telle nature de rêves. Quand, au contraire, on a contracté l'habitude de faire prédominer la raison, l'honneur, les nobles sentiments, la conscience morale semble reparaître dans les songes, tantôt avec approbation, tantôt avec menace, ne laissant point la vertu sans un vif sentiment de satisfaction, ni le vice sans la honte : c'est une *conscience automatique*, plus sévère parfois que la conscience réfléchie : elle nous jette dans des peccadilles, dans des cruautés effroyables qui vont jusqu'à nous réveiller en sursaut[2]. De liberté[3] il n'est pas question dans les rêves, car la liberté implique l'entier exercice du jugement, toute une délibération, impossible dans cet

1. A. Maury, p. 113.

2. Mais ordinairement nous ne trouvons rien à opposer à telle imagination, à tel désir, aussi l'image s'objective, nous l'allons voir, et le désir s'actifie. Ecoutez S. Augustin : « Somnia venerea... sequitur motus carnis quem *casti vigilantes cohibent et refrænant*, dormientes autem ideo non possunt, quia non habent in potestate quæ admoveatur expressio corporalis imaginis quæ discerni non possit a corpore » 12e liv. *La Genèse*, c. xv, et ailleurs (*Confessionum*, lib. X, c. 30) : « Ubi est tunc illa ratio, quæ talibus suggestionibus resistit vigilans ?... Et unde sæpe etiam in somniis *resistimus, nostrique propositi memores*... nullum talibus illecebris adhibemus assensum ? »

3. V. là-dessus Richard de Middletown, 1o quodlibeti quæstio XVII.

In somno non sit meritum nec demeritum. Suarez, tract. IV, *de Oratione*, l. II, c. 19.

Toutes les hystériques éprouvent des troubles dans la vision, dans l'accommodation, dans la perception des couleurs ; l'acuité visuelle est affaiblie, le champ visuel (que M. P. Janet appelle spirituellement « le baromètre de l'hystérie », p. 74) est rétréci. Quand la malade n'est pas temporairement borgne ou aveugle, elle ne voit pas beaucoup de choses à la fois, ou encore elle aperçoit toujours M. X.., jamais M. Y. Elle le croit du moins, car, on l'a prouvé, à l'entour du champ visuel conscient s'étend une zone où se produisent réellement des sensations « subconscientes [1]. »

Le sujet voit sans le savoir. Ainsi dit-il ne pas distinguer le vert : une roue de Newton avec des secteurs rouges et verts tourne, et il voit comme vous un disque gris blanc. Une autre fixe un carré rouge, qu'il prétend voir gris ; ce qui ne l'empêchera pas d'apercevoir comme image consécutive un carré vert [2].

Un carton vertical entre les deux yeux, la malade est en face d'un tableau ; sur le tableau est une phrase. L'œil droit fermé, elle ne distingue pas les lettres. L'œil gauche fermé, elle lit avec hésitation les caractères placés à droite de l'écran. Les deux yeux ouverts, elle lit tout. M. Parinaud [3] a trouvé un certain nombre de sujets achromatopes de chacun des deux yeux dans la vision monoculaire et qui cependant distinguaient très bien les couleurs dans la vision binoculaire.

Devant une échelle de caractères typographiques, l'œil fermé, une hystérique prétend ne rien voir, et pourtant à son insu, sa main anesthésique écrit (v. plus loin) certains mots de l'échelle : le sujet les perçoit donc « l'ouverture de l'autre œil ne fait que rendre cette perception consciente [4]. »

1. Janet, p. 29 et suiv.
2. Pitres, I, p. 94 et suiv.
3. *Annales d'oculistique*, 1878, mai-juin.
4. A. Binet, *les Altérat. de la pers.*, p. 120.

La perte d'un sens n'accroît pas d'ordinaire l'acuité des autres[1].

S'il vous arrive de fermer les rares fenêtres que les hystériques possèdent encore sur le monde extérieur, si par exemple vous leur bouchez les oreilles, si vous leur fermez les yeux, il se produit chez elles une sorte d'obnubilation générale, comme un anéantissement de l'activité ; elles s'affaissent et s'endorment.

L'électricité, l'aimant, certains métaux transfèrent, d'un côté à l'autre, la vision, l'audition, tout comme la sensibilité tactile.

Enfin il s'établit une suppléance, une communication entre un sens qui paraît frappé d'impuissance et un autre en activité. Ainsi une excitation non sentie par le toucher déterminera dans la vue une hallucination[2] correspondante.

Pour vous en donner à vous-même la démonstration, vous disposez votre sujet de façon que la tête placée derrière un écran, il ne voie pas sa main anesthésiée ; vous prenez ce membre et vous lui faites écrire un mot, ou bien vous imprimez à l'un des doigts un nombre déterminé de mouvements. Vous demandez ensuite ce qu'a fait la main. Le malade n'en sait rien, il n'a rien senti, absolument rien : c'est d'ailleurs chose entendue, puisque cette main est insensible. Mais si vous lui demandez de penser un mot, de choisir un nombre au hasard, après quelques instants (car, chez les hystériques, la perception subit souvent un retard) il pensera précisément au mot que sa main vient d'écrire, il choisira juste le nombre des mouvements que vous avez imprimés à son doigt. Et à l'observation que vous lui ferez, qu'il a dû sentir ces mouvements,

1. Binet, p. 121.
2. Gilles de la Tourette, remarqua à diverses reprises, que « les hallucinations se présentent toujours du côté qui est le siège de l'hémianesthésie. » p. 550.

il vous répondra : Non, mais je *vois* le mot, le chiffre « comme s'il était écrit à la craie sur un tableau noir. » Et cette image *vive* est souvent extériorisée.

Ainsi, chez ces malades, l'impression cutanée ou musculaire est perçue sous forme d'une image visuelle. Il y a, si l'on veut, une *transposition de sens*, ou mieux entre la vue et le toucher une association qui présente ceci de particulier : l'impression tactile, directe mais *inaperçue* de la conscience, suscite l'impression visuelle seule consciente. C'est une association entre deux états, le premier inconscient, le second conscient[1].

Ainsi l'hystérie amoindrit et fausse les perceptions.

Qu'il s'agisse des impressions douloureuses ou tactiles, ou visuelles, ou auditives, la répartition de la sensibilité dépend non pas tant de l'état des organes que des caprices de l'imagination. Elle est modifiée par les attaques, l'ivresse, le sommeil, l'hypnose, la suggestion, la rêverie, l'attention, les aimants, les métaux[2], etc. qui peuvent la déplacer, l'augmenter, la diminuer, la supprimer, et sans que le sujet en ait cure ou même connaissance. L'anesthésie hystérique est *mobile*, souvent *contradictoire*, toujours *psychique*. C'est, dit M. Pierre Janet[3] une *distraction* mais plus grande, plus durable, plus tenace, qui se produit sans que rien attire ailleurs l'attention, et qui, rétrécissant le champ de conscience, rend les sujets incapables de rattacher à leur personnalité ou entre elles certaines sensations.

1. *Cf. Revue philosophique*, février 1889, art. de M. A. Binet sur les *Altérations de la conscience, passim*, surtout p. 151 ; son livre, 2e p. ch. VI. Les sujets interrogés avec précision sur l'écriture inconsciente de leur main insensible, répondent presque tous « qu'ils se voient écrivant, » p. 149.

2. Pierre Janet, p. 21-27.

3. P. 36-41.

### § 4. — Troubles de la motricité.

Les sens ne fournissant plus les données nécessaires pour diriger, préciser et rectifier les mouvements, il en résulte des perturbations dans la motricité. Comme le mouvement est lié à la perception, le trouble ici entraîne là le trouble. Chez une personne normale, le mouvement est encadré de représentations. Avant qu'il s'accomplisse nous formons pour lui un modèle constitué par des images visuelles, tactiles, musculaires, etc. Pendant qu'il s'accomplit nous le surveillons par la vue, par l'ouïe, par le toucher, etc. : il faut qu'il soit exécuté suivant le modèle fourni, et pour cela il y a un travail de coordination, de direction et, au besoin, de rectification.

L'hystérique étant anesthésié de tel membre, les sensations tactiles, musculaires de ce membre, efférentes ou afférentes, se trouvent neutralisées : il ne lui reste plus guère que des images visuelles pour se représenter et pour exécuter une action avec cet instrument insensibilisé. La vue, à son tour, n'est pas très développée, et s'il vous prend fantaisie de supprimer encore cet agent d'information et d'action, vous réduisez l'hystérique à l'état d'un entrepreneur à qui vous demanderiez une construction après lui avoir enlevé et les plans, et l'architecte, et le contremaître, et jusqu'à son dernier ouvrier.

Comme « stigmates permanents » on remarque chez les hystériques que la main est maladroite, que les genoux fléchissent, que le pied butte aisément ; elles sont sujettes à des aphonies transitoires. Le pouvoir moteur perd de sa précision, de sa rapidité, de sa complexité, de sa force. Les mouvements sont *pénibles, lents, hésitants, entrecoupés d'innombrables arrêts*. N'essayez pas d'obtenir d'une hystérique plusieurs actes compliqués. « Dès que je veux regarder, disait l'une d'elles, je cesse de danser, et dès que je veux danser, je ne peux plus regarder [1]. » De même, quand elle veut manger, il faut qu'elle ne pense qu'à cela : parler ou écouter l'embrouillerait; tout autre mouvement ou sensation simultanée la troublerait, l'arrêterait.

Il lui est même difficile de penser à ses deux mains. Serre-t-elle un dynamomètre? La force de contraction diminue sensiblement lorsque, au lieu de presser alternativement de la droite et de la gauche, elle agit des deux simultanément. Lui commandez-vous deux mouvements symétriques, quoiqu'elle ait soin de rapprocher ses mains pour les manœuvrer de concert, la main anesthésique sera toujours en retard, ou diminuera le nombre ou l'amplitude de ses mouvements.

La force peut rester intacte, mais elle échappe à la volontaire disposition du sujet qui la possède sans la gouverner, sans pouvoir l'appliquer quand, où, comment, autant qu'il voudrait; c'est surtout l'effort conscient qui est affaibli [2], curieuse particularité (et qui démontre l'influence de la vision et de la lumière sur le mouvement volontaire) : certaines hystériques ne peuvent *mouvoir leurs membres qu'en les regardant*. Ch. Bell est un des premiers qui ait constaté ce phénomène : il s'agissait d'une hystérique qui allaitait son enfant : elle était anesthésique à gauche et toutes les fois qu'elle tenait du bras gauche son nourrisson, si elle cessait de le regarder, l'enfant était en danger imminent de tomber. Depuis, on a publié un grand nombre d'observations analogues.

En perdant la vue de ses membres insensibles, celle-ci perd la conscience de leur position, elle ne sait plus s'ils sont étendus ou fléchis, elle ne sent plus

1. Pierre Janet, p. 155.
2. *Ibid.*, p. 163.

les mouvements que leur imprime l'expérimentateur.

Celle-là continue sans voir le mouvement commencé avec le secours de la vue, mais elle ne se sent pas écrire ni coudre; elle veut, elle ordonne le mouvement, mais elle ne sait pas si la main obéit; immobilisez-vous les doigts, elle s'imagine quand même continuer son travail.

Quelques malades sont réduits par l'obscurité à une impuissance presque complète. « Les uns, malgré les plus vives sollicitations, ne parviennent pas à tirer la langue ou à se lever, ou à ramener en avant la main placée derrière leur dos; d'autres, qui forment la transition, n'exécutent les mouvements qu'avec une extrême lenteur : il leur faut plusieurs secondes pour fermer le poing... Ils ne peuvent tenir un objet les yeux fermés; s'ils sont surpris par la nuit sur une chaise, ils sont incapables de se lever et de faire un mouvement; ils sont atteints d'une sorte de paralysie nocturne qui s'efface avec le retour de la lumière [1]. »

On a remarqué que les hystériques habituellement fort remuantes tombent dans le repos et le mutisme si on vient à leur bander les yeux.

Cependant au défaut de la vue, une image visuelle vivement représentée, ou une sensation tactile peuvent apprendre au sujet la position du membre à remuer. Chez L... « l'hallucination visuelle du bras en mouvement, quand elle a les yeux fermés, provoque le mouvement à gauche du côté anesthésique, mais ne le provoque pas à droite du côté sensible. Pour amener le mouvement du bras droit, il faut l'hallucination tactile et musculaire du déplacement de ce bras [2]. » Elle est *visuelle* à gauche, *motrice* à droite.

1. A. Binet, *Revue philosophique*, mai 1888. M. Féré dans son livre *Sensation et mouvement* a bien montré que la *lumière* est pour les hystériques un excitant physiologique nécessaire.

2. P. Janet, *De l'automatisme*, p. 149. *Etat mental des hyst.* p. 181.

Nous avons constaté, parmi les troubles de la sensibilité, l'impuissance à bien *localiser* les sensations; une aberration analogue se rencontre dans la motilité. Les hystériques souvent ne savent pas mobiliser tel membre. M. Pierre Janet a communiqué à la *Société de psychologie physiologique* (séance du 31 mars 1890) une observation intéressante. A M..., une grande hystérique, il dit : levez les mains, elle lève les mains; remuez les jambes, et elle les remue. Agitez la main *gauche* et elle ne sait pas.... elle remue le petit doigt au lieu du pouce.... elle fait bien le mouvement demandé, mais du bras droit au lieu du gauche et réciproquement, sans paraître s'en apercevoir. D'autres ne peuvent pas remuer un bras sans faire avec l'autre le mouvement symétrique; ou bien « les muscles exécutent des mouvements précisément inverses de ceux que le malade voudrait faire [1], » la main s'ouvre au lieu de se fermer, le bras se trouve tendu quand on voulait le fléchir.

Ainsi les perturbations portent sur l'étendue, la vitesse, la durée, la complexité, la force et la direction du mouvement. Comment les expliquer? M. A. Pick de Prague (dans un travail sur la conscience musculaire, 1892) prétend que le malade mis en expérience est tout occupé à fermer les yeux, à détourner la tête et cette *distraction* le rend incapable de rassembler les images et les forces nécessaires pour exécuter le travail commandé. L'impuissance motrice serait donc due à la distraction et au rétrécissement du champ de conscience (p. 178). Cette interprétation n'est point pour déplaire à M. Pierre Janet [2]. Il remarque seulement que « l'anesthésie ajoute quelque chose à la distraction générale. Le sujet, quoique distrait, peut faire les mouvements du côté sensible sans regarder,

1. Briquet, *Traité de l'hystérie*, 1859, p. 311.
2. *État mental*, p. 178.

mais il a besoin de regarder pour sortir de sa distraction, beaucoup plus forte quand il s'agit de son côté insensible. » Ce savant et original auteur complète sa théorie, ou plutôt en propose une autre, et sans choisir cette dernière (peut-être, après tout, n'y a-t-il pas à choisir); il rattache la paralysie à l'amnésie, et celle-ci à l'anesthésie, due elle-même à la distraction[1]. Le malade est devenu incapable de faire entrer dans sa conscience personnelle, de se rappeler la représentation totale du mouvement demandé. Comme le mouvement extérieur n'est qu'une manifestation de cette image, tant que cette représentation préliminaire ne se produit pas, le mouvement réel n'est pas non plus produit; à moins qu'un autre sens venant à suppléer à cet oubli, ne fournisse avec des images d'un autre genre, une représentation du mouvement à faire, représentation qui est déjà un commencement d'exécution.

De même que dans le membre anesthésié d'une hystérique peuvent se produire des *sensations inconscientes*, nous l'avons vu plus haut, de même ce membre peut être le siège de *mouvements inconscients* plus ou moins compliqués. Les actions reflexes, habituelles, automatiques qui n'exigent pas pour leur mise en train ou leur adaptation, un effort d'attention, une synthèse actuelle et nouvelle d'images, se font aussi bien et mieux même qu'à l'état normal.

Les plus simples à obtenir sont des mouvements de répétition. Au bras, à la main, aux doigts insensibles et dissimulés à l'hystérique par un écran, on fait exécuter un va-et-vient régulier, des flexions et des extensions, puis on abandonne le membre au milieu de sa course... qu'il continue et reprend. Le membre est raide; et le mouvement est mécanique; parfois il gagne le membre symétrique. Et l'hystérique ne s'aperçoit de rien ni du mouvement imprimé par l'expé-

1. *Automatisme*, p. 350, *Etat mental des hyst.*, p. 179.

rimentateur, ni de sa docile répétition, ni de cette contagion motrice, « car le mouvement reste subconscient alors même qu'il a pour instrument un organe sensible [1]. »

La répétition des mouvements graphiques est plus curieuse encore. Faites tracer un trait, une boucle : et la main anesthésiée, sans fatigue, sans impatience, sans changement, dessinera ce trait, cette boucle cent fois et davantage. Dans des lettres d'hystériques, il n'est pas rare d'observer « le bégaiement de la main, » les *m* ont quatre jambages, les *u* trois, une même lettre *sss* se répète. Vous priez ce malade d'écrire dix fois la même lettre, puis de s'arrêter, mais voilà que bien malgré lui, sa main continue d'écrire, et pour en finir avec cette obsession, il lui faut jeter la plume.

Si vous faites répéter un mot en altérant grossièrement l'orthographe (connue du sujet), au moment où la main arrive à la lettre inexacte, il y a hésitation, puis tantôt reproduction servile, tantôt correction. Parfois il suffit de conduire la main pour les premières lettres d'un mot, au lieu de les répéter, elle les complète.

« Lorsque le sujet tient un crayon dans sa main insensible, il suffit souvent de tracer avec une pointe mousse des chiffres, des caractères quelconques sur le dos de la main pour que bientôt après le crayon reproduise tout cela ; il se produit alors quelque chose de plus qu'une répétition de mouvement ; c'est une traduction ; les sensations cutanées sont traduites en leurs équivalents graphiques. De même, si l'on place le sujet hystérique devant une échelle typographique à une distance, (qu'on trouve par tâtonnement), où il ne peut pas lire le tableau, il n'est pas rare de voir la main reproduire les caractères que le sujet se dit incapable de déchiffrer. Naturellement, si on augmente

1. A. Binet, *les Altérations de la personnalité,* p. 94 et suiv.

trop la distance du sujet au tableau, la main s'arrête et n'écrit plus rien du tout. Il peut donc s'opérer une traduction de certaines sensations visuelles inconscientes en leurs équivalents moteurs [1]. »

La simple répétition est évidemment automatique, et s'explique par la persistance de l'idée-motrice évoquée au milieu d'une détresse psychique où rien ne la gêne, où rien ne la chasse. Les autres phénomènes impliquent une perception réelle mais ignorée du sujet, un souvenir, un acte intelligent; quelqu'un a compris et exécuté ce qu'on demandait. Il arrive même si le mot est un ordre: « levez-vous», qu'il deviendra le point de départ d'une série de pensées, de gestes, et d'actes adaptés qui le réaliseront. Peut-on trouver une preuve plus convaincante de la *force* des *idées*? ou encore de la liaison naturelle de l'*idéation* et du *mouvement*?

« Lorsqu'on [2] se contente de pincer ou de piquer avec une épingle le membre anesthésique... on ne provoque ni réaction motrice appréciable, ni mouvement de défense ou de fuite. Pour que l'excitation soit suivie d'une réponse, il faut qu'elle renferme l'indication du mouvement à produire. Servons-nous d'une comparaison qui éclaircira peut-être les idées: des impressions simples provoquées par une pointe de compas ou d'épingle sont comme des lettres isolées, a, b, c... qui n'éveillent aucune idée, tandis que les impressions complexes d'une boite, d'un porte-plume, etc., sont comme des mots qui suggèrent un sens défini.

» Nous plaçons dans la main droite d'Amélie Cle... une boite d'allumettes; selon un dispositif commun à toutes les expériences, un écran vertical empêche la malade de voir sa main; au bout d'un instant de contact, la main droite entoure la boite, la palpe, parait

1. A. Binet, *les Altér.*, p. 91 et suiv.
2. A. Binet, *Revue philos.* février 1889, p. 142 et suiv. reproduit dans *les Altérations de la personnalité.*

la reconnaître, pousse en dehors le tiroir qui contient les allumettes, en prend une, la frotte contre les parois de la boîte, l'allume, et la tient allumée, en l'inclinant un peu; à mesure que la flamme s'avance, les doigts reculent, comme s'ils fuyaient devant la chaleur, et, quand la flamme approche à l'extrémité de l'allumette, les doigts se desserrent et l'allumette tombe; il ne se produit aucun geste de douleur, mais la chute de l'allumette paraît avoir été voulue et déterminée par la crainte de la brûlure. » Et cependant la malade ne se doute pas de ce que fait sa main : c'est une action machinale, inconsciente.

M. Babinski demande à une hystérique de penser à un nombre, puis tandis que la malade s'occupe d'autres sujets, lui, derrière l'écran, prend la main insensible, soulève le doigt à diverses reprises; quand arrive le nombre pensé, le doigt se raidit.

Vous priez le sujet de penser à une personne, à une chose, à un chiffre, vous lui mettez un crayon dans la main anesthésique, il ne le remarque pas; cette main, placée dans l'attitude de l'écriture écrira le nom de cette personne ou ce nombre, quoique l'attention du sujet soit portée ailleurs et qu'il s'entretienne avec vous de toute autre chose.

M. Pierre Janet a obtenu de la sorte des lettres assez longues, correctes et signées; il a même fait faire des multiplications assez compliquées par cette main inconsciente, pendant que la personne hystérique lui racontait l'emploi de sa journée et répondait aux questions sans se douter de l'opération automatique qu'elle faisait. Notons cependant que, laissée à elle-même, à sa propre initiative, si l'on peut ainsi dire, la main anesthésique reprenait toujours la même lettre la même opération[1], affaire d'habitude évidemment et de routine inconsciente.

1. *Automatisme*, p. 263.

M. Beaunis indique[1] une expérience intéressante, qui peut réussir même en dehors de l'hystérie. Le sujet cherche à se rappeler un nom, une date...; il l'a sur le bout de la langue, mais le mot ne vient pas. Si vous lui mettez un crayon dans la main habituée à l'écriture automatique, il peut arriver qu'il écrive le nom ou la date qu'il n'a pas trouvé à prononcer. Ne nous arrive-t-il pas de nous en remettre à l'habitude de notre main pour retrouver l'orthographe du mot? Quoi qu'il en soit, n'est-elle pas étonnante et instructive cette sorte de désagrégation mentale, de fractionnement du moi en chaînons qui semblent d'abord isolés, puis se réunissent en deux chaînes collatérales qui ne sont pas sans lien entre elles. Il y a, chez certaines hystériques, comme deux vies qui courent l'une à côté de l'autre, comme deux consciences, deux pensées qui coexistent et semblent s'ignorer. Est-il légitime d'en conclure l'existence de deux personnes chez cette personne? Le personnage principal communiquant avec l'extérieur par la parole et les divers mouvements volontaires et conscients ; le personnage secondaire « subconscient » communiquant avec le dehors par l'écriture automatique de la main anesthésiée. On s'est plu à différencier, et jusqu'à opposer ces deux prétendues personnalités. D'aucuns en ont même découvert une troisième, voir une quatrième ; ces individus constituant une sorte de République et profitant de la faiblesse du monarque tombé en état d'hystérie ou de somnambulisme et dorénavant incapable de ramasser en une seule main les rênes du gouvernement, profitant, dis-je, de l'occasion pour proclamer l'anarchie et l'indépendance.

Plus loin nous discuterons cette manière de voir.

Dès maintenant, comme explication partielle du phénomène, indiquons l'inégale *facilité et rapidité*

1. *Les sensations internes*, p. 133.

dans l'évocation ou la reconnaissance des diverses sortes de *souvenirs*; l'inégalité de vitesse aussi dans la transmission des différentes *sensations* ou des différents *mouvements. L'inconscience des opérations* de la main est due, sans doute, à la faiblesse de la mémoire musculaire dans les membres anesthésiés ; elle oublie à mesure[1]. Quant à la multiplicité des actes que produisent d'une part la main insensible qui écrit et d'autre part la bouche qui vous parle sur un autre objet, il me paraît que parfois elle pourrait être attribuée au retard des opérations dans les membres anesthésiques : la main exécute maintenant ce qui lui a été ordonné il y a cinq minutes, et qui est sorti de l'esprit. Je me représente une phrase écrite ; à cette représentation visuelle vient s'ajouter lentement l'image motrice graphique qui tout à l'heure, quand elle aura parcouru, sans se presser, le chemin obstrué dans le membre insensible, finira par déterminer le mouvement de la main, mais l'esprit mobile « n'y est déjà plus » et manœuvre avec d'autres troupes. Cette image motrice graphique n'est plus consciente précisément parce que, à ce moment, l'esprit est occupé ailleurs.

De même qu'à l'amoindrissement de l'effort volontaire répond une certaine exagération des mouvements automatiques ; de même qu'après ou avec l'hypoesthésie on constate de l'hyperesthésie, ainsi après ou avec les *paralysies* on observe des *contractures*. La plus légère excitation cutanée ou musculaire, un frôlement, un rien amène la rigidité dans un membre. Tantôt un bras est violemment étendu, ou les doigts, invinciblement pliés, tantôt les muscles de la jambe se

1. Ceci n'étonnera pas, si nous rappelons que plus un rêve est *vécu*, plus il est oublié vite et radicalement. La force qui se dépense au dehors dans l'action d'écrire par exemple, ne peut pas se retrouver à l'intérieur emmagasinée dans la mémoire.

raidissent tous à la fois, le pied se tourne en dedans ou en dehors et constitue ce qu'on appelle *le pied bot hystérique*. C'est à ces rigidités plus ou moins temporaires qu'on a donné le nom de *contractures*. Elles ne sont généralement accompagnées ni d'effort, ni de fatigue. Point d'effort non plus pour garder longtemps sans tremblement la même attitude au membre anesthésique : mettez les deux bras d'une hystérique en croix, bientôt le bras sensible retombera tandis que l'autre restera comme oublié en l'air. Ce membre raidi, vous essayez de le plier, de le déplacer : vainement. Cependant M. Pierre Janet le touche, et voilà que sous ses doigts il devient d'une souplesse, d'une légèreté incroyables : ce bras pour vous, est en contracture, pour lui en simple catalepsie [1].

### § 5. — Troubles dans la mémoire[2].

Beaucoup des troubles jusqu'ici constatés proviennent de la mémoire : caprices, suggestibilité, analgésies, paralysies. Ne liant pas le passé au présent, les hystériques ne mettent point d'unité dans leur conduite, elles vivent au jour le jour, à peine capables de comprendre ce qui se passe actuellement autour d'elles. « Les envoie-t-on faire une commission, elles reviennent au bout de quelques heures, sans avoir rien fait, ayant tout à fait oublié le but de leur sortie. »

1. Pierre Janet, *Etat mental*, p. 186 et suiv. « En soulevant le bras insensible, on peut au moyen d'*un tour de main spécial*, le faire retomber ou le maintenir levé, » (A. Binet, *les Altér*. p. 100.) Un peu plus loin, (p. 107) : « Chez certains sujets, le bras qu'on lève pour le mettre en catalepsie, ne reste levé que si *c'est l'expérimentateur habituel* qui le tient ; le contact d'une autre personne peut être reconnu et distingué, car souvent l'ordre d'une autre personne n'est pas obéi. » On retrouve donc ici la suggestion avec ses indications presque imperceptibles d'une part et ses élections si délicates de l'autre.

2. Nous nous contenterons de résumer ici l'étude de M. Janet, l'*Etat mental des hystériques*, ch. II.

Leurs amnésies sont ou systématisées, ou localisées, ou générales.

Elles oublieront par exemple ce qui a rapport à leur famille, à telle personne ; G... oublie l'anglais, B... les noms propres et appelle tout le monde Marie. D'autres ont des oublis moteurs ; elles ne savent plus prononcer telle catégorie de mots, ou encore elles perdent les images motrices qui président à tel mouvement, à la marche, à la couture, à l'écriture, — et l'amnésie produit la paralysie.

Dans les amnésies localisées, les événements dont le souvenir est perdu appartiennent à une même période de la vie du malade : une lacune plus ou moins envahissante s'étend sur le temps d'une attaque, sur ce qui l'a précédée ou suivie.

M. Janet me semble avoir assez démontré que ces amnésies tenaient à des anesthésies, et qu'il suffisait de restaurer tel état de la sensibilité pour ressusciter l'état de mémoire correspondant[1].

Enfin Weir Mitchell a publié (en 1889) un cas d'amnésie à peu près générale. Mary Reynolds se réveilla, après une attaque hystérique, « comme un être entrant pour la première fois dans ce monde » ; il fallut tout lui réapprendre.

Au lieu de porter sur l'évocation, sur la reconnaissance du souvenir, l'accident porte souvent sur sa constitution : l'hystérique est incapable d'agréger à son moi, d'unir à son passé, de s'assimiler les impressions présentes, de fonder des souvenirs pour l'avenir. La synthèse ne se produisant pas ne se reproduira pas. M... est dans le service de l'hôpital depuis un an : elle n'a rien vu, rien compris, elle connaît à peine les infirmières qui la soignent : « singulière année, dit-elle, pendant laquelle il ne s'est rien passé ».

Une autre entreprend un roman. Après une jour-

1. P. 116 et suiv.

née de lecture, elle en est à la première page qu'elle a relue cinquante fois, et elle ne sait de quoi il s'agit. C... se décrit ainsi : « je cause avec quelqu'un, et dès qu'il a le dos tourné, je ne sais plus avec qui, ni de quoi j'ai parlé ».

Cette impuissance à établir ou à rétablir un souvenir est l'analogue de la *distraction*. « Il y a des distractions de mémoire comme des distractions de sensations, et elles amènent des oublis comme celles-ci produisaient des anesthésies. « B... a une grande colère contre moi ; si je cherche a discuter le motif de son dépit, elle se fâche de plus en plus : je n'ai qu'à lui parler d'autre chose, et au bout d'un instant, elle suit cette nouvelle idée et a complètement oublié la première[1] ». Inversement en concentrant, en dirigeant, lorsqu'on le peut, l'*attention* du sujet, on arrive à faire disparaître l'oubli comme l'insensibilité. Dans les amnésies comme dans les anesthésies, l'*influence de la pensée*, de l'attention est considérable. Mais laissée à elle-même l'hystérique est aussi indifférente aux lacunes de son passé, qu'aux impressions du présent. Dans ces différents cas le souvenir se produit réellement, mais il n'est point perçu ni rattaché à la personnalité : il est *négligé* — on ne s'en occupe pas.

La preuve qu'il existe d'une manière subconsciente, c'est qu'il peut se manifester à l'insu de l'hystérique, c'est qu'on le retrouve « dans les rêves, dans le sommeil hypnotique, dans les actes irréfléchis, dans l'écriture et la parole obtenus pendant que le malade est distrait par une autre opération consciente[2]. »

### *Conclusion sur l'état mental des hystériques.*

Le champ de conscience, dans l'hystérie, est diminué comme le champ visuel. « Une hystérique, dit

1. P. 107.
2. P. 109.

M. P. Janet, pense peu de choses, mais le peu qu'elle pense, elle ne le connait pas mieux pour cela, car les sens qui lui restent sont diminués de toute façon, et elle n'a que des notions fort confuses des objets même qu'elle regarde [1]. »

Et dans son récent ouvrage le même auteur revient à la même pensée. « Il y a un rétrécissement de l'esprit pour les actes, comme pour les sensations et les images ; la diminution de la puissance de synthèse intervient pour modifier les actions comme pour transformer la sensibilité et la mémoire... » Qu'il s'agisse des actes anciens (moins altérés) ou des actes nouveaux, « l'altération porte surtout sur une synthèse actuelle... la *perception personnelle des actes*, l'assimilation des actions nouvelles à la grande notion de la personnalité ancienne. Cette lésion est la lésion fondamentale de l'esprit des hystériques [2]. »

Et enfin : « Résolution rare et pénible, mouvements volontaires lents et difficiles, attention réduite, impuissante.., doute et inintelligence pour les idées nouvelles, et en même temps impulsions irrésistibles, continuation monotone d'une même action habituelle, besoin de commandement et de direction, et docilité exagérée, ce sont là des caractères en apparence variés qui dépendent tous d'une même lésion de l'esprit : l'affaiblissement ou la disparition du pouvoir personnel [3]. »

### *Analogies de l'hystérie et de l'hypnose.*

Les phénomènes hypnotiques ressemblent à certains phénomènes hystériques.

Pour éviter toute apparence de parti pris, nous laissons la parole aux maitres.

1. *De l'automat. psych.* p. 196.
2. *Etat mental des hystér.* p. 155.
3. *Ibid.*, p. 161.

M. Pitres observe que dans la phase délirante ou finale de l'attaque hystérique, « les malades se trouvent dans un état identique ou tout au moins très analogue à l'état d'hypnotisme provoqué ». Dans les deux cas, ils ont l'aptitude « à conserver les membres immobiles dans des positions incommodes pendant un temps fort long et sans fatigue ». « Nous parlâmes à la malade et elle nous répondit; nous lui suggérâmes des illusions et des hallucinations sensorielles qu'elle accepta sans aucune résistance. »

Enfin tous les symptômes de l'hypnose se retrouvent soit dans les attaques hystériques, soit chez les hystériques à l'état de veille. Si tous les hystériques ne sont pas hypnotisables, tous les hypnotisables sont plus ou moins névropathes. En définitive, l'hypnose est « un état morbide artificiel et temporaire dont les symptômes très variables et parfois très complexes sont identiques à ceux de l'hystérie [1]. »

M. Gilles de la Tourette [2] soutient les mêmes idées, il souligne l'influence de la suggestion chez les hystériques sur leur organisme, il reproduit par suggestion tous les accidents et phénomènes de l'hystérie, il constate que dans l'hypnose les urines subissent des modifications chimiques semblables à celles qu'on observe dans l'hystérie. Quant à l'état mental, c'est dans les deux cas la même mobilité, les mêmes contrastes, les mêmes déchéances, apathies et lacunes, les mêmes propensions brusques et intempestives; il va jusqu'à dire : « la caractéristique de l'hystérie, c'est la suggestibilité ».

M. Charles Richet [3], après avoir établi un curieux parallèle entre les *hystériques* et les *hachichés*, le poursuit avec les hypnotisés, et à travers des différen-

1. 10e, 29e, 62e leçons.

2. *Traité de l'hystérie*, t. I, p. 30, 75, 233, 406, 431, 438, 493, 530, etc.

3. *L'homme et l'intelligence*, p. 124 et 261 à 296.

ces négligeables n'a pas de peine à démêler au fond, le même type, pauvre de pensée et de volonté, monoïdéiste et automate, chez qui le mouvement est toujours en accord parfait avec l'idée et réciproquement.

M. Pierre Janet constate que les anesthésies, amnésies, aboulies, paralysies présentent les mêmes caractères et s'expliquent de même façon dans l'hypnotisme et dans l'hystérie.

« Toutes les crises (hystériques), dit-il, sont identiques, même dans leurs variétés et leurs détails, à telle ou telle forme de somnambulisme complet ; les accidents postérieurs à la crise, contractures ou paralysies, sont comparables aux suggestions posthypnotiques ; tous les signes, anesthésies ou tares diverses qui persistent entre les crises, sont de la même nature que les signes caractéristiques de l'hémi-somnambulisme. Les crises sont d'ailleurs des états modifiables par l'influence morale, comme les somnambulismes eux-mêmes et les contractures postérieures à la crise se défont, comme s'effacent les suggestions posthypnotiques. On peut par suggestion changer la nature d'une crise, comme on change celle d'un somnambulisme... Bien mieux, les crises sont modifiées naturellement par imitation comme les somnambulismes. Trois hystériques qui avaient des crises fort différentes.., avaient été réunies dans une même salle. Je fus tout étonné de voir qu'elles avaient confondu leurs symptômes et qu'elles avaient maintenant toutes les trois, la même crise, avec les mêmes mouvements et le même délire, les mêmes invectives contre le même individu [1]. » Une autre prenait dans sa crise les postures des tableaux qui étaient dans sa chambre [2].

« Il est tout simple, dit encore M. Janet, que *l'on*

1. *De l'automat. psych.* p. 448.
2. *Ibid.*, p. 52.

*retrouve le souvenir de la crise dans certains somnambulismes* [1], spontanés ou provoqués, et que même les crises puissent être complètement remplacées par des somnambulismes, car ce sont des états absolument du même genre. »

---

# CHAPITRE X

## L'ALIÉNATION MENTALE

SOMMAIRE. § 1. *Les dégénérés* : 1° les faibles d'esprit, imbéciles ou idiots, 2° les déments, 3° les disproportionnés et les originaux, 4° les obsédés. — § 2. *Les fous* : 1° le maniaque, 2° les mélancoliques, 3° les monomanes. — § 3. *Phénomènes mêlés à la folie* : 1° délire, 2° hallucinations, 3° altérations de la personnalité, 4° passions et folie, 5° le fou après sa guérison. *Conclusion.* Ressemblances du fou et de l'hypnotisé.

Nous ne prétendons pas essayer une étude sur l'aliénation, ce qui dépasserait notre cadre et nos forces, ni assimiler complètement l'hypnotisé et l'insensé. Nous voulons simplement glaner de ci, de là chez les aliénistes, et montrer que la gerbe ainsi recueillie pouvait tout aussi bien être ramassée dans le champ de l'hypnotisme.

L'*aliénation mentale* est l'altération de l'intelligence. Elle peut être constitutionnelle et quantitative, c'est la *dégénérescence*, ou fonctionnelle et qualitative, c'est la *folie*.

### § 1. Les dégénérés.

Le caractère commun aux dégénérés est la désharmonie, la disproportion entre certaines facultés avortées et d'autres hypertrophiées.

L'intelligence, l'attention, le jugement, la volonté

1. M. A. Binet a démontré la réciproque, Voir *Altér. de la pers.* 1° et 2° p. *passim*. Voir aussi P. Janet, *Etat mental*, p. 100 et suiv.

énergique et persévérante, les sentiments élevés manquent, pendant que l'imagination, la mémoire, les bas instincts sont parfois très développés.

Cette défectuosité mentale est produite

Par un arrêt de développement chez les faibles d'esprit, imbéciles ou idiots,

Par une déchéance chez les *déments*,

Par une déséquilibration chez les *originaux*,

Par un épuisement chez les *obsédés* (impulsion, aboulie).

Commençons par les

### 1° *Faibles d'esprit.*

Imbéciles, idiots, voilà les principales catégories. Entre elles les nuances sont difficiles à saisir. L'imbécile est plus développé, mais aussi plus infatué, plus paresseux, plus indiscipliné, plus pervers, plus menteur, plus dangereux : c'est un anormal à corriger ; l'idiot est plutôt un incomplet à développer [1]. Cependant à prendre les choses en gros, chez les deux le sentiment, la pensée, le vouloir [2] restent engourdis : rien d'élevé, de sérieux, de suivi. Incapables de culture, en proie aux plus bas instincts, sujets à des contractures, à des tics, à la cécité, à la surdité, au mutisme, à des insensibilités surprenantes [3], à des apathies prolongées, à des impulsions subites, à une crédulité sans pareille, tels sont ces malheureux obtus :

1. D'après Seguin, *Traitement moral des idiots*, l'intelligence serait normale mais ne s'exercerait pas faute de volonté : les idiots ne seraient pas faibles d'esprit, mais faibles de volonté. Il me parait que toutes les facultés sont atteintes et comme décapitées.

2. Ils se déchirent, se mutilent sans rien sentir ; le toucher est de tous les sens le plus souvent et le plus profondément insensible.

3. Les idiots profonds et les crétins complets n'ayant même pas l'instinct de conservation, puisqu'ils sont incapables de rechercher les aliments et d'éviter le danger, nous n'en parlons que pour mémoire : ce sont à peine des *automates végétatifs*.

physionomie hébétée, lèvres entr'ouvertes, pas une étincelle ne vient éclairer leur regard.

Cependant quelques idiots ont une certaine finesse de vue et d'ouïe, qui leur donne de petits talents particuliers en musique ou en dessin, d'autant plus remarqués qu'ils tranchent davantage sur l'indigence des autres sens littéralement bouchés ou obtus.

A ces aptitudes artistiques se joignent parfois d'étonnantes qualités de mémoire et d'imitation [1]. Il en est qui retiennent un air pour l'avoir entendu une fois.

« Un imbécile, rapporte Griésinger, se rappelait le jour de chaque enterrement fait dans une paroisse, depuis trente-cinq ans. Il pouvait répéter avec une invariable exactitude le nom et l'âge des décédés, ainsi que les gens qui conduisaient le deuil. En dehors de ce registre mortuaire, il n'avait pas une idée, il ne pouvait répondre à la moindre question et n'était pas même capable de se nourrir. » Certains idiots qui ne peuvent faire les calculs les plus élémentaires, répètent sans broncher toute la table de multiplication... Un garçon de quatorze ans, presque idiot, avait eu beaucoup de peine à apprendre à lire. Il avait, néanmoins, une facilité merveilleuse pour retenir l'ordre dans lequel les mots et les lettres se succédaient. Si on lui donnait deux ou trois minutes pour parcourir une page imprimée dans une langue qu'il ne connaissait pas ou traitant de questions qu'il ignorait, il était en état d'épeler de mémoire les mots qui s'y trouvaient, absolument comme si le livre était resté ouvert devant lui. L'existence de ces mémoires partielles est un fait si commun [2] qu'on en a tiré parti pour

1. L'imitation alors à peu près automatique, a une préférence pour ce qui est mauvais ou malfaisant; mais c'est ce qui les rends *suggestibles*.

2. *Psychologie de l'idiot et de l'imbécile*, par P Sollier, Alcan 1891, particulièrement p. 266.

l'éducation des idiots et des imbéciles [1]. « Un idiot atteint de la *rage* raconta un fait assez compliqué dont il avait été témoin longtemps auparavant et qui semblait n'avoir fait aucune impression sur lui [2]. »

Cette mémoire, la bizarrerie de rapprochements disparates et parfois la vivacité de leurs reparties ont fait le succès des *bouffons* qui égayaient les rois et les courtisans désœuvrés.

Tous sont incapables d'attention, aussi M. Sollier classe-t-il les faibles d'esprit en trois catégories, selon que l'attention est *absente*, *faible*, ou *instable* [3]. Cela tient, dit-il, à leur état affectif et à l'impuissance d'arrêt et cela mène d'une part aux coq à l'âne, de l'autre au vagabondage : les imbéciles en effet sont réfractaires au travail et à la discipline.

Les idiots ont parfois des idées fixes qui ont toujours pour objet un besoin égoïste à satisfaire. « De même que chez les enfants, le doute qui suspend l'action est rarement leur fait. La première impression suffisant à déterminer leur jugement, *que ne vient contrebalancer aucune idée contradictoire*, ils ne font aucune réflexion et l'acte suit le jugement à la façon d'un véritable reflexe [4]. »

Incapables de réflexion, ils ne vivent pas en eux-mêmes, mais au dehors, uniquement occupés de ce qui frappe leurs sens appauvris, dominés par un excès d'objectivité, rien au dedans pour l'opposer au peu qui vient de l'extérieur. Griesinger étudiant cette détresse psychique, a judicieusement défini l'idiotisme : « *un état de l'esprit où l'appréciation vraie des faits est impossible faute d'idées de contraste.* » Les imbéciles, les idiots, les crétineux sont des monoïdéistes, ou peu s'en faut.

1. Ribot, *Mal. de la mémoire*, p. 103-104.
2. Griésinger, *Traité des maladies mentales*, p. 431.
3. *Psychologie de l'idiot et de l'imbécile*, par le Dr Paul Sollier, p. 101 et suiv.
4. Sollier, *op. cit.*, ch. I et IV.

2° *Déments.*

La démence (sénile, paralytique) est une déchéance intellectuelle et morale. D'abord il survient une incapacité de travail et de suite : on ne peut rien terminer; un manque de précision et des maladresses incroyables : on fait des fautes d'orthographe, des erreurs de calcul, on gâche son travail, on estropie les mots, on n'achève pas ses phrases, les conversations sont décousues, la parole troublée, barbouillée, traînante, épelée manifeste des lacunes dans la mémoire. Les déments rabâchent les mêmes histoires, s'égarant dans les mêmes détails, perdant le fil de leur discours. La perte des souvenirs suit une marche invariable, inverse de l'ordre d'acquisition [1] : d'abord les faits récents moins adhérents, puis les idées, enfin les sentiments et les gestes. Ziehen attribue à cette amnésie envahissante l'impuissance à localiser les sensations : vous piquez le sujet, il le sent, il peut vous le dire, mais il ne sait plus où.

Le malade ne sait plus ce qu'il vient de faire, ou ce qu'il venait faire, il se perd dans les rues, et devient incapable de se conduire; il est « tombé en enfance », puéril en tout, mobile, crédule, malpropre, sans consistance, sans cohérence; il oublie ses amis, ses proches, ses enfants, leur âge, leur nom, leur nombre; il radote de plus en plus, répétant toujours les mêmes mots et de la même intonation : il est réduit à la vie végétative. Parfois l'activité automatique survit assez longtemps à la ruine intellectuelle et morale : le dément emplit ses poches de chiffons, de cailloux qu'il ramasse partout, et même, par un reste d'habitude, il peut encore se livrer à des distractions plus ou moins compliquées, lire les journaux, jouer au billard, aux dames, aux cartes.

1. *Id.* p. 211.

Voilà donc la volonté annihilée, l'esprit rétréci de plus en plus : lamentable déchéance ! puis l'hébétude, l'insensibilité, l'inertie complète, le coma, la mort.

3° *Les disproportionnés et les originaux.*

Les *déséquilibrés* sont des êtres hétérogènes qui rassemblent en leur personne des éléments contradictoires, l'excitation et la torpeur, une certaine délicatesse et limpidité sur un point, avec de grossiers aveuglements sur d'autres. On admire leur imagination brillante, leur émotivité maladive, on leur souhaite la rectitude du jugement, la continuité de la volonté, le sens moral. Utopistes, ils entreprennent tout et ne terminent rien et leur vie sans cesse recommencée n'est qu'une sempiternelle contradiction entre la richesse de leurs moyens et la pauvreté des résultats. Point d'unité, point de résolution, point de stabilité : déplorable prédominance de la spontanéité sur la réflexion et la volition.

Les *originaux* se signalent par des excentricités : bizarres leurs vêtements, leur coiffure, leur marche, leur parole, leur manière de voir : jamais ils ne pensent, ne sentent, n'agissent comme tout le monde : ils s'absorbent dans les recherches ridicules, collectionnent des objets insignifiants, cultivent, avec passion, telle espèce de fleurs, d'oiseaux, de chats, s'exaltent pour des riens, s'éprennent de mesquineries, négligent les choses importantes.

4° *Les obsédés.*

Les *obsédés* sont lésés dans leur pouvoir d'action ou d'arrêt : consciemment mais vainement et avec anxiété, ils essaient de *transformer une idée en acte* (aboulie), ou de *chasser une idée qui toujours revient*, s'impose et se réalise (impulsion). Ce sont encore et surtout des monoïdéistes.

On entend par *aboulie*, l'impuissance de la volonté sur les organes, une sorte de paralysie, ou plutôt une rupture de communication entre elle et les organes : la volition existe, mais à l'état statique, incapable de passer à l'acte.

Un malade du docteur Billod[1] après avoir écrit de sa main une procuration, l'avoir signée, se vit tout d'un coup dans l'*impossibilité de parapher* ; cent fois, il exécute au-dessus du papier les mouvements nécessaires, cent fois la volonté rétive ne peut ordonner à ses doigts d'appliquer la plume sur le papier ; et le système musculaire était intact et fonctionnait régulièrement pour tout le reste. » Un autre ne pouvait marcher qu'accompagné ; autrement il restait planté là, incapable d'aller en avant, en arrière ou de côté.

L'une des formes les plus fréquentes consiste dans l'impossibilité de *se lever*, ou de s'asseoir, ou de monter.

Esquirol[2] parle d'un jeune homme pris de folie, qui ne pouvait de lui-même, ni se coucher, ni s'habiller, ni manger, et qui, une fois guéri, se souvint et raconta qu'une voix intérieure lui disait d'un ton impératif et menaçant : « Ne bouge pas ou tu es mort ! » N'était-ce pas là une auto-suggestion?

Impuissante à produire un mouvement, la volonté est quelquefois impuissante à l'empêcher.

Nous avons parfois l'esprit traversé par des idées folles, mais nous les combattons en leur opposant des idées, des forces contraires; mais l'impulsion peut revenir plus puissante, plus obsédante, tout en restant consciente : les aliénistes citent des cas nombreux d'individus tourmentés de l'envie de tuer un parent, un ami et qui se constituaient prisonniers dans un

1. Ribot, *Maladies de la mémoire*, p. 161.
2. *Annales médico-psych.*, t. X, p. 172-191.

asile, pour échapper à l'obsession. J'ai lu, qu'à un barbier, il prenait parfois des envies folles de couper la gorge à ses clients et qu'il ne pouvait résister que par la fuite. Le docteur Cullerre raconte le trait suivant : « Une honnête mère de famille que j'ai soignée et guérie, entendait une voix intérieure qui lui commandait de faire mourir ses enfants et de se tuer ensuite. Elle combattit longtemps ; mais un jour, vaincue, malgré l'horreur que lui inspirait un tel crime, elle administra à ses trois enfants une infusion d'allumettes chimiques et se réserva pour elle-même un verre de pétrole. Quelques hypnotisés transigent avec leur suggestion. Elle transigea, elle aussi, avec son impulsion irrésistible, et proportionnant la dose du poison à l'âge des petits enfants, elle fit infuser trois allumettes pour l'aîné, deux pour le cadet et une seulement pour le troisième, encore au berceau [1]. » Non moins fréquente est la propension au suicide, à l'incendie, au vol, à la boisson, à la débauche.

Le docteur Tissié étudie un sujet en train de devenir aussi célèbre que sa compatriote Félida. *Albert*, hystérique sans apparence de folie, est le type de « *l'aliéné voyageur*. » Un jour, ce singulier individu était descendu dans un hôtel d'Agen. « Le lendemain matin, le domestique vient le faire lever à cinq heures : « Pourquoi donc ? » lui demande-t-il ? Il apprend qu'il en a donné l'ordre la veille afin de pouvoir prendre le train de Lectoure. « Va pour Lectoure ! » et il s'habille à la hâte, comme quelqu'un qui a une affaire en jeu et qui va manquer le train. Il arrive à Lectoure, *voit* une route bien droite devant lui, et *lit* « *Auch* » sur le poteau indicateur. Le voilà partant à pied pour Auch. Le lendemain, souffrant beaucoup de la tête, il se dirige vers Nérac ; plus il marchait vite, plus sa tête se rafraîchissait, il avait fait vingt-quatre

1. Cullerre, *Magnét. et hypn.* p. 263.

kilomètres en deux heures (*Les rêves*, par le docteur Tissié, p. 130).

L'idée fixe, au lieu d'avoir pour effet une propension irrésistible, se manifeste souvent par des *peurs* ou des *doutes*. Celui-ci appréhende jusqu'à l'angoisse, les objets pointus, cet autre les morceaux de verre, et la crise naît à la seule idée ou au simple souvenir de cet objet. Toute pareille est la crainte anxieuse des lieux, des places, des précipices, des sommets, de l'eau, de la solitude, de la société, des maladies, etc., (toutes les *phobies*).

Tous ces malades cherchent au dehors un appui, soit physique, soit moral, qui aide leur volonté chancelante à résister à l'obsession. Ainsi celui qui est tourmenté par l'agoraphobie traversera les plus grands espaces vides, s'il est au bras de quelqu'un, s'il a une canne, s'il rase les murs...

Ainsi agissent aussi les *douteurs*, fatalement tourmentés par des interrogations indéfinies, ce que Falret appelle « le supplice de la question », ou par des scrupules, ou par le besoin de compter, par exemple les arbres d'une route, ou les boutons de tous les gilets qu'ils rencontrent. Pour calmer leur indécision sans cesse renaissante, ils sollicitent une affirmation étrangère ; si elle ne leur suffit pas, ils se remettent à ruminer leur ridicule problème, à recommencer leur calcul, à marmotter les mêmes phrases.

Qu'elle se manifeste par une propension ou par une appréhension, l'obsession est « toujours une sorte de *monoïdéisme* pathologique, consistant dans l'envahissement de l'esprit par *une* idée automatique sous l'influence d'une diminution de la volonté d'arrêt [1]. »

### § 2. — Les fous.

La folie est une perturbation accidentelle, inconsciente et plus ou moins durable de la raison.

1. Régis, p. 267.

Généralisée et retentissant dans l'ensemble de l'être, avec excitation, c'est la *manie*; avec dépression, c'est la *mélancolie*.

Spécialisée à la sphère intellectuelle son domaine propre, c'est la *monomanie* ou folie systématisée.

Après avoir décrit rapidement chacun de ces états, nous noterons leurs traits communs.

1° *Le maniaque.*

La manie est une excitation désordonnée des idées, des sentiments et des actes : le fonctionnement des facultés, soustrait au contrôle de la volonté s'opère au hasard, vite et sans frein : la puissance d'arrêt manque complètement. « Une personne... rentrée en complète possession de son bon sens me disait se rappeler que durant sa folie, elle voyait une foule de choses... qu'elle n'avait jamais tant pensé, si vite et sur des sujets si différents [1]. » Tous ou presque tous les maniaques guéris se rappellent exactement les détails de leur accès. Les idées se pressent, s'entassent, se mêlent sans trêve, sans lien. Un rien devient le point de départ en tous sens d'une multitude d'images, de rêves les plus divers, les plus fantastiques. En un moment, le malade se croit médecin à Saragosse, président des Etats-Unis, éleveur en Normandie, journaliste à Paris, à Saint-Pétersbourg, orateur chez les Esquimaux. Le nom ou le visage d'un inconnu lui rappelle tout un monde de souvenirs qui se superposent aux sensations présentes, et il traite en vieille connaissance ce nouveau venu [2]. En sténogra-

1. A. Maury, *Le sommeil*, p. 160.

2. Pinel rapporte, et non sans un attendrissement communicatif, l'observation d'une pauvre folle qui, durant de longues années, entoura de la plus touchante sollicitude une petite idiote, qu'elle prit toujours pour son fils unique, mort sous les drapeaux. Il en est qui s'obstinent à reconnaître dans un étranger leur plus intime ami et *vice versa*.

phiant les discours incohérents d'un maniaque, on peut parfois saisir le lien factice qui rattache les mots prononcés et partant les idées associées : la moindre assonance y suffit, ou bien ce mot suit l'autre parce qu'il commence comme finissait le précédent [1].

Même mobilité, même diffusion, même incohérence dans les impressions et les actes, dans les paroles, les chants, les gestes, les écrits. Parfois, leurs productions présentent ici ou là quelque valeur [2]. Le malade est sujet à des impulsions instantanées, porté à briser, à déchirer, à renverser. Dans les manies intermittentes, les accès reviennent toujours identiques.

La force musculaire est généralement accrue dans ces accès : jointe à la multiplicité des images, elle donne un sentiment de plénitude, de présomption incomparable. La tête du maniaque lui paraît le centre le plus lumineux du monde.

Ainsi le maniaque est impuissant à enrayer, à prolonger, à diriger une idée ou un mouvement. Dans l'aboulie le sujet ressemble à un mécanicien qui s'efforcerait de mettre en branle une machine, sans charbon, ni feu, ni vapeur; dans la manie, ne retrouvant plus le bouton qu'il faudrait presser, il assiste, affolé, aux mouvements de sa machine détraquée. Celui-là ne pouvait détourner son attention, celui-ci ne peut la fixer, la retenir sur un point. Cette volubilité d'idées et d'images dans toutes les directions empêche la *simultanéité lente*, nécessaire à la raison pour *comparer*, *pour opposer* : veut-elle amener à sa barre l'accusé et les témoins pour prononcer un jugement, elle n'est pas encore assise sur son siège que tous ont disparu, remplacés par d'autres tout près de disparaître à leur tour; surprise, désorientée, elle n'a pas les éléments

1. Maury, p. 127.
2. Ce sont des traits de génie comme on en rencontre dans les rêves.

d'un jugement, elle ne monoïdéise même pas : lorsqu'une idée dure un peu plus que les précédentes, aussitôt se manifestent les *impulsions* dont nous avons parlé.

2° *Les mélancoliques.*

La mélancolie est une perturbation générale, absorbante et dépressive de la raison.

Les idées sont limitées, *fixées sur un sujet triste* : ruine, déshonneur, damnation, culpabilité surtout. La tête baissée, les bras pendants, les traits contractés, les gestes lents, la voix basse et dolente, inertes par apathie ou préoccupation avec des accès de violence ; retours brusques mais passagers à l'énergie : il faut les habiller, les lever, les faire marcher, manger et boire; hantés par la tristesse et le remords, ils désireraient mourir, à condition que la mort arrivât toute seule. Leurs membres froids, à demi contracturés gardent la position où on les met ; ils resteraient des jours, des semaines, immobiles comme une statue.

Ils éprouvent de singulières *illusions internes*, ils se croient le cœur pétrifié, les intestins en verre, etc. Mais surtout ils sont *hallucinés* à peu près constamment : ce sont des voix qui les accusent, les menacent, des scènes épouvantables.

3° *Le monomane.*

Éprouvant en soi des troubles étranges, car son corps, son esprit *fonctionnent malgré lui, automatiquement*, sentant se modifier ses rapports avec le monde, le sujet se replie inquiet sur lui-même, il se retire au dedans et s'enfonce dans une analyse douloureuse : tout ce qui se dit, se fait, se passe autour de lui, *a trait à sa personne*, à sa nouvelle situation : tout et lui-même se concentrent sur cet état douloureux et cela, à bien y réfléchir, ne date pas d'aujourd'hui et il retrouve dans le passé tel incident futile qui lui semble bien significatif : il ramène à son point l'extérieur, l'intérieur, le passé : c'est toujours du monoïdéisme.

Dans la seconde période, il imagine une explication qu'il ne pensera même pas à contrôler tant elle est évidente, une explication de ses souffrances et de cette attention universelle, il formule son délire : ces chuchotements, ces menaces, ces secousses, ces odeurs, ce goût étrange de tous les aliments qu'on lui sert... tout cela se rattache à un complot ourdi contre lui : il est *persécuté* : voilà le thème ; le diable, la police, la république, les jésuites, ou les francs-maçons, voilà l'ennemi.

Mais il s'agit de se défendre, de se venger. « Malheur à celui qui m'en veut. » De *persécuté*, le monomane devient *persécuteur*, et le danger est grand, car le malade est en pleine possession de ses moyens : il combinera son coup avec une patience, une adresse, une astuce, une cruauté, un sang-froid qui dérouteront les plus habiles, rien ne sera laissé à l'imprévoyance et à l'absurdité, rien, pas même sa défense s'il est pris. D'autres fois sous l'influence d'une hallucination, d'*une impulsion subites*, il frappera au hasard le premier venu.

Après la période d'analyse subjective, après le délire systématisé de persécution, vient la *transformation de la personnalité*. Si on le persécute avec tant d'acharnement, décidément c'est qu'il est quelqu'un, et quelque hallucination ou suggestion finira par lui révéler son origine divine, ou royale, son titre nobiliaire, etc. Le persécuté-persécuteur est devenu *mégalomane* : il se fabrique des parchemins, des décorations, des oripeaux, des attitudes, des poses en rapport avec le personnage qu'il joue.

### § 3. Phénomènes mêlés à la folie.

Nous n'avons parcouru que les aliénations simples; mais ces états se mêlent ou se compliquent d'autres maladies.

Il nous reste à faire quelques remarques sur des phénomènes, très fréquents dans l'aliénation mentale, qui touchent de plus près à notre sujet : le *délire*, les *hallucinations*, les *altérations de la personnalité*. Nous y ajouterons quelques mots sur les *rapports des passions avec la folie* et sur les *souvenirs du fou après sa guérison*.

1° *Le délire*.

Notons-le d'abord à l'encontre de ce qu'on croit généralement, l'aliénation mentale « a bien plus souvent son origine dans les sentiments que dans les idées, dans la partie affective que dans la partie intellectuelle de notre nature... ; les qualités morales changent plutôt et plus constamment que les facultés intellectuelles. Avant de manifester des idées extravagantes, les individus qui couvent l'aliénation mentale *ne sont plus les mêmes* envers leur famille, envers leurs amis, envers les personnes de leur connaissance.. ; le délire des actions est très fréquemment méconnu, tandis que le délire du langage est facilement jugé [1]. »

Le délire moral, ou cet ensemble de sentiments ou de tendances maladifs, existe seul dans les folies raisonnantes.

Le délire même intellectuel n'est pas toujours absurde. Les idées peuvent même très bien se suivre ; elles seraient sensées, si elles n'étaient hors de propos.

Ces troubles dans l'esprit s'accompagnent toujours

1. Falret, art. *Maladies mentales*. *Dictionnaire de médecine usuelle*.

de troubles dans la motilité: intonations insolites, hoquets, tics, spasmes, tremblements. Certaines sensibilités sont exaltées, d'autres diminuées, elles passent même souvent par ces deux états ; en général les fous supportent très facilement le chaud, le froid, la fatigue, l'électricité, les opérations; les troubles vaso-moteurs sont fréquents aussi : une légère excitation mécanique détermine des rougeurs persistantes quelquefois même la dermographie.

2° *Hallucinations.*

L'hallucination existe sans la folie et la folie sans l'hallucination.

Cependant l'hallucination est un des symptômes les plus alarmants de la folie, et explique les plus étranges phénomènes de l'aliénation.

L'hallucination se produit surtout chez les mélancoliques et les persécutés. Elle peut affecter tous les sens, particulièrement l'ouïe (la surdité n'est pas un obstacle, au contraire), quelquefois avec un caractère différent suivant le côté, la vertu se réservant l'oreille gauche par exemple et le vice s'installant dans l'oreille droite.

Ces perturbations dans la connaissance sensible ont leur retentissement dans la connaissance intellectuelle.

Comment s'étonner qu'avec des *matériaux* ainsi détériorés, avec des données aussi faussées, des sens pervertis à ce point, l'esprit parvienne à se rendre compte des choses, à porter des jugements raisonnables et conformes à la réalité ?

C'est un mathématicien qui fait usage d'une fausse table de Pythagore : ses solutions ne seront justes que par le plus grand des hasards, une erreur en moins compensant une erreur en plus.

Non seulement, l'insensé objective ses conceptions, mais il *mêle et confond le réel et l'imagination*.

« En 1847, sur un vapeur autrichien... je rencontrai... un monomane et je le pris pendant la route comme sujet de mes observations. Il se plaignait d'être en butte à des persécutions ; c'est là, l'éternelle histoire de ces malheureux. Il me parlait d'un certain juif qui l'avait ruiné et en voulait à sa vie. Pour preuve de l'acharnement de cet implacable israélite, mon fou m'assurait qu'il l'entendait vociférer à ses côtés : « Tenez, me dit-il, l'entendez-vous ? il me parle. » Je n'entendais rien : « il me dit des injures » et ici il me cite des jurements italiens à lui adressés... Cette fois j'entendis tout de bon ; ces jurements étaient simplement ceux que prononçait à l'instant un des matelots du bord ; ils avaient cessé que le malheureux les entendait encore ainsi que d'autres plus effroyables [1]. »

Chose plus curieuse encore, le fou prend du réel seulement les choses qui peuvent entrer dans le cadre dessiné par son imagination.

« Parlez en présence d'un insensé de choses étrangères à l'objet de son délire, il ne vous entend pas et ne s'aperçoit même pas quelquefois de votre présence ; mais si quelque mot vient à s'échapper de vos lèvres, qui s'accorde avec le sujet de sa monomanie, son oreille éveillée le recueille et en alimente son délire [2]. »

A. Maury cite un trait qui nous suffira pour voir que l'imagination, non seulement objective ses personnages, mais *réalise les sensations qu'elle se représente*, ou *annihile des impressions réelles*. Hallucinations positives, hallucinations négatives, rien ne manque.

1. Maury, *op. cit.* p. 158.
2. A. Lemoine, *op. cit.* p. 275.

Un médecin polonais lui a cité l'exemple d'un fou qui s'imaginait avoir sur la tête un énorme bois de cerf. On lui fit croire qu'on allait le lui couper, et, pendant l'opération simulée, il poussa des cris comme s'il eût éprouvé une douleur réelle. *L'idée* provoquait donc une sensation aussi puissante que la réalité [1].

Et, notez-le, les réalités attristantes laisseront l'aliéné complètement indifférent ; le docteur Foville, à Charenton, le docteur Drouet, à l'asile de Vaucluse [2], ont été frappés de cette impassibilité de leurs fous, pendant le siège de Paris : ou ils restaient étrangers aux événements extérieurs, ou ils les ajustaient à leur propre délire.

### 3° *Altérations de la personnalité.*

Les troubles de la personnalité, conséquences des hallucinations, des perturbations de la mémoire, de la sensibilité et du caractère, sont très fréquents chez les aliénés. La folie produit une transformation, une révolution dans les habitudes et les tendances : à l'avarice succède la prodigalité ; à la piété, l'irréligion ; à la réserve, des propos et des poses obscènes ; à l'affection, la froideur ou la haine ; à la modestie, un orgueil démesuré ; à la timidité, la forfanterie. Nous avons vu comment le persécuté devenait mégalomane. Celui-ci n'est rien autre que le Très-Haut, celui-là la Trinité, se fait servir trois couverts et voit tout triple autour de lui. Un autre se contente du rôle de César ; beaucoup de généraux ; les ministres n'y manquent pas.

La folie circulaire ou à double forme, caractérisée par des périodes d'excitation maniaque et de dépres-

1. Maury, *op. cit.*, p. 359.
2. *Annales médico-psychol.* janvier 1872, p. 83. A l'incendie de l'asile de Montréal, (5 mai 1890), beaucoup de fous n'auraient pas fait un pas pour échapper à la mort.

sion mélancolique, se succédant selon un ordre invariable établit un tel contraste que la personnalité primitive se divise et constitue deux personnages nouveaux, non seulement distincts mais ennemis. Une folle de Charenton examinée par Ritti[1] changeait de condition du jour au lendemain, tantôt fille de sang royal et fiancée à un empereur, tantôt humble plébéienne et tristement mariée. Dans une troisième phase elle s'imaginait être un homme, démocrate avancé, prisonnier politique.

Une vieille compatriote de A. Maury, s'imaginait être morte... ce qui ne l'empêchait pas de déguster son chocolat tous les matins. Elle trouvait cependant parfois la chose un peu étrange, mais elle ajoutait simplement : « On a fait, depuis peu, tant de découvertes, qu'il n'est pas étonnant qu'on ait trouvé le moyen de faire déjeuner les morts. »

De se croire mort tout en déjeunant, à se croire deux ou trois, il n'y a pas loin : le dédoublement simultané de la personnalité n'est pas plus impossible que le dédoublement successif. L'aliéné sent remuer dans ses entrailles un chat, un serpent, un démon, un ange ; dans son cerveau, une mouche, une araignée ou l'ombre de M. X... ou de M. Y... Ces personnages grandissent, encombrent le moi, lui font concurrence, finissent par le supplanter : la personne est alors vraiment *aliénée*. Cet homme ne s'appartient plus, il ne sait ce qu'il est, ni ce qu'il dit, ni ce qu'il veut, ni où il est, ni avec qui il est.

Mais c'est principalement par les hallucinations soit *motrices verbales*, soit *auditives*, que s'explique aisément le dédoublement simultané du moi.

Le malade ressent dans la bouche et dans le gosier une sorte d'articulation initiale, involontaire ; il comprend le sens des paroles que cet étranger, logé en

1. *Traité clinique de la folie à double forme*. 1883, observ. 31.

lui émet par cet organe emprunté. Très fréquentes sont les hallucinations de l'ouïe. Des voix, inconnues d'abord, se font entendre, un interlocuteur imaginaire entame la conversation, donne la réplique, le malade finit par croire à la présence d'un personnage distinct qui empiète sur son existence. Quand la voix semble sortir du corps même, se produit le phénomène si curieux de l'*écho de la pensée* ; l'aliéné, le persécuté surtout, se plaint qu'on répète tout haut ses pensées, même les plus secrètes, il en arrive à cette conclusion : cette voix qu'il entend en lui appartient à une autre personne qui devine et divulgue tous ses états intérieurs.

En somme ce phénomène parait n'être que l'exagération de la parole intérieure.

4° *Passions et folie.*

« Il est clair que toutes les passions sont du domaine de la folie, car le fou se distingue du sage en ce qu'il se laisse conduire par ses passions, tandis que l'autre prétend les mépriser et suivre la raison. [1] »

La passion est voisine de la folie, son dernier terme et le premier degré d'une monomanie se touchent ; « bien souvent, il suffit d'assombrir les teintes ou d'aviver les couleurs et d'exagérer les traits, pour faire du tableau des passions, le tableau de l'aliénation mentale [2]. »

Trouble moral d'abord, puis intellectuel, voilà une analogie d'origine et de nature ; passions exultantes et passions dépressives d'une part, et de l'autre, folie ambitieuse et folie taciturne, voilà pour la ressemblance des deux types principaux ; la passion est une petite folie, une folie passagère, limitée, consciente.

L'auteur que je citais tout à l'heure, pour montrer

1. Erasme, *Eloge de la folie*, traduction Léjeal, p. 52.
2. Falret, article *Folie* du dictionnaire de médecine usuelle.

la parenté de la passion et de la folie, prend comme exemple l'ambition d'une renommée littéraire : « un jeune présomptueux s'imagine qu'il atteindra la célébrité de Voltaire, et il se livre à l'étude avec ardeur. Il n'y a jusque-là que de la présomption. Bientôt il se met à composer : ses œuvres l'enivrent de satisfaction ; il ne doute plus que son ambition ne soit enfin satisfaite ; il entretient ses intimes de la gloire qui l'attend.. ; un pareil langage ne manquera pas de provoquer la surprise et même de faire craindre quelque trouble dans la raison : toutefois il n'annonce pas l'impossible et quoique la folie soit imminente, elle ne s'est pas encore confirmée. Mais notre métromane ne s'arrête pas en si beau chemin, la célébrité qui l'attendait lui est maintenant acquise ; écoutez les égarements de son ambition satisfaite : les libraires se disputent ses ouvrages ; la presse l'élève aux nues, l'univers est rempli de son nom... *et il n'a rien publié encore*. Voilà l'impossible, voilà le délire. » Effectivement, voilà un homme complétement détraqué.

5° *Le fou après sa guérison.*

Comment le fou guéri envisage-t-il son passé ?

« Les faits de la vie antérieure sont ou bien effacés complètement de la mémoire (ce qui est rare) ou bien ils sont devenus si vagues et si étrangers à l'individu, que c'est à peine s'il peut les reconnaître pour des faits qui lui sont arrivés à lui-même... L'individu qui est guéri de la folie (surtout de mélancolie ou de manie peu intense) se souvient ordinairement des événements qui se sont passés pendant sa maladie et peut souvent rapporter avec une précision et une fidélité surprenantes, les plus petits incidents survenus dans le monde extérieur et exposer dans tous leurs détails les motifs et la disposition d'esprit qui le dirigeaient alors. Il sait aussi souvent décrire chaque geste, chaque mot, chaque changement de physionomie des personnes qui le visitaient [1]. »

### *Conclusions.*

En somme l'aliéné est un *pauvre détraqué* chez qui manquent ou sont affaiblies les *puissances supérieures* de *contrôle* et d'*arrêt*. Presque toujours il *monoïdéise*, jamais il *ne compare* ni ne juge : il ne sait pas mettre l'ordre, l'unité, la cohésion entre l'extérieur et l'intérieur, entre le passé et le présent. *Appauvri et troublé* dans ses facultés sensibles, intellectuelles et morales, il ne trouve rien à *opposer* au *mal* et au *faux*. C'est une sorte d'*automate halluciné*.

C'est bien aussi la psychologie de l'hypnotisé, nous le verrons. Nous avons déjà pu, au cours de cette étude, retrouver dans l'aliénation mentale tous les phénomènes de l'hypnotisé : l'exaltation ou la résolution musculaire, l'analgésie, l'hyperesthésie de certains sens, les impulsions irrésistibles, les paralysies psychiques, les hallucinations positives, négatives, rétroactives, l'électivité, les attitudes passionnelles, les altérations de la personnalité.

La folie à deux n'est-elle jamais le résultat d'une longue et intense suggestion ?

L'action morale du médecin sur les aliénés est, en définitive, une action suggestive à l'*état de veille*. N'est-ce pas encore à cela que se réduisent les effets salutaires de l'asile ? Les obsessions, les mélancolies sans délire, certains phénomènes des folies dynamiques (sans lésion), contractures, paralysies, vomissements, chorée... peuvent être améliorés et même guéris par la *suggestion hypnotique* quand l'aliéné s'y soumet.

1. Griesinger, *op. cit.*, p. 78, cité par Ribot, *Des maladies de la mémoire*, p. 154.

# CHAPITRE XI

## DES IVRESSES

SOMMAIRE. *Définition.* Double phase : 1° exaltation, 2° dépression. — § 1. *L'alcoolisé.* — § 2. *Le haschisché.* — § 3. *Le morphinisé.* — § 4. *Le chloroformé* : trois degrés de dépression. *Conclusion.*

L'ivresse[1] est déterminée par des boissons fermentées et alcooliques, elle l'est aussi par des narcotiques comme le haschisch, le chloroforme, l'éther, l'opium, la belladone, l'aconit, la datura, le laurier, le tabac, la jusquiame, la pomme-vinette, l'ergot de seigle, l'ivraie[2]. Chacune de ces substances donne une ivresse spéciale, mais qui toujours commence par une période d'excitation et finit par la prostration[3].

L'alternance est une des lois les plus générales de la nature et presque tous les grands phénomènes manifestent un mouvement rythmé. Sans parler de l'attraction et de la répulsion, des marées, des périodes géologiques d'affaissement succédant à des soulèvements gigantesques, ne voyons-nous pas le rythme dans les pulsations du cœur, dans les mouvements péristaltiques de l'intestin, etc. ? Pour tous les physiologistes, l'hyperesthésie est le premier pas vers l'anesthésie, la douleur est le début de l'insensibilité[4], l'excitation, la suractivité est l'avant-coureur de la dépression, de l'affaiblissement. Avant de détruire, les poisons surexcitent ; avant de mourir toute fonction semble se raviver. Ce qu'on a appelé l'eupho-

1. Cette question a surtout été étudiée par des médecins russes et américains. Les renseignements abondent pour la partie médicale; il n'en est pas de même pour le côté psychologique.

2. Voir pour les agents enivrants, N. Basset, *Etude physiologique sur l'ivresse*. Paris, Babé. 1893.

3. Cf. Basset, *op. cit.* p. 23-41-43, etc.

rie des mourants est un sentiment de force, d'exubérance, de joie, précurseur inattendu et trompeur de la catastrophe.

Ces deux périodes sont faciles à constater dans tous les états que nous allons examiner.

### § 1. — De l'ivresse alcoolique.

Que se passe-t-il chez le buveur d'alcool?

D'abord une sensation agréable de plénitude se répand dans tout son être ; les membres ont comme perdu de leur poids et de leur raideur : ils se mettent en mouvement sans effort et l'exercice leur plaît ; la bienveillance, l'affection débordante se donnent libre carrière : c'est le moment des effusions, des larmes, des attendrissements, des confidences. L'homme *gai* devient généreux jusqu'à la prodigalité, expansif jusqu'à l'indiscrétion : *in vino veritas.* Le *pouvoir d'arrêt* faiblit, on se donne, on se livre sans réserve. L'intelligence à qui la volonté n'impose plus ni frein, ni règle, se sent plus alerte, plus vive ; l'esprit a toute sa pointe, l'imagination son brillant, la repartie, son à propos et son mordant. Combien d'écrivains, depuis Alcée de Lesbos et Ennius jusqu'à Hoffmann et Alfred de Musset, ont fini par ne plus trouver de verve et d'inspiration que dans l'ivresse.

Les idées étincellent et se pressent tumultueuses ; les visions surgissent et se succèdent rapides, abondantes, imprévues ; de là, cette loquacité devenue proverbiale : « Fecundi, calices quem non fecere disertum? » On devient criard, chanteur, déclamateur, emphatique [1].

Dans cette profusion de mots et d'images, impossible de faire une pause, de fixer son attention sur une de ces idées fugitives [2].

1. Basset, p. 393 et suiv.

2. Une secousse brusque peut parfois suspendre mais passagèrement le délire.

Impossible aussi parfois d'en éloigner une qui, surgissant tout d'un coup, revient sans cesse, comme une note d'appel dans un morceau de musique, et finit par s'imposer. Cent fois l'ivrogne répète la même chose, il tourne à l'*idée fixe* ; il a dans les désirs une insistance qui ne se lasse pas de revenir à la charge. Le seul moyen (encore n'est-il pas toujours efficace) de vaincre son entêtement est d'entrer *dans son idée* pour l'égarer ensuite sur des accessoires [1].

En somme c'est toujours l'attention affaiblie, impuissante soit à chasser soit à retenir ses idées : la volonté n'est plus maîtresse chez elle.

« C'est donc, conclut M. Ch. Richet [2], par la perte de l'attention, la surexcitation de l'imagination et la diminution du jugement que se caractérisent les premiers effets de l'ivresse. »

Dans les intoxications alcooliques, il y a une question de *terrain* et une question de *graine*. Le tempérament d'une part, la substance ingérée de l'autre, donnent à chaque ébriété un caractère spécial [3]. Le vin de Champagne et la bière de Munich ne grisent pas de la même façon. Avec l'absinthe l'explosion est plus hâtive, l'évolution plus rapide, l'exagération des réflexes plus fortes [4]. Ceux qui ont la tête faible s'enivrent pour un rien. D'autres, ceux qui ne *veulent* pas se griser, parviennent à retarder l'ivresse ; il en est qui boiraient toute une journée sans délirer ou du moins sans les signes extérieurs du délire ; ils sont réfractaires au vin, comme d'autres au chloroforme. L'ébriété du *Français* n'est pas celle de l'Anglais. Nous ne prenons ici que les traits communs, et nous pouvons appliquer à l'*ivresse triste* les conclusions de M.

1. Basset, p. 153 et 401.
2. *L'homme et l'intelligence*, Alcan, 1884, p. 95.
3. N. Basset, p. 47.
4. *Les maladies de l'esprit*, par le Dr G. Pichon, chez Doin 1888, p. 186-192.

Richet. Celui qui a le *vin mauvais*, ou qui vient d'absorber trop d'alcool de Silésie, éprouve aussi une *hyperidéation*, mais la fantasmagorie est moins séduisante : ce ne sont plus des idées joyeuses, guerrières, triomphantes ; il gémit, il larmoie, il pleure les misères du monde entier, sanglote, ou bien vous fait longuement la confidence de ses malheurs. Bientôt à la tristesse succède la violence, puis la fureur. Voici le moment de la crise ; susceptible, il s'est irrité pour un rien, il querelle ; l'exaltation monte, monte jusqu'au paroxysme ; le forcené est capable de tout, c'est une machine à destruction. Loin d'avoir perdu son assurance et son énergie, la *force physique est décuplée* ; la pensée éclate en paroles stridentes ; échappée à la surveillance des bons sentiments et des habitudes morales, elle ne fonctionne plus que sous la direction et au profit des mauvais instincts. Plus de retenue, plus de mesure, plus de pitié, plus d'honnêteté : c'est le règne de la brute pervertie, extravagante, enragée, scélérate, monstrueuse. C'est l'heure des querelles sans raison, des rixes sans trêve, ni merci [1], des crimes atroces ; c'est le moment des extravagances, des stupéfiantes destructions : Alexandre assassina Clytus, dans l'ivresse ; les pétroleurs de 1871 étaient des exaltés, mais aussi des alcoolisés.

Ces accès d'ivresse convulsive heureusement n'éclatent pas chez tous les buveurs. Plus généralement l'homme ivre à certains moments se laisse persuader et conduire ; comme le rêveur dupe de ses rêves, il a une croyance entière à ce qu'on lui dit ou à ce qu'il s'imagine voir ; ce développement de la suggestibilité est encore une preuve de l'affaiblissement de la volonté. « Quatre disciples de Bacchus fêtaient la Saint-

1. Despine, *De la folie*, art. IV, ch. II de la 2e partie. Il montre combien est riche en faits de cette nature le martyrologe conjugal.

Lundi et avaient vidé maintes bouteilles, lorsque l'un d'eux propose de pendre le plus ivre de la société ; *ce projet est aussitôt adopté*. On plante un clou au plancher, et l'on y suspend celui d'entre eux qui avait été désigné. Ce malheureux, enlevé dans les airs, s'y balance à la grande joie de ses camarades, qui ne pouvaient contenir leur hilarité à la vue de sa piteuse mine et de ses contorsions. C'en était fait de lui si le maître de la maison n'était entré. Celui-ci coupa la corde fatale, et le pendu en fut quitte pour quelques contusions occasionnées par sa chute. » Et le docteur Despine[1] en prend occasion pour montrer « la facilité avec laquelle les personnes excitées par l'alcool adoptent les idées les plus extravagantes qu'on leur propose... : la pensée *manifestée par un buveur de pendre le plus ivre des quatre est approuvée de suite par eux tous, et l'acte se réalise immédiatement*. Des faits semblables sont très fréquents dans les réunions de buveurs. L'un d'eux propose-t-il un pari dangereux, une plaisanterie inconvenante, une violence à exercer sur quelqu'un, c'est avec la plus grande facilité que sa proposition déraisonnable est acceptée par les autres, quoique ces actes soient tout à fait contraires à leurs sentiments naturels et à leurs habitudes. »

Mais voyons la fin ordinaire. Les tableaux s'appauvrissent, se brouillent, se rembrunissent, la pupille se dilate, les yeux s'obnubilent et se noient, les objets s'entourent de nuages et tremblottent, s'éloignent, se rapprochent, diminuent, se déforment, se métamorphosent comme autant de protées grimaçants. Dans l'oreille, entendez ces bourdonnements, ces tintements insolites, des bruits confus, des voix tumultueuses et terrifiantes. L'ivrogne engage des dialogues avec un interlocuteur imaginaire, il a des *hallucinations* de l'ouïe. Des odeurs désagréables lui montent au nez....

1. *De la folie au point de vue philosophique*, p. 449.

Toutes ces illusions amènent le marasme, toutes ces hallucinations deviennent pénibles, agressives, lugubres, terrifiantes : ce sont des cauchemars ! Plus d'un suicide est venu de là !

Et cependant, la force musculaire s'est affaiblie, à commencer par les mouvements les plus délicats : la parole s'embarrasse, les mains s'engourdissent, plus de précision dans les doigts, mais de l'incertitude et de la maladresse, bientôt les jambes titubent, les muscles du cou fléchissent, le tronc lui-même ne tiendra pas assis ; enfin les mouvements réflexes eux-mêmes disparaissent, la respiration est insensible, le pouls misérable, les extrémités refroidies, la face bleuâtre, tout le corps inerte, sans réaction, insensible à tout excitant [1], comateux ; un sommeil lourd s'appesantit invinciblement sur lui, comme une chape de plomb : c'est plus que de la stupeur, plus que de l'hébétude ; c'est l'anéantissement de l'ivre-mort. Après la période d'*excitation* est venue la période de *dépression* : on a perdu la connaissance, ensuite les facultés motrices ; la sensibilité et les mouvements automatiques eux-mêmes ont fini par disparaître.

L'individu ivre qui peut encore marcher en titubant n'a pas perdu la *mémoire* puisqu'il peut se ramener chez lui, reconnaître sa rue, sa maison, sa chambre.

Mais *généralement*, au réveil, tout *souvenir* de l'aventure est effacé, — et ce n'est pas une des moindres inquiétudes de l'ivrogne, sous les regards railleurs qui lui parlent de mille choses dont il n'a plus nulle idée, de se demander ce qu'il a bien pu faire d'extravagant.

On peut parfois constater *dans une ivresse consécu-*

1. Blandin *amputa* un jour un homme *ivre*, sans que celui-ci s'aperçût de l'opération.

*tive* le *retour momentané de la mémoire*. « Un nègre complètement ivre dérobe des instruments de chirurgie.... Le lendemain il soutient qu'il ne les a pas touchés et les cherche en vain sans pouvoir les retrouver ; deux jours après, on le rencontre ivre de nouveau et on lui parle encore de la perte des instruments. Il réfléchit cette fois, part de suite et malgré l'obscurité va tout droit les trouver dans une boîte où il les avait cachés pendant sa première ivresse [1]. » Falret [2] cite un portefaix irlandais qui ayant perdu un paquet pendant qu'il cuvait son vin, s'enivra de rechef et se rappela où il l'avait laissé.

Amnésies périodiques, suggestibilité, hallucinations, impulsions, idées fixes, affaiblissement de la volonté et de la raison, surexcitation de l'imagination, insensibilité, force musculaire tantôt décuplée tantôt comme anéantie, tous ces phénomènes de l'*ivresse* sont aussi ceux de l'*hypnose*. Nous pourrions poursuivre le parallèle et montrer de nombreux termes de comparaison entre l'*alcoolisé* et l'*hypnotisé* soumis dès longtemps à de nombreuses expériences. Nous retrouverions chez l'ivrogne de profession des troubles de sensibilité et de motricité, anesthésies, contractures, illusions des sens, impulsions incoercibles [3]. « Apathique, indifférent, hébété.... il a *baissé* dans toutes ses facultés intellectuelles, morales et affectives et se trouve *livré* sans défense aux caprices de ses appétits instinctifs [4]. » Nous empruntons un dernier trait à M. Ribot [5] qui, certes, ne visait pas à établir de comparaison entre les deux états : « Le dipsomane...

1. Myers, cité par Janet, *Automatisme*, p. 78.
2. *Dictionnaire encyclopédique de médecine*, t. III, p. 735.
3. Magnan, *Revue scientif.*, 1873, 8 mars, p. 853.
4. La tendance au vol notamment, v. B. A. Morel, *Traité de dégénérescences* ; cf. J. B. Baillière 1857, p. 137. V. d'autres impulsions, dans le Dr Pichon. *Maladies de l'esprit*, p. 188-191.
5. *Maladie de la personnalité*, p. 79.

a *deux vies alternantes* : dans l'une, sobre, rangé, laborieux ; dans l'autre, confisqué tout entier par la passion, imprévoyant, inconscient, crapuleux. N'y a-t-il pas là comme deux individus incomplets et contraires, soudés à un tronc commun. »

### § 2. — Le haschisché.

Le haschisch est un extrait gras de chanvre indien[1]. Chacun en éprouve des effets particuliers.

A faible dose, ces effets « passeraient inaperçus si celui qui doit les éprouver n'était pas sur ses gardes et n'épiait en quelque sorte leur arrivée »[2]. La suggestion n'y serait donc pas tout à fait étrangère.

A forte dose, le poison détermine un délire furieux analogue à ceux de la folie systématique ; et après, une amnésie complète.

A dose moyenne, voici quels sont les phénomènes ordinaires[3] :

Une demi-heure après l'absorption, la tête se prend, la figure pâlit, les yeux s'injectent, les paupières supérieures se gonflent et s'abaissent un peu, les muscles de la face et du cou s'agitent de mouvements fébrilaires, des élancements sillonnent la nuque et le dos, des frissons parcourent le corps. On éprouve des envies de remuer, mais on marche sans tituber ; la respiration est calme, mais la *déglutition difficile* ; on est pris d'un rire nerveux, prolongé, et de tout cela résulte un sentiment de bien-être ; le malade se croit couché sur de moelleux tapis, ou bercé sur des nuages.

Une sorte de vapeur monte dans les jambes, dans le corps, dilate le cœur et pousse en haut, sans toute-

1. Voir les détails de sa préparation dans J. Moreau (de Tours) : *Du Haschisch et de l'aliénation mentale*, (Paris, 1845), p. 8.

2. *Ibid.*, p. 47.

3. Théophile Gautier, *Le club des Haschischins*. L'auteur avait essayé, il y a quelque cinquante ans, de mettre cette ivresse à la mode. Avec Balzac, Gérard de Nerval, on faisait des *agapes* au haschisch.

fois produire les constrictions et étouffements de l'*aura* hystérique. Quand elle redescendra, ce sera la fin de l'accès. Mais c'est au moment où elle gagne la tête que la crise bat son plein et alors est porté au superlatif le sentiment *qui dominait l'âme au moment de l'ingestion* : ordinairement un sentiment agréable puisque c'est pour multiplier un plaisir qu'on se haschische. On peut en effet, d'après M. Moreau, orienter à l'avance le délire vers un but déterminé.

Alors, dans l'esprit émerveillé, ruissellent, lumineuses, rapides, des milliards d'images aux splendides couleurs. Elles crépitent comme un bouquet de feux d'artifice, c'est aussi féerique que désordonné. A ces flots de lumière se mêlent des parfums suaves, des harmonies délicieuses. *L'espace et le temps s'enflent* démesurément, et l'accès qui dure quelques secondes, au plus quelques minutes, paraît s'être prolongé des siècles — les haschischés s'imaginent avoir vécu trois cents ans [1] ! Ils *amplifient les moindres impressions* : « un verre renversé, un craquement de fauteuil, un mot prononcé bas, vibraient et retentissaient en moi comme des roulements de tonnerre ; ma propre voix me semblait si forte que je n'osais parler de peur de renverser les murailles ou de me faire éclater comme une bombe [2]. »

Une goutte d'eau qui tombe devient une cataracte, le moindre bruit sonne comme une fanfare.

« Quand on monte un escalier, les marches semblent s'élever jusqu'au ciel. Un fleuve dont on aperçoit

1. Contrairement à l'opinion générale, le Dr P. Despine attribue cette appréciation exagérée du temps, non à l'accroissement, mais bien au ralentissement de l'activité, se fondant sur l'analogie avec l'état physiologique que produit l'éther, le chloroforme. V. p. 235. Quoi qu'il en soit ; « il me semble qu'on assiste à la chute lente et cadencée des secondes dans le sablier du temps. » Ch. Richet, p. 127.

2 Th. Gautier, *loc. cit.*

la rive opposée paraît aussi large qu'un bras de mer [1]. »

On sent son cerveau bouillonner. « Un jeune médecin disait qu'il croyait voir circuler le fluide nerveux dans les rameaux du *plexus solaire* [2]. Les battements du cœur paraissent avoir une ampleur et une sonorité inaccoutumées [3]. »

Tout est démesuré : idées, sentiments et passions, paroles, sensibilité. « C'est avec des accents tragiques qu'on annonce qu'il est tard ou qu'il fait du vent. » La joie s'exagère aussi bien que la tristesse, l'amour-propre s'exalte « au point qu'on a toujours peur d'apercevoir le mépris sur les figures des assistants, et cependant on est tenté de les mépriser pour leur ignorance, tant l'homme qui a pris du haschisch est devenu supérieur aux autres hommes [4]. »

Comme les hystériques et les absinthés, les haschischés ont les réflexes très excitables et violents.

Pour qu'on ne m'accuse pas d'arranger les phénomènes d'une façon trop favorable à ma thèse, j'emprunte à l'article du docteur Racle dans l'*Encyclopédie moderne* les remarques suivantes : la ressemblance avec les faits observés dans l'hypnotisme, n'échappera à personne.

« Pendant la période d'absence ou de non-lucidité, l'expérimentateur sent un torrent d'idées traverser son intelligence; plusieurs sont simultanées et très développées, et sur chacune d'elles, un grand nombre d'idées accessoires, de plus en plus *petites*, viennent s'ajouter ou *s'emmancher*.., comme des idées de deu-

1. Ch. Richet *L'homme et l'intelligence*, p. 129; cfr. *Revue philosophique*, juin 1886, p. 673.

2. Il est à remarquer que tous les somnambules, spontanés ou hynoptisés, rapportent à la région de l'estomac, à l'épigastre, au *plexus solaire*, que les anciens appelaient le *cerveau du ventre*, la vision à distance, ou transopaque, ou leurs divinations médicales.

3. Moreau, *op. cit.*, p. 49.

4. Ch. Richet, p. 121.

xième ou de troisième ordre; puis de nouveaux groupes remplacent les précédents jusqu'à la fin de l'accès. L'observateur représente sur le papier ces divers états de l'activité intellectuelle par une figure de dents de scie, dentelées elles-mêmes deux ou trois fois. Quant à la nature de ces idées, il est impossible (? difficile) soit dans les intervalles, soit dans l'état parfait de santé, d'en reproduire une seule, ni même de dire sur quel sujet elles portent; néanmoins pendant l'accès le malade en rendrait compte si le langage pouvait être assez rapide, assez concis pour saisir au passage et fixer ces idées si fugitives... Grand état de satisfaction.. : il survient de temps en temps des éclats de rire qui contrastent singulièrement avec la pâleur et l'immobilité de la figure. »

Des impulsions se produisent involontaires, subites, brusques, irrésistibles : *l'acte est réalisé avant et sans réflexion.* « Tout à coup, raconte M. Richet [1], à une remarque que fit quelqu'un, je me mis à sauter de joie et à exprimer mon enthousiasme sur l'originalité de la pensée qu'on venait d'émettre. Mon idée n'était pas absurde, elle n'était qu'exagérée, et à peine l'avais-je conçue, qu'elle s'était traduite malgré moi *sans moi* pour ainsi dire, par un geste... et des paroles.. : il se fait une sorte de dédoublement de la pensée..; on se rend compte qu'on n'est plus l'acteur conscient et volontaire des paroles qu'on dit ou des gestes qu'on fait. »

Le docteur Racle atteste le même fait avec plus de précision.

« Le malade a la confiance du moi réel et fonctionnant régulièrement, tandis qu'un autre moi fantastique, capricieux, se développe et enfante les idées innombrables dont nous avons parlé; ces deux manières d'être (de l'intelligence) sont parfaitement dis-

1. P. 126.

tinctes pour l'observateur et il lui semble qu'il serait facile d'admettre à son gré l'une ou l'autre ; mais il est si heureux du moi anormal qu'il se laisse involontairement entraîner à en suivre tous les caprices. » La *Revue scientifique*[1] dit d'un fumeur siamois : « il est non plus un ou deux, il est plusieurs contemporains vivants, en des lieux divers, avec des occupations différentes ».

Au paroxysme « le sujet lève la tête, prend une attitude *extatique*, et prononce quelques paroles ».

Lorsque est revenue la période de calme, le sujet « éprouve pendant quelques secondes, un certain embarras à *rassembler et coordonner* ses idées naturelles. Mais il peut se remettre à la conversation et s'il a prononcé avant l'accès quelques paroles, il suffit qu'on lui rappelle les dernières pour qu'il continue son discours comme s'il n'avait pas été interrompu».

De son côté M. Richet constate que, pris à doses faibles ou moyennes, le haschisch laisse la mémoire intacte. « On se souvient avec une exactitude étonnante de tout ce qu'on a vu, fait et dit[2] ».

Les impulsions, hallucinations, suggestions, divagations etc., se prolongent, se renouvellent parfois *le lendemain* et pendant des jours, des semaines, des mois même, irrégulières et affaiblies toutefois. « A certains moments, je sentais mes idées prendre une direction différente de celle que je voulais leur donner.. : impossible de suivre une idée avec persistance ».

« L'idée qu'on veut approfondir et développer donne naissance à toute une série de conceptions latérales qui jaillissent en abondance, involontaires, jusqu'au moment où, surpris par ces idées qu'on n'a pas évoquées, on *se réveille*, et on retourne à l'idée première,

1. 1888, p. 221.
2. P. 183.

par un effort de volonté [1]. » M. Racle parle d'un homme qui, après absorption de haschisch, n'éprouva point d'accidents immédiats, mais dîna de fort bon appétit, puis s'endormit à l'heure accoutumée. « A deux heures du matin, il s'éveilla brusquement, se leva et se dirigea vers sa fenêtre, *éprouvant un violent désir de sortir par cette voie* [2], si courte et si directe ; néanmoins il sentit qu'il était sous l'influence de *deux forces opposées* et presque égales, l'une qui s'intéressait à sa conservation et raisonnait très juste, c'était le moi normal ; l'autre qui se traduisait par une grande quantité d'idées peu lucides et qui, en outre, *le poussait au mouvement*, c'était le moi anormal antagoniste du premier.. : il se cramponna d'une main à une table, tandis que de l'autre il tenait l'espagnolette de la fenêtre... »

Comme on le voit, impulsions incoërcibles, illusions hallucinantes, altérations du sentiment de la personnalité, transposition des sens même (car, au dire de plusieurs, les haschischés entendent aussi bien par les yeux que par les oreilles), une imagination surprenante par sa mobilité et son intensité, la conscience témoin impuissant de cette fantasmagorie, car la volonté est annulé tous ces phénomènes rapprochent le haschisché de l'hypnotisé. Mais ici les accès alternent avec des périodes lucides, et quoique, un peu perdu, le sujet garde ordinairement la conscience d'abord puis le souvenir de ses états. Tels sont les caractéristiques de l'ivresse par le haschisch. Le haschisché est un rêveur conscient, plus ou moins intermittent et gai.

1. C. Richet, n. 232.

2. « Il est prudent de se faire surveiller par quelqu'un... qui empêche de se jeter par la fenêtre, car on se sent si léger et si alerte qu'on croit volontiers posséder des ailes, et on serait victime de cette illusion » Ch. Richet, p. 131, et un peu plus haut, p. 126, il raconte que certains haschischés, conscients de l'impuissance de leur volonté, comme certains aliénés, supplient leurs amis de les surveiller et de les retenir.

### § 3. — Le morphinisé.

L'opium, la morphine et leurs congénères produisent une *somnolence lucide* à deux phases : stimulation d'abord qui peut aller jusqu'à l'emportement et à la fureur, obtusion ensuite.

Une demi-heure environ après avoir pris l'opium on éprouve une légère *surexcitation* [1], que remplace bientôt une douce torpeur : on se laisse voluptueusement envahir par la « rêvasserie. » On se sent dormir et la conscience du sommeil fait le charme de cette ivresse. « Il semble que tous les bruits du dehors nagent dans le brouillard, et qu'une autre personne soit à les entendre. Le moi actif, volontaire n'existe plus, et on s'imagine qu'un autre individu est venu le remplacer. Peu à peu tout devient plus vague, les idées se perdent dans une brume confuse, on est tout immatériel, on ne sent plus son corps, on est tout pensée; cette pensée va voltigeant pour ainsi dire de plus en plus brillante, mais aussi de plus en plus confuse. Puis le monde extérieur disparaît..; les heures passent avec une rapidité merveilleuse. »

« Des souvenirs, depuis longtemps évanouis, se présentent de nouveau à la mémoire avec leur fraîcheur primitive. L'avenir se déroule avec ses plus brillantes perspectives [2]. »

La morphine produit l'analgésie, c'est comme sa spécialité, mais rarement des troubles psycho-sensoriels (excepté l'abstinence morphinique). Cependant on cite des exemples d'hallucination.

« Madame X... m'a raconté qu'ayant pris des gouttes de laudanum de Sydenham, avant de se coucher, elle vit, une fois au lit et les yeux ouverts, une quantité de souris qui s'avançaient vers elle. Ces souris

1. N. Basset, p. 44, et liv. II, ch. VIII de la 1re section.
2. A. Morel, p. 163.

allaient baptiser une des leurs. La première d'entre elles fut envoyée en députation vers madame X... afin de lui demander les usages en pareil cas. Or madame X... devait tenir, quelques jours plus tard, une petite fille sur les fonts baptismaux, ce qui la préoccupait fortement. Il s'agit ici d'*un rêve avec les yeux ouverts*, d'*une hallucination* hypnagogique provoquée par l'opium [1]. »

« Il me semble avoir vécu soixante-dix ans ou un siècle en une nuit... les plus petits événements de ma jeunesse, des scènes oubliées de mes premières années étaient souvent ravivées. » Ainsi parle Th. de Quincey [2].

L'habitude de l'*opium* conduit à une incurie, à une torpeur, à une incapacité complète qui amène l'*aboulie*: exécuter le moindre projet, que dis-je? essayer de le réaliser est infiniment au-dessus des moyens de cet être annihilé : il souhaite et désire aussi vivement que jamais, mais un effort, il ne le tentera même pas [3].

### § 4. — Le chloroformé.

Il ne sera peut-être pas inutile de crayonner la psychologie du chloroformé. On parle beaucoup et non sans une secrète terreur des « grandes opérations »; rarement on y assiste, et les chirurgiens s'occupent en général, à juste raison, de la réussite de l'entreprise beaucoup plus que de l'état psychique du sujet.

D'après Cl. Bernard, Despine, Lacassagne, Bouisson, on remarque d'*abord* chez l'anesthésié un certain degré d'*excitation*, accompagnée d'une douce chaleur et de fourmillements agréables: des brouillards s'étendent devant les yeux avec *des visions* qui courent de côté et d'autre, et un roulement dans les

1. Dr Tissié, *Les rêves*, 1890, p. 93.
2. Quincey, *Confessions d'un mangeur d'opium*, p. 142.
3. Quincey, *op. cit.*, p. 186 et suiv.

oreilles, c'est comme une ivresse brusque et rapide. Emerveillé de tout ce qu'il éprouve, il parle, il rit, il répond, exagérant son ton comme ses impressions : il a déjà perdu toute mesure.

Dans ce mouvement d'idées il ne peut plus faire halte. Les vieux souvenirs reviennent et se mettent à danser d'anciens *mementos* dès longtemps oubliés [1]. « Les cellules nerveuses continuent à fonctionner, mais il n'y a plus *corrélation* dans leurs mouvements. Les fibres nerveuses, *n'étant plus guidées par la volonté*, exécutent leurs mouvements *habituels*; de là des rêves, des songes qui rappellent tous, des actes de la vie passée. » Ne dirait-on pas que le docteur Laccassagne a écrit ces lignes après la lecture de « l'automatisme » de M. Janet ?

Bientôt survient un *engourdissement*, une paralysie momentanée, une suspension plus ou moins complète des fonctions et des facultés.

Dans cette dépression on peut distinguer trois degrés:

*Premier degré : la sensibilité disparaît seule.*

Ce premier effet ne se produit pas toujours, et alors d'emblée on en est au second. Mais le premier suffit aux dentistes et même aux chirurgiens : le patient éprouve, au début de l'opération, une sensation sourde, *il perçoit vaguement la déchirure, le craquement des chairs ou des os, mais de douleur point* : les deux ou trois minutes que dure cet état s'allongent, s'allongent en longues heures vides.

Ecoutez le procès-verbal suivant :

« J'anesthésiai un homme de vingt-huit ans, d'un caractère assez gai, atteint d'affection du tibia. Succession ordinaire des phénomènes. Après six minutes de sommeil, il se réveille, cause avec moi, se met sur son séant pour mieux suivre les détails de l'opération. *Il voit* le chirurgien enlever des séquestres avec la

1. Richet, p. 114.

gouge et le maillet, et ruginer fortement son tibia. Il ne sent pas de douleur. *Il suit chaque détail.* Comme l'opération doit continuer, je lui fais de nouveau respirer du chloroforme, il s'endort... à son réveil il a tout oublié [1]. »

Malgaigne a cité le cas d'un malade maître de ses idées, mais étranger à la douleur et qui encourageait de la voix et des gestes, le chirurgien à continuer son opération.

Quelquefois, un seul sens, *plus souvent* l'ouïe, gagne pour un moment ce que perdent les autres ; et alors l'imagination encadre, dans le rêve qu'elle fait, les données de ce sens resté ouvert. « J'ai connu un homme, dit A. Maury [2], qui, pendant qu'on l'opérait d'une fistule... après avoir été préalablement éthérisé, entendait les coups de bistouri, sans éprouver aucune douleur ; il rêvait alors qu'il dînait au palais royal et prenait les sons qui arrivaient à son oreille pour le bruit de sa fourchette. »

Il ne sera pas sans intérêt de résumer toutes ces observations dans un récit personnel.

« L'odeur du chloroforme me parut très agréable... bientôt un sentiment de douce chaleur s'empara de tout mon être. C'étaient des *fourmillements qui partaient des extrémités et remontaient vers la poitrine.* J'avais les yeux fermés. *J'entendis* d'abord un bruissement particulier ; il me semblait que mon nerf acoustique entrait en vibration. Puis celles-ci augmentèrent : c'étaient des *sons de cloches* et enfin un bruit plus fort, comparable à celui que produit une locomotive lancée à toute vapeur. J'étais encore maître de moi et je priai un de mes amis de me pincer fortement.. : *pas de douleur* ; mais il me sembla que les

1. A. Lacassagne, *Effets psychologiques du chloroforme*, 1867, Strasbourg, p. 39.
2. *Le sommeil et les rêves*, p. 289.

doigts qui me touchaient étaient *excessivement volumineux*... (Après une inspiration plus forte, plus forts reviennent les bruits dans l'oreille...) Il me semblait que je n'étais plus assis et que mes membres avaient disparu. Dès lors je ne me souviens plus de rien. (Ici commence la 2e période). Je laissai, à ce qu'il paraît, tomber la compresse, que j'avais jusqu'alors maintenue sous le nez, et je *répétai* quatre ou cinq fois les mots : « on dirait, on dirait »; mes lèvres parlaient, mais je ne pensais plus... Quand je m'éveillai, secoué vivement par mes amis, je crus sortir d'un profond sommeil, *ayant duré plusieurs heures* : il y avait à peine *quelques secondes* que j'avais laissé tomber la compresse. Au bout de cinq minutes, et après quelques vomissements, j'étais rétabli[1]. »

*Deuxième degré. La conscience disparaît, l'activité automatique persiste.*

« Lorsque ce malade avait aspiré le chloroforme pendant deux minutes environ, nous l'appelions pour savoir où il en était, et *il nous répondait* : nous le pincions et il réagissait. Après cinq ou six minutes, ses réponses, quoique adaptées aux demandes, devenaient plus pesantes, ses réactions moins vives, puis les paroles et les réactions cessaient. Au moyen d'une série de demandes, préparées à l'avance, que nous lui adressâmes, nous pûmes connaître, par celles dont il avait le souvenir et par celles dont il n'avait aucune idée après la séance, où finissaient les réponses qui avaient été faites en état de conscience... Cette expérience... nous démontra qu'après deux ou trois minutes environ, les réponses quoique parfaitement adaptées aux demandes, étaient inconscientes et produites par l'activité automatique, quoique rien chez ce malade, qui avait les yeux fermés, n'indiquât son entrée en état exclusivement automatique... Nous atten-

1. Laccassagne, p. 23.

dions... toujours que la peau fût insensible et que l'absence de réponse à nos interpellations fût complète. Malgré cela, dès que nous touchions la partie malade, notre homme y portait *vivement les mains, réagissait et se débattait*..; il criait, proférait des jurements grossiers, ce qui n'était point dans ses habitudes et il répétait à plusieurs reprises : Mon Dieu! que je souffre! Parfois même il prononçait ces paroles avant même que nous l'eussions touché... On aurait dit un thème tout fait qu'il répétait automatiquement, avec l'accent de la douleur cependant. Chaque coup de bistouri produisait de brusques mouvements. Mais son *moi*... n'avait point participé à tout ce qui s'était passé, car le malade, bientôt revenu à lui affirmait n'avoir rien senti, ignorer complètement qu'il avait été opéré ou pansé... etc...[1] »

Le docteur Despine emprunte au numéro du 2 juillet 1853 de la *Gazette des Hôpitaux*, l'observation suivante : Une femme de vingt-quatre ans est atteinte de *paralysie*, qui, du côté droit, gagne bientôt tout le corps. Le chloroforme produit un sommeil calme et réparateur. Dans cet état, la malade est gaie, souriante, elle répond aux questions de *son* médecin. A *la* demande du docteur, elle remue bras et jambes, se retourne dans son lit, en un mot, *recouvre tous ses mouvements*. Au réveil, nulle connaissance de ce qui s'est passé, mais la *paralysie a reparu*... Et toujours la guérison momentanée accompagnait le sommeil.

M. le docteur Bouchut a constaté aussi ce phénomène. Ces exemples ne sont pas isolés dans les annales de la médecine.

*Troisième degré. L'activité réflexe disparaît à son tour.*

En prolongeant l'inhalation du chloroforme, toute

1. Despine, *op. cit.* p. 77. M. Bouisson, dans son ouvrage sur le *chloroforme*, p. 248, cite plusieurs exemples analogues.

réaction cesse : le corps n'est plus qu'une masse inerte, un cadavre, une statue dont le chirurgien dissèque ou fouille, à son gré, la matière : la figure est pâle, impassible, les yeux grandement ouverts, le regard vague, les pupilles dilatées, comme chez le somnambule. Quelquefois le malade répond encore lentement, faiblement aux questions, sans prendre d'ailleurs aucune initiative, mais bientôt son oreille même est paralysée : toute communication avec le dehors interrompue.

*Le retour à la lucidité* ne présente aucune particularité, il est calme et régulier comme le réveil d'un sommeil profond. Le malade est triste, abattu, morose, silencieux. « Il n'a pas rêvé, » il n'a aucun souvenir ni des songes ni des opérations subies.

Ainsi dans la première période, les images et les souvenirs surexcités, les impressions exagérées, les facultés d'arrêt et de coordination impuissantes.

Dans la période de résolution, la perte de la mémoire amenant la perte de la sensibilité, le malade restant parfois en rapport avec *son* médecin et lui obéissant même, l'inertie léthargique.

L'oubli complet au réveil.

Tels sont les principaux traits communs au chloroformé et à l'hypnotisé.

En résumé, dans toutes les intoxications par l'alcool, le haschich, l'opium ou le chloroforme, si les facultés inférieures, l'imagination et la mémoire s'exaltent au début, les puissances maîtresses l'attention et le jugement, la volonté et la raison faiblissent et même disparaissent : plus de contrôle, plus de modération, plus d'harmonie; le moi n'est plus en possession de soi-même, il ne sait plus rectifier, il ne peut plus diriger[1].

1 Dans son *Étude physiologique sur l'ivresse*, 1892, N. Basset termine le 2e livre, p. 394, par cette conclusion : « on se trouve forcé de reconnaître que les effets produits par l'hypnotisme sont rigoureusement identiques avec ceux de l'ivresse. »

# LIVRE III

## ESSAI D'EXPLICATION PSYCHOLOGIQUE

Les phénomènes avérés que nous avons attribués à l'hypnotisme, et les phénomènes analogues étudiés au second livre, se peuvent ramener à cinq classes : 1° hallucinations positives, 2° hallucinations négatives, 3° hallucinations rétroactives, 4° illusion de la liberté, 5° fractionnements de la personnalité. Nous ne nous rendons pas compte de la cause qui produit l'état où se manifestent ces phénomènes.

Mais nous comprenons assez facilement comment ces phénomènes se réalisent naturellement, une fois que l'homme est hypnotisé. Tous ces phénomènes sont, en effet, d'ordre psychologique et ils sont soumis aux lois de la psychologie expérimentale. Nous allons essayer de le montrer.

La loi sur laquelle nous nous appuierons principalement, c'est que *toute représentation tend à s'objectiver et s'objective en effet si elle n'est pas contredite*. Cette loi d'antagonisme règle le mécanisme de la connaissance, dirige l'esprit et le préserve de l'absurdité.

Toute image d'acte, de mouvement tend à réaliser ce mouvement, cet acte, et le réalisera infailliblement si elle est seule ou si les images d'actes et les tendances contraires sont supprimées. Ainsi s'expliquent et les actions de l'hypnotisé et ses paralysies suggérées et ses attitudes.

De même que l'opposition des muscles de la face donne à la physionomie son jeu normal, et que si d'aventure un côté est paralysé, l'autre aussitôt se déforme; ainsi faut-il à tout fait psychique quelque contrepoids, ou réducteur, qui le ramène ou le maintienne à sa place; sans quoi, il devient hallucinatoire. Toute image sans antagoniste tend à s'extérioriser.

« En même temps, dit M. Fouillée, que l'idée est une force de réalisation et d'objectivation extérieures sous la forme de la *volition*, elle est une force d'objectivation interne sous la forme de l'*affirmation*. Toute idée en effet, si par hypothèse elle est seule, s'affirme et affirme son objet [1]. »

---

## CHAPITRE XII

### HALLUCINATIONS POSITIVES

SOMMAIRE. Perceptions; images; hallucinations; illusions. Cas d'hallucination dans notre vie, erreurs d'optique. L'hallucination résulte *d'une sensation continue, attendue, prédominante*, qui n'est *pas contredite* par les perceptions présentes, ou par des souvenirs avérés ou par des témoignages certains. Construction des hallucinations.

Avant tout, il est bon de fixer, par l'analyse, les notions et les termes.

Dans cette foule de phénomènes qui s'agitent en nous, nous distinguons les phénomènes cognitifs, et parmi ceux-ci, 1° les perceptions qui représentent le dehors ; 2° les souvenirs qui représentent le passé; 3° les images qui ne sont rattachées immédiatement ni au dehors, ni au passé.

1. Fouillée, *Idées-forces*, p. 277.

La perception est une modification du moi qui révèle le non-moi, c'est la forme que prend l'intérieur sous l'action de l'extérieur, la représentation du dehors dans le dedans. C'est donc un phénomène subjectif et objectif tout ensemble; *subjectif*, puisque l'acte de connaître un objet m'appartient, est de moi, en moi, et aussi par moi; *objectif*, puisque la cause de la modification subjective est autre que moi, je la constate hors de moi, je ne la change pas, je ne la rappelle pas à volonté.

L'objet absent j'en garde l'*image*. Après avoir reçu la vivante empreinte de l'objet, j'ai réagi et j'ai pris connaissance de cet objet, j'en ai conçu une représentation qui, dans la suite quand je n'aurai plus l'objet à ma disposition, lui sera substituée; sur cette reproduction je travaillerai, comme le mathématicien travaille, sur les signes qui représentent les choses et non sur les choses elles-mêmes. L'image est donc comme la copie ordinairement affaiblie de la perception. « L'impression renouvelée occupe exactement les mêmes parties que l'impression primitive [1]. »

La représentation imaginaire d'une couleur vive fatigue le nerf optique comme le ferait la perception; si vous l'entretenez avec persistance et qu'ouvrant les yeux vous les portiez sur une surface blanche, la couleur complémentaire apparaît, tout comme s'il s'agissait d'une image réelle.

Mais, d'ordinaire, l'image est moins vive, parce que l'objet n'est plus là pour agir sur elle, et que l'influence première décroît avec le temps.

La *perception* est donc un *état fort*, accompagné *de la foi en la présence de l'objet* qu'elle représente; l'*image* est un état *semblable*, mais *plus faible* et sans *croyance objectivante*.

Si cette croyance y était jointe, en l'absence de l'ob-

1. Bain : *Les sens et l'intelligence*, p. 304-636.

jet, ce serait une *hallucination* [1] : l'hallucination est « une perception sans objet [2] » ou du moins sans l'objet supposé.

L'*illusion*, appréciation incomplète ou mensongère d'une perception, est à l'hallucination ce que la médisance est à la calomnie [3].

Prendre un buisson pour un loup est une illusion; illusion aussi, ce qui advint au docteur Vigan [4]. Peu après l'exécution du maréchal Ney, il assistait à une soirée. Entre un visiteur, M. Maréchal aîné; le domestique annonce « le maréchal Ney »! Soubresaut de la compagnie. Pour un moment, la ressemblance de cet homme avec le prince parut frappante.

Il importe de ne pas agrandir la *différence entre la simple illusion et l'hallucination*, car presque toujours une perception réelle est l'occasion et même le sujet de l'image hallucinatoire. La perception vraie suppose :

1° Un objet présent, et agissant sur les organes des sens.

2° Une impression organique, passive, résultant de cette action. Ces deux conditions sont nécessaires mais pas suffisantes : elles peuvent être données sans qu'il y ait perception, par exemple si vous êtes distrait, si les impressions sont faibles, ou habituelles.

3° Excité, informé (image) par cette impression organique, le sens produit *un acte* de connaissance; c'est-à-dire, nous percevons dans notre modification subjective l'action et les qualités de tel objet, que, par un jugement, nous déclarons autre que nous et hors de nous. Par suite de son association avec le jugement de *perception externe*, l'image subjective garde

1. De ἀλύω, s'égarer, errer, perdre la raison.

2. Dr B. Ball, *Revue scientif.*, 1880, p. 1029.

3. Ce rapprochement est dû Dr Lasègue, *Etudes médicales*, 1884.

4. *New view of isanity*, London, 1844, p. 56.

une tendance à s'externer. Cette tendance si elle n'est pas primitive est acquise, en tous cas indéniable.

Aussi *l'hallucination n'est pas chose inouïe dans notre vie mentale*; tous nous avons été ou pouvons être hallucinés... sans le savoir. Témoin les erreurs d'optique.

Le lieu d'émergence du nerf optique, la pupille ou *punctum cæcum*, est absolument insensible à la lumière.

Sur une feuille de papier blanc, vous tracez un petit cercle noir, vous fermez l'œil gauche, vous vous mettez à un décimètre et demi de la feuille et vous dirigez l'œil droit à cinq centimètres à gauche du disque noir, qu'arrive-t-il? A un moment donné, la feuille de papier vous apparaît toute blanche.

Pour varier l'expérience, tracez une ligne droite interrompue en un point donné, disposez-vous comme ci-dessus, la ligne vous paraîtra continue. Voilà une hallucination, ou je ne m'y connais pas.

C'est le soir, vous ne dormez pas encore; au loin, l'horloge sonne les heures, vous comptez 8, 9, 10, 11, 12, 13, 14 coups, puis vous vous arrêtez, étonné de votre illusion; les sons lointains, les sensations, réelles 10, 11, 12 n'étaient guère plus fortes que les images ou les souvenirs de coups 13, 14... amenés par l'habitude de compter.

Après des expériences de microscopie, M. Ladame (de Genève) glisse une préparation bitumée, étiquetée, semblable à celles qu'il a montrées hormis qu'elle ne renferme rien du tout. Les élèves regardent, distinguent, décrivent, dessinent l'objet imaginaire dont le professeur leur a affirmé l'existence [1].

Une *sensation attendue* [2] hallucine tout comme une

1. *Revue de l'hypnotisme*, 1er mars 1889.
2. Qu'elle soit appréhendée ou désirée, S. Augustin, *De Trinitate*, liv. XI.

*sensation récente.* « Un gourmand assis devant un bon plat dont il respire les émanations et dans lequel il plonge déjà sa fourchette, en *sent d'avance* le goût exquis, et les pupilles de sa langue deviennent humides ; l'image de la saveur attendue équivaut à la sensation de la saveur présente [1]. »

La perspective d'une opération chirurgicale donne le frisson, des sueurs froides.

Un procureur fiscal fut chargé, raconte Carpenter, d'exhumer le corps d'un enfant nouveau-né qu'on supposait avoir été empoisonné par sa mère. Quand parut le cercueil, le procureur déclara qu'il sentait déjà l'odeur de putréfaction, et il se trouva mal. A l'ouverture le cercueil était vide. Le magistrat avait eu une hallucination, il avait pris l'image pour une perception.

M. Ladame s'est amusé à l'innocent jeu que voici [2]. Après quelques préambules destinés à piquer la curiosité, sur une table il dispose huit cadres, où on lit l'un des mots : front, œil droit, œil gauche, oreille droite, oreille gauche, nez, bouche, menton. Il fait quelques simagrées fluidiques, et prie une personne, la plus sceptique de toucher une carte pendant que l'opérateur sort. Au retour dans la salle, un compère se gratte complaisamment le nez ou la portion de son individu correspondant à la carte touchée. Emerveillés, les spectateurs brûlent de connaître le secret. Le secret ? mais il n'y a pas de secret, la carte magnétisée garde du contact une certaine odeur ou un petit tressaillement appréciable au tact, à l'œil quand on fait bien attention. Essayez et vous réussirez.

Sur 600 personnes... 83 seulement ont refusé de signaler une carte, disant qu'avec toute leur attention, elles ne sentaient absolument rien sur aucune des

1. Taine, *De l'intelligence*, 5e éd., t. 1, p. 86; voir 1re partie liv. 2, et 2e partie liv. 1, qui nous ont suggéré cette théorie de l'hallucination hypnotique.

2. *Revue de l'hypnotisme*, 1er mars 1889.

cartes, ni la sensation annoncée, ni une autre sensation quelconque; les 517 autres ont éprouvé une hallucination plus ou moins intense.

A table quelque facétieux s'avise-t-il de trouver à un mets un goût plus particulier, un certain nombre de convives ne manqueront pas d'éprouver la même sensation... imaginaire. Dans les Communautés, l'entreprise réussit toujours et le plat reste intact ou à peu près, chacun s'abstient, à part quelques caractères contradictoires ou quelques appétits voraces.

Certains dévots, plus ou moins « illuminés », ont la croyance facile aux apparitions qu'ils souhaitent.

A Neubois (Alsace), il y a de cela une vingtaine d'années, se portait une grande affluence de curieux : la Sainte Vierge apparaissait en personne et à qui voulait la voir, d[illegible]s une forêt de sapins. A une bonne dame qui en revenait, on demandait un jour : Eh bien! qu'avez-vous vu? — Rien, répondit-elle naïvement, mais j'ai parfaitement *senti*, dans le bois, comme une odeur d'*encens céleste*.

Walter Scott [1] raconte qu'un jour un mauvais plaisant s'arrêta dans l'attitude de l'étonnement, les yeux fixés sur le lion de bronze qui décore la façade de l'hôtel de Northumberland à Londres; par moment il interrompait sa contemplation pour dire tout haut : Par le ciel, il remue!... il remue de nouveau! — En peu de minutes, une foule était rassemblée qui s'imaginait avoir vu ou voir bientôt le lion de Percy remuer la queue [2].

1. *Démonologie ou histoire des démons*, trad. de M. Albert Moutemont. Paris 1838, in-8°.

2. On a souvent parlé de tableaux où certains personnages parfois remuaient les yeux ou les lèvres. Cela tiendrait à la fixité du regard : le clignotement a pour effet de répartir à peu près également le liquide lacrymal : quand les yeux restent immobiles, le liquide, soumis aux lois de la pesanteur, s'accumule sur la paupière inférieure où il tremblotte. De là viendrait l'erreur. Cette explication ne satisfait guère, car alors non seulement la bouche

Il arrive que la lumière en se jouant produit dans les vitres, des reflets bleuâtres aux formes fantastiques. Après la guerre de 1870, les imaginations surexcitées n'avaient plus d'autre aliment que les souvenirs. Enfants nous apercevions mille choses curieuses, mystérieuses : des turcos, des canons, des batailles, képis contre casques pointus : le tableau une fois esquissé prenait de la consistance et dans les contours et dans les détails; plus de doute et chacun d'en tirer qui une simple interprétation, qui un présage, tous un espoir patriotique.

Bien des fois depuis, j'ai remarqué les mêmes phénomènes de *croyance sans objet*, chez toutes sortes de personnes : dans la forme de tel nuage on croit apercevoir des bandes énormes de combattants, dans le lointain du firmament, on imagine telle étoile ou telle figure stellaire.

L'illusion de l'un gagne les autres et se fortifie en s'étendant. En 1841, une longue, une épouvantable tempête avait séparé la *Belle-Poule* du *Berceau*. L'équipage du premier navire, anxieux, interrogeait l'horizon... rien. Tout à coup le matelot en vigie: « Navire désemparé en mer. » Plus de doute, c'est la corvette perdue! et tous de l'appeler du cœur, du regard, de la voix. On reconnaissait même la forme du malheureux bâtiment. Comme la nuit approchait on se hâtait d'autant plus que maintenant ce n'était plus un navire qu'on apercevait, mais un radeau où s'étaient réfugiés les naufragés. Ce n'étaient hélas! que des branchages flottants. Tout l'équipage, y compris le capitaine de la *Belle-Poule*, avait partagé l'hallucination [1].

Non seulement, le voisinage d'une sensation *atten-*

ou les yeux du personnage remueraient, mais tous ses membres et le tableau lui-même.

1. V. la relation dans *Harmonie de la mer*, par M. Jullien Félix, lieutenant de vaisseau, chez Plon. 1861.

*due* ou *passée* peut attirer au dehors une image et lui donner une apparence objective de perception, mais la *vivacité de l'image peut aussi* opérer cette métamorphose ; l'attention spontanée s'accumule sur une image, en augmente la durée, l'intensité et lui prête ainsi le relief de la réalité. Ils ne sont pas rares les joueurs d'échecs qui jouent mentalement, les yeux fermés, se donnant à eux-mêmes, en imagination la représentation d'une vraie partie ; les peintres qui copient avec tous les détails des lignes, avec toutes les nuances des couleurs, un modèle absent : Horace Vernet, Gustave Doré pouvaient reconstituer ainsi des personnages qui n'étaient plus là. Sur la vision objectivée ils prenaient les mesures et les indications pour le portrait, comme ils l'eussent fait sur le modèle vivant.

Beethoven devenu sourd composait encore : les images sonores résonnaient à son oreille, et ces harmonies imaginaires lui offraient presque autant de consistance que des sons réels.

La concentration de la pensée sur un point, ou dans une direction donnée, les préoccupations peuvent mettre en relief l'image favorite, rejeter à l'arrière-plan les sensations réelles et provoquer ainsi des hallucinations. La solitude, le silence, l'obscurité, l'absence de toute sensation renforcent les simples images, facilitent et provoquent les hallucinations ; au contraire la société, la conversation, la lumière, le mouvement... assurent la prépondérance aux sensations sur les images. Pour imaginer quelque chose plus clairement, ne ferme-t-on pas les yeux ? c'est-à-dire n'exclut-on pas les sensations pour aviver les images ? L'intensité d'une image ne tient souvent qu'à la faiblesse des autres faits concomitants. Mais une fois l'hallucination constituée, elle peut être aussi forte qu'une perception. Ainsi tel sujet de M. de Rochas n'arrive plus à distinguer ni par la vue, ni par le toucher, M. X... bien vivant, de la représentation imaginaire qu'il se fait de lui et qu'il place à côté [1].

Que l'hallucination résulte d'*une* sensation *continuée* ou *attendue*, ou bien qu'elle provienne du « cumul d'attention » sur un point rendu plus saillant, toujours est-il qu'*elle suppose la prédominance d'une image, l'exclusion des autres et l'absence de tout contrôle*, et qu'elle produit une sorte d'état unilinéaire, de monoïdéisme. Nous pouvons formuler ainsi *la loi de ces phénomènes* :

Toute image, non contrariée, devient sensation; en d'autres termes, à moins d'être en opposition avec des perceptions présentes ou des souvenirs avérés ou des témoignages certains, toute image est naturellement accompagnée de la croyance à la présence de son objet.

*A. Avec les perceptions présentes.*

Une image visuelle peut très bien être reconnue illusoire, grâce à une autre perception de la vue ou par une sensation musculaire contradictoire.

A cette paysanne hypnotisée vous suggérez qu'elle est princesse, ou général, elle ne prend pas la chose au sérieux, tant qu'elle voit et remarque ses habits. — Etoile, haillon : deux ordres d'idées qui ne peuvent pas coexister. L'hallucination aura lieu si cette femme néglige la perception réelle pour s'attacher exclusivement à l'image que vous suscitez dans son cerveau.

M. de Rochas [2] lit à B... une description de George Sand. B... suit dans l'espace les visions évoquées, il voit tout, il entend tout. « Je lui fais lire à lui-même une autre description, mais son attention étant concentrée sur l'acte même de la lecture, *il ne voit et n'entend qu'à la condition d'interrompre cette lecture*

1. *Revue scientif.* 1887, p. 210.
2. *Revue scientif.* 1887, p. 208. *De l'état de crédulité.*

et de regarder dans l'espace. » Le même sujet parfois entend des musiciens imaginaires, mais ne les voit pas ; lui suggère-t-on de les apercevoir, il ne les entend plus.

Voyez-vous là sur ce fauteuil, ce gros chien? — Oui, et en disant oui, l'hypnotisé s'assied, il ne rencontre pas l'obstacle attendu, le toucher dément la vue, et le malade ne sait plus que penser, il a recours aux autres sens ; les dépositions contredisent aussi la vision qui, décidément, est dans l'erreur.

Réciproquement, une sensation visuelle peut corriger une image musculaire. Dans la paume de votre main gauche est une petite bille, vous croisez l'un sur l'autre deux doigts de la main droite, vous les appliquez sur la bille, vous fermez les yeux et vous avez la perception très nette de deux boules : ce serait une hallucination, si la vue n'avait d'abord prévenu l'erreur des deux représentations : il faut éliminer l'une.

M. Taine raconte que G. Flaubert pour décrire l'empoisonnement de la Bovary, était tellement entré et dans son personnage et dans la situation, qu'il ressentait l'affreux goût d'encre de l'arsenic mâché ; mais prenait-il une gorgée de vin, la sensation réelle excluait la simple image, la pseudo-perception.

*B. Avec les souvenirs.*

« Je vois en rêve un ami que j'ai perdu : je reconnaîtrai mon illusion dès que je me rappellerai les circonstances de sa mort [1]. » « Quand Blanche voit l'éléphant dont je lui parle, elle *oublie* que nous sommes dans un cabinet de travail, que la porte d'entrée est petite, qu'il y a un escalier, un couloir par où les éléphants ne passent guère, etc. » Quand Rose monte avec moi au sommet de la tour Eiffel, elle *oublie* que la tour n'est pas achevée, ce

1. Rabier : *Psychologie*, p. 274.

qu'elle vient de dire l'instant précédent [1]. » Fournissez-lui ces souvenirs au *début de la suggestion*, appuyez sur ces remarques, l'hallucination s'évaporera comme par enchantement.

Au contraire, une émotion saisit-elle l'esprit (Maréchal Ney), une série de perceptions dans le même sens, lui porte-t-elle à extérioriser (les coups entendus après le douzième de minuit), l'hallucination naîtra comme d'elle-même : la mémoire et l'habitude s'entendent avec l'imagination pour *objectiver* et rien n'y met obstacle.

*C. Avec le témoignage d'autrui.*

Quelquefois pour fortifier l'opposition chancelante de sa raison, pour rectifier l'illusion qui envahit ses sens l'un après l'autre, l'halluciné invoque le témoignage d'autrui. Comme toutes les dépositions sont contraires, il corrige lui-même son erreur qui ne laisse pas toutefois de se produire, mais il n'en est plus le jouet. Ainsi pour avoir « négligé ses saignées périodiques, » Nicolaï, un libraire académicien de Berlin, aperçut, durant plusieurs semaines, des groupes mouvants de fantômes qui parfois même lui parlaient ; mais lui, sur le témoignage de ses amis, se savait halluciné et il n'ajoutait pas foi à toute cette fantasmagorie.

*Conclusion* : Toute représentation s'objective, qui n'est pas contredite actuellement.

Si donc vous éveillez dans l'esprit de l'hypnotisé l'image d'une personne, d'un objet, d'une scène, si vous prenez soin d'écarter tout ce qui pourrait en la contrariant, la détruire, si vous la renforcez en répétant, en accentuant, en détaillant le tableau, si vous groupez alentour les images concordantes des autres sens, la vision, d'abord indécise, et à peine entrevue prend corps et vie ; elle est bien réelle, « *c'est bien cela* », aussi ne manquera-t-elle pas de susciter les

1. Janet, *Automatisme*, p. 186.

émotions, les mouvements, les paroles convenables.

Notons ceci, en passant. Pour réussir, l'hypnotiseur, après avoir déblayé et préparé le terrain, doit apporter les matériaux, et bâtir lui-même, pièce à pièce, l'hallucination.

Les hallucinations suggérées n'apparaissent et ne disparaissent pas en bloc, mais par morceaux : ce sont des *constructions*, il faut du temps pour les monter et les démonter. Ecoutez plutôt : « On suggère à M. H... qu'à son réveil, il verra un évêque dans l'angle de la pièce. A son réveil, comme il ne regardait pas dans le coin désigné, on lui dit : Regardez donc dans ce coin. Il dirige ses regards de ce côté et ses yeux prennent l'expression qu'on a quand on voit quelque chose sans bien distinguer ce que c'est.

— Que voyez-vous là ?

— Je ne sais pas trop ; quelqu'un.

— Qui ?

— Je ne sais pas, et il continue à regarder d'un air un peu étonné.

— Comment est-il habillé ?

— Il a des habits en or.

— Qu'est-ce ?

— Il a une mitre. Ah ! c'est un évêque[1]. »

Voici le pendant. « Le samedi 12 juillet, M. Liébault suggère à mademoiselle A. E... qu'à son réveil elle se verra en robe bleue et qu'elle verra son amie en robe rose (toutes deux sont en noir) ; la suggestion se réalise et disparaît de la façon suivante. Sa robe lui a paru bleue jusqu'au dimanche soir ; le lundi matin elle voit encore son amie avec une jupe rose, mais le corsage est noir, c'est seulement dans l'après-midi du lundi que l'hallucination disparaît complètement. »

1. V. *Revue philos.* 1885, art. de M. Beaunis, p. 32 et suiv.

## CHAPITRE XIII

### HALLUCINATIONS NÉGATIVES

SOMMAIRE. Elles se retrouvent chez les *distraits*, les *passionnés*, à l'état normal. — Deux sensations différentes s'excluent. — Une image peut détruire une sensation. — Il ne s'agit que de cécité ou de surdité *mentales*. Part de la volonté dans la perception qui est une synthèse et un jugement. — Dans l'hypnose plus de volonté, ni de contrôle.

Dans l'hallucination négative, au lieu de prendre une image pour une sensation, les sujets n'aperçoivent pas une perception pourtant réelle, ou la dépouillant de son objectivité, la prennent pour une simple image.

Ne pas voir, ne pas entendre, ne pas sentir une personne présente, comment cela se fait-il ?

A cette question se rattache celle de l'*électivité* : les hypnotisés ne sont pas *en rapport* avec tout le monde, le plus souvent ils n'ont d'yeux, d'oreilles, et d'obéissance que pour l'hypnotiseur ou la personne de son choix ; pour toute autre, le magnétisé est sourd, aveugle, insensible. Sa sphère de connaissance et d'action peut s'étendre ou se rapetisser : tantôt il devient aveugle pour un objet, voyant et entendant tout le reste, c'est proprement l'*hallucination négative*, et tantôt il est aveugle et sourd pour tout, excepté pour une personne, c'est l'*électivité*. On voit dès l'abord combien ces phénomènes sont voisins : une seule différence : le degré, le plus ou moins grand nombre d'éléments supprimés ou conservés.

Cette *électivité hallucinante* se retrouve chez les distraits et les passionnés.

Il y a des distraits de bien des sortes.

Les uns sont distraits de ceci par un excès de concentration sur cela ; les autres, comme les enfants, par l'éparpillement de leurs forces sur tout ce qui les entoure, sur tout le reste, sur n'importe quoi. Que le distrait soit *absorbé* ou *dissipé*[1], que la distraction ait un objet unique ou plusieurs objets, elle donne le change à l'esprit et détourne l'attention du point qu'elle devrait fixer. Les facultés d'arrêt fonctionnent mal ; le frein ou ne serre pas du tout, ou serre trop sur un point : le transfert de l'attention est ou trop facile et ainsi la volonté instable, ou trop difficile et ainsi l'attention rivée. Conséquence : l'âme portée *ailleurs* n'est plus *ici* ; ceci est vrai pour les grands distraits comme pour les hystériques.

Faut-il rappeler Archimède, victime de la géométrie ? S. Thomas, Pascal, oubliant, le premier la douleur d'une opération, le second une rage de dents par la méditation intense sur une question philosophique ou sur le problème de la cycloïde.

Ampère avait des distractions autant pour le moins que le Ménalque classique. Dans le feu d'une démonstration ce savant prenait pour son mouchoir le torchon saupoudré de craie ! « Vraiment, ce dîner est détestable, ma sœur a tort d'accepter des cuisinières sans s'être assurée personnellement de leur savoir-faire, » disait-il un jour à la table d'un étranger qui l'avait retenu. Il aimait jouer aux échecs. Ses partenaires connaissaient un sûr moyen de le vaincre. Quand les chances commençaient à leur être défavorables, ils déclaraient en termes très positifs que le chlore était définitivement pour eux de l'acide muriatique oxygéné etc... Ampère avait ainsi le double chagrin de trouver de prétendus adversaires de ses théories favorites et d'être échec et mât[2].

Plongé dans des recherches sérieuses, une rêverie profonde, une grande peine, ou de graves préoccupa-

1. Ribot, *Psychol. de l'attention*, ch. III, p. 115.
2. V. sa biographie par Arago ou sa vie par Valson, p. 326.

tions, vous mangez et buvez sans savoir quoi. Vous vous promenez : — où êtes-vous allé ? — vous l'ignorez : hallucination négative.

Mais qu'un mot relatif à votre méditation soit prononcé à mi-voix, il ne vous échappera pas. Dans son monologue l'avare de Molière ramène tout à son point ; il ne pense qu'à sa cassette, c'est sa cassette qu'il voit, à sa cassette qu'il parle : toute sa vie est là, enfermée avec ses louis. Dès longtemps les psychologues ont signalé les deux caractères de toute passion : *despotique et exclusive*. Elle accapare tout.

Toutes nos sensations sont loin d'émerger à la claire lumière de la conscience, elles ne dépassent pas la région crépusculaire : elles sont ou trop petites ou trop nombreuses. Au bord de la mer, dans une forêt, nous n'entendons pas le bruit de chaque vague, le murmure de chaque feuille, nous n'avons qu'une résultante, et encore la négligeons-nous pour nous attacher à une ou deux perceptions prédominantes. « A chaque minute, nous éprouvons vingt sensations, de chaud, de froid, de pression, de contact, de contraction musculaire, il s'en produit incessamment de légères dans toutes les parties de notre corps ; en outre les sons, les bruissements, les bourdonnements sont continus dans notre oreille ; mais nous sommes occupés ailleurs, nous pensons, nous rêvons, nous causons, nous lisons, et pendant tout ce temps, nous négligeons le reste ; à l'égard des autres sensations, nous sommes comme endormis et en rêve, l'ascendant de quelque image ou sensation dominatrice les retient à l'état naissant ; si, au bout d'une minute nous essayons de les rappeler par le souvenir, elles ne renaissent pas ; elles sont comme des graines jetées à poignées, mais qui n'ont pas germé : une seule, plus heureuse, a accaparé pour soi la place et les sucs de la terre... « Il n'y a pas d'attention sans distraction, la prédominance portée sur une impression est la prédominance retirée à toutes les autres. Les choses se passent ici comme dans une balance, un plateau ne s'élève que parce que l'autre s'abaisse[1]. » Quelqu'un parle : il est ennuyeux, bientôt, vous n'entendez plus ce qu'il dit : voilà bien le plus vulgaire des phénomènes. Oui, et pourtant, c'est une hallucination négative.

Vous ne pouvez pas lire tout en suivant une conversation : les yeux et les oreilles rivalisent à qui l'emportera.

Vous avez lu, cher lecteur, sans voir les fautes typographiques : la psychologie vous intéréssait, non l'imprimerie.

On présente, séparés par un écran, deux objets de couleur ou de forme différentes : à l'œil droit une feuille de papier blanc, à l'œil gauche une feuille rouge. Chacune sollicite l'attention : alors avec une sorte d'alternance, les deux feuilles se cèdent et se succèdent devant le regard : on ne voit que l'une des deux, l'autre est comme supprimée, jusqu'à ce qu'à son tour elle parvienne à supprimer la première, à occuper un moment la conscience pour disparaître encore et bientôt réapparaître. *Les deux sensations s'excluent.*

Il y plus, une *simple image peut détruire une sensation* actuelle. Ainsi, les aliénistes constatent qu'une hallucination visuelle intense fait parfois écran comme un corps opaque et cache les objets[2].

1. Taine, *De l'intelligence*, t. I, p. 145.

2. Baillarger, *Des hallucinations*, p. 331, Brierre de Boismont, *Des hallucinations*, p. 591. Au lieu de n'être caché par aucun corps et de les cacher tous, il arrive que l'halluciné peut se soustraire au tableau imaginaire qui l'obsède, en interposant entre ses yeux et cette prétendue réalité un écran. Ainsi Pascal, en mettant un meuble entre lui et l'abîme que la frayeur et le souvenir du pont de Neuilly creusaient auprès de lui, parvenait à méditer en repos : chez lui la cause de l'hallucination était donc non dans l'organe mais dans l'esprit. Cf. Lemoine, *Du sommeil*, p. 152.

L'halluciné ne perçoit, consciemment, que les *choses compatibles avec son image hallucinatoire.*

« Je donne à un sujet, Lavr..., l'hallucination d'un portrait d'homme sur une feuille blanche où l'on a d'abord *dessiné* un chapeau et je prie le sujet de *dessiner* ce qu'il voit, procédé qui permet d'éviter les suggestions involontaires qu'on commet avec des interrogations. Lavr... voit la tête imaginaire coiffée du chapeau et reproduit le tout dans son *dessin* ; ce qui me paraît s'expliquer par la raison que les deux objets ne se contredisent pas, ils peuvent faire partie du même tableau mental; au contraire si je donne à cette même personne la suggestion d'un portrait d'homme sur une feuille blanche où j'ai *dessiné* un animal, le sujet ne voit que l'homme et ne *dessine* que lui, car, dans ce dernier cas, les deux représentations sont incompatibles, et l'une s'efface pour faire place à l'autre... Quand les deux représentations sont incompatibles, le sujet arrive parfois à interpréter dans le sens de l'une des représentations quelques traits empruntés de l'autre.... Sur une feuille portant le *dessin* grossier d'un oiseau, je suggère un homme assis ; le sujet *dessine* l'homme et une partie de l'oiseau, qui forme la chaise sur laquelle l'homme est assis [1]. »

L'antagonisme ne se produit donc que si les représentations ne peuvent pas entrer dans la même synthèse psychique. Ainsi les hallucinations négatives proviennent, non d'une paralysie organique, mais d'une opération mentale.

La lumière pénètre dans l'œil de l'hypnotisé, impressionne la rétine et ébranle le nerf optique et les tubercules quadrijumeaux comme à l'état normal et détermine une sensation, mais inconsciente [2] ; la per-

1. A. Binet, *L'inhibition, Revue philosophique*, août 1890, p. 143.
2. Elle peut se retrouver dans l'écriture automatique de certains sujets, ou chez tous, plus tard à l'état de souvenir. On

ception est conçue mais elle avorte. Les hystériques croient souvent ne pas voir de l'œil gauche; l'œil droit fermé, elles sont plongées, disent-elles, dans les ténèbres, mais laissez-leur les yeux ouverts et par un système d'écran bien disposé, vous constaterez qu'à leur insu, elles voient d'un côté comme de l'autre. Ainsi les hypnotisés : lorsque vous leur interdisez un objet, puisqu'ils voient tout le reste, ils ne sont pas aveugles, il leur faut même voir cet objet pour ne pas le voir, le reconnaître pour ne pas l'apercevoir, de même qu'il faut se représenter une chose pour la nier.

Il est donc question ici d'une *cécité psychique imaginaire*. De même la surdité. De même, M. Janet l'a montré, l'hypnotisé sent dans bien des cas où il se figure ne pas sentir; la sensation n'arrive pas à être consciente, elle est négligée par l'attention[1].

C'est que la volonté a sa part dans les perceptions[2]. Le plein exercice des sens exige un effort du sujet, un travail personnel. Un son nous apparaît simple, et pourtant il est constitué par combien de vibrations! c'est l'ouïe qui fait, dans l'oreille, la synthèse de ces éléments constitutifs; cette première perception est déjà un total.

Ce n'est pas tout.

Notre connaissance d'un corps ne se réduit pas à lui attribuer une *qualité*, mais tout *un groupe*. Voilà une orange, elle est jaune, ronde, rugueuse, parfumée, succulente. Ces sensations, fort distinctes les unes des autres, m'arrivent par des voies différentes et pas

pourrait appliquer ici la comparaison d'Hamilton : Des billes de billard sont rangées à côté l'une de l'autre en ligne, vous touchez la première, la dernière seule se détache du groupe et pourtant le mouvement a passé à travers les autres.

1. *Automatisme*, ch. XI de la 2e partie.

2. *Annales de philosophie chrétienne*, juillet 91. *De la perceptive*, par Dornet de Vorges.

toujours en même temps, et cependant je conclus à l'existence d'une seule et même orange qui possède ces cinq qualités. Cette synthèse, qui l'a faite ? Le sens commun, qui siège dans le cerveau. Le sens commun est la faculté de percevoir les sensations, leurs différences et leur ensemble.

De même que le cerveau relie ensemble les différents organes, de même le sens commun est comme la capitale des autres sens. Il centralise leurs informations, les compare, et nous rend capables de percevoir à la fois différentes qualités des corps. Il est uni aux autres sens « comme le centre du cercle à ses rayons. »

La synthèse par le sens commun des données fournies par chacun des sens n'est pas chez l'homme une simple fusion, c'est un assemblage, qui implique un certain exercice du jugement et une sorte de classification.

Pour avoir la connaissance nette d'un objet, il faut réunir les impressions qu'il produit sur nous, les contrôler l'une par l'autre, les comparer pour les distinguer ou les assimiler, les ranger tout au moins dans cette grande classe que les anciens appelaient l'*être* et que le vulgaire appelle *quelque chose*.

Le travail qui groupe les premiers éléments, n'est pas tout ; ne faut-il pas encore les interpréter ? La perception, les psychologues le disent, est une *construction* et cela suppose quelqu'un [1], une activité qui

1. On peut de la perception conclure plusieurs caractères du moi humain, l'unité, l'identité, l'activité, la supériorité, sur l'étendue et la matière (V., dans M. l'abbé de Broglie, *Positivisme et science expérimentale*, tout un chapitre sur ce sujet). Les hallucinations négatives fournissent une nouvelle preuve contre le matérialisme. La suppression d'une sensation consciente ne supprime pas les lois de la physique et de la physiologie ; les rayons lumineux, les ondes sonores se propagent de même façon, ébranlent de même nos organes, les cellules cérébrales vibrent comme à l'état normal et pourtant la sensation ne se produit pas ; elle

assemble divers matériaux ; ou encore une *interprétation* [1], et cela suppose un traducteur ; nos modifications éprouvées sous l'action des objets extérieurs sont non seulement *effets* mais *signes* de ces objets ; ces signes nous les traduisons ; s'ils ne concordent pas, la version est indéchiffrable ; au contraire, l'accord de l'ensemble sera le critérium de la perception vraie. Comme un écolier paresseux qui ne prend pas soin de chercher chaque mot dans son dictionnaire, nous *devinons* souvent ; les *perceptions acquises* remplacent les autres ; la traduction est plus tôt, mais aussi plus mal faite ; les contresens n'y sont pas rares. Il les faut corriger, c'est l'œuvre de l'intelligence.

La perception sera parfaite lorsque par un jugement implicite nous affirmerons la convenance entre l'*extériorité* et les *images* soumises à notre verdict ; lorsque nous aurons accroché l'étiquette « *dehors* » aux *phénomènes intérieurs*. Ainsi dans la perception, le sujet attentif applique ses sens à l'objet, saisit et unit les images qui en viennent, les interprète et prononce sur leur conformité avec la réalité.

Sans doute cela se fait spontanément, à la condition toutefois que l'attention ne soit point portée ailleurs ; et, nul ne l'ignore, l'attention est au service de la volonté qui est au service de l'hypnotiseur ; en interdisant un objet à la vue, il a enrayé l'attention, il l'a empêchée d'agir avec toute la force qu'il faudrait pour arriver jusqu'à l'objet.

Dans bien des cas, il faut pour nous orienter dans

n'est donc pas un phénomène purement cérébral. Le système télégraphique fonctionne, la dépêche est transmise, arrive à destination, mais l'*agent* n'est pas là pour la recevoir. Outre l'appareil, outre *le cerveau* (qui ne suffit pas), il faut *quelqu'un*.

1. M. l'abbé de Broglie dans le même ouvrage : « La perception des corps est une interprétation naturelle, inconsciente, *concordante*, et évidemment véridique de certains signes naturels, sensibles, faite par l'activité du moi humain. »

nos sensations, comme une direction d'intention. Ainsi dans la perspective, suivant qu'on met son point de vue à tel ou tel endroit, on se donne l'illusion du profond ou du saillant, soit un escalier AB. Suivant que vous supposez B en avant ou en arrière, vous avez une perspective d'un dessus ou d'un dessous d'escalier [1].

— Regardez cet homme là-bas, bien loin. — Oui, mais je ne distingue pas.

— C'est M. X...

— Effectivement. Oh ! je vois ses traits... en détail.

N'est-ce pas l'intention ici qui précise les données de la perception, comme elle les supplée parfois, quand vous lisez un mot que semblait appeler le sens de la phrase et qui pourtant n'existe pas : les mots vous arrivent tels que vous les concevez.

Puis donc que la volonté joue un rôle dans nos jugements, elle n'est pas sans influence sur la perception qui est un jugement au moins rudimentaire.

Ainsi la perception, *synthèse* et *jugement*, relève indirectement de la volonté.

Dans les hallucinations négatives, les sensations élémentaires, dont se compose la vue d'un objet interdit, persistent ; mais la synthèse nécessaire pour grouper ces éléments en un jugement sur la présence de l'objet, ne se fait pas.

C'est en paralysant la volonté que l'hypnotiseur neutralise telle ou telle perception.

Quand on est convaincu qu'on voit, on voit. Vous dites à l'hypnotisé qu'à son réveil il ne verra pas

1. V. dans la *Revue scientif.* 1888, art. de M. Soret, p. 568, les illusions que produisent le dessin et la peinture. « Ces illusions, dit-il, sont plutôt subjectives et volontaires, » et il donne comme exemple une figure où l'on peut voir un simple carré entouré de quatre trapèzes, un panneau de boiserie, un tronc de pyramide quadrangulaire soit en profondeur, soit en relief, ou encore l'intérieur d'une chambre éloignée, etc...

M. X..., il en est absolument persuadé ; dans la conviction de son impuissance, voudra-t-il, pourra-t-il faire l'effort nécessaire à la vision consciente ? De même, paralysé par suggestion, il a perdu la conscience de son pouvoir moteur et par suite la puissance de remuer.

« L'hypnotique éveillé a sa volonté paralysée dans une direction par la direction contraire de la conviction. C'est pour cela que, en présence de la personne désignée, il ne reçoit de cette personne que des commencements de sensations ; lui-même n'achève jamais ces rudiments, n'a de fait jamais véritablement conscience des impressions qui lui viennent de ce côté, et il ne se doute pas qu'il la voit, qu'il l'entend [1]... »

Dans cet antagonisme, entre la perception actuelle et la conviction antérieurement donnée, l'idée fixe occupe la position (*melior est conditio possidentis*), et repousse la sensation véritable : ou plutôt elle occupe toute la conscience, si bien que rien autre n'y saurait trouver place : plus de contrôle : l'hallucination se produit, et produit l'*électivité*.

L'*électivité* résulte des hallucinations négatives qui, elles-mêmes viennent du rétrécissement de la conscience, de son envahissement par une seule idée. Un somnambule, occupé à une action, verra, entendra, sentira dans les moindres détails, tout ce qui se rapporte à cette action et sa préoccupation exclura toute sensation étrangère. De même lorsque le sujet vient d'être endormi, sa conscience est vide, restreinte, il a des œillères, si j'ose ainsi dire, et devant lui, à toutes les issues des sens, se dresse l'image de l'hypnotiseur : ses mains, sa parole, son regard : voilà à peu près les seules, les dernières représentations qui subsistent dans la pauvreté mentale de l'hypnotisé. Mais ces images ont des ramifications ; aussi le sujet, excité

1. De Bonniot, *Le miracle et ses contrefaçons*, passim.

et guidé par le magnétiseur (car d'ordinaire il n'a pas assez d'initiative pour sortir spontanément de sa torpeur), rayonnera aux alentours et percevra objets et individus en rapport avec l'hypnotiseur.

Ainsi toutes les hallucinations, soit positives soit négatives, s'expliquent par le rétrécissement, l'amoindrissement de l'esprit.

Le rêveur que ne choquent point les plus flagrantes contradictions; le fou qui, d'une part, se prétend Napoléon Ier et mieux encore, et qui, d'autre part, vous demande de quoi bourrer sa pipe; l'hypnotisé qui admet sans sourciller l'entrée d'une baleine ou d'un hippopotame dans sa chambre, tous ces hommes ont un champ de conscience trop restreint pour recevoir simultanément deux idées contraires, pour établir une comparaison, un jugement sensé. Chez eux, l'adhésion de la volonté à l'unique idée présente se fait automatiquement; aussi l'action suivra.

---

# CHAPITRE XIV

## HALLUCINATIONS RÉTROACTIVES

SOMMAIRE. Se retrouvent en dehors de tout hypnotisme. — Des conceptions, des sensations présentes paraissent avoir déjà été éprouvées et *vice versa*. — Mécanisme de la mémoire. — C'est après comparaison avec le présent et le passé qu'est prononcé le jugement mémorial. — Résumé.

Au lieu de projeter une image au dehors et d'en faire une perception, il arrive que l'hypnotisé la rejette dans le passé et en fait un souvenir: c'est l'origine des *hallucinations rétroactives* [1].

Ces deux phénomènes ont d'ailleurs beaucoup de ressemblance.

1. *Axiomatisme*, p. 147.

« Quelquefois, dit M. P. Janet, l'hallucination sera faible, analogue à une image lointaine et vague, et alors, on peut distinguer deux cas particuliers. Ou bien le sujet distinguant mal, éloigne pour ainsi dire son hallucination dans l'espace : Marie qui n'a pas d'hallucination de l'ouïe bien nette, prétend toujours que la musique est dans la cour ou tout au plus dans la salle voisine, mais n'admet pas qu'elle soit tout près : « Oh ! non, dit-elle, on *entendrait mieux si la musique était ici* [1]. »

Elle fait donc une comparaison entre les perceptions vraies et l'image suggérée, celle-ci perd de sa force, mais non sa réalité ; pour tout accorder, le sujet comme s'il avait l'oreille dure[2], suppose que le bruit est lointain. « Dans l'autre cas, reprend M. Janet, le sujet semble éloigner son hallucination dans le temps et en faire un souvenir. Mi..... murmurait toujours quand je cherchais à lui suggérer une hallucination présente. « C'est vrai, vous avez raison, j'ai *entendu cela,* j'ai vu cela... mais comme c'est lointain.... il *doit y avoir bien longtemps.* »

Il n'est pas inouï de se faire croire à soi-même, en dehors de tout hypnotisme ce que l'on raconte d'abord comme une fiction, et ainsi s'efface insensiblement la différence entre la simple conception et le souvenir.

Taine cite à deux reprises (1er vol. p. 117, et 2e p. 219), cette anecdote sur Balzac. Un jour ce ro-

1. V. dans les commentaires de S. Thomas sur le traité *de Somniis*, lect. v, une illusion analogue produite dans le sommeil naturel : « Aliquibus accidit et sentire aliquo modo et sonos, et lumen et saporem, et tactum, languide quidem et veluti de longe. »

2. Pour comprendre dans une seule définition ces trois espèces d'hallucination on pourrait dire : l'hallucination est un *jugement erroné sur une image* : à tort on affirme de cette représentation qu'elle est *objective* (hallucination positive), *subjective*, (hallucination négative), passée ou présente, mienne ou non-mienne, (hallucination rétroactive).

mancier décrit avec enthousiasme chez madame de Girardin un superbe cheval blanc qu'il veut donner à Sandeau. Quelques jours après, persuadé de l'avoir donné effectivement, il en demande des nouvelles à Sandeau qui rit si fort qu'il le réveille, je veux dire lui enlève cette hallucination de la mémoire. Balzac savait d'abord qu'il n'y avait jusque-là qu'une fiction ; il avait fini par l'oublier et croire que le cadeau avait été réellement fait.

Un vieillard avait fait et surtout lu beaucoup de voyages. Les souvenirs de ses pérégrinations et de ses lectures avaient fini par se confondre ; et il s'attribuait le tout, il racontait comme à lui-même arrivées les aventures des grands explorateurs, il avait été aux Indes avec Tavernier, aux îles Sandwich avec Cook, et revenu à Philadelphie il avait servi sous Lafayette. (Ce dernier fait [1] était vrai). « C'est l'histoire de cet Anglais, qui avait fait un voyage à Paris ; il avait été tellement malade pendant la traversée de Douvres à Calais qu'il ne voulut plus repasser le détroit, il se fixa chez nous ; un plaisant l'appela un jour le commodore. » Ce nom lui resta ; pendant cinquante ans, il fut pour tout le monde « le commodore X... » A la fin il était absolument persuadé qu'il avait commandé des escadres et fait dix fois le tour du monde. Quand, au cercle, on n'était pas d'accord sur une question maritime, on disait : « adressons-nous au commodore » ; et il donnait gravement une consultation [2]. »

Combien, à force de se raconter, prennent à la fin pour des réalités, les prouesses.... qu'ils ont rêvées.... il n'est même pas nécessaire que l'histoire les flatte, dont ils sont les héros imaginaires.

Tous ceux qui ont observé *les enfants* le savent : devant une accusation nette, pressante de deux ou

1. Maury, *Le sommeil et les rêves*, p. 110.
2. E. Drumont, *Le testament d'un antisémite*, p. 111.

trois condisciples, *certains* hésitent, éperdus, troublés et finissent par avouer et même se reconnaître coupables d'un méfait imputable à leurs seuls accusateurs. On leur fait « *accroire* », pour employer le mot de leur âge. Et combien d'adultes sont enfants en ce point !

Je connais un petit homme de quinze ans, (on lui en donnerait à peine dix, tant il est chétif). Le moral n'est pas plus développé. Une dame qui s'intéressait à lui, l'instruisait, avec beaucoup de peine ; ses efforts échouaient souvent devant cette nature fruste. Un jour elle lui demande à brûle-pourpoint : « Fais-tu ta prière, tous les matins? — Oui. — Bien sûr? — il hésite et sa réponse tardive est tremblottée. — Non, n'est-ce pas ? — il se tait. — La dame insiste : « Tu n'as pas prié ce matin » ; lui, baisse la tête, et, timidement, dit *non*. Le lendemain, même question ; d'emblée, le pauvre petit répond *non*. Or, je crois savoir que ces deux jours-là, comme tous les matins, du reste, il récitait consciencieusement, les formules qu'il savait. L'assurance et l'autorité de l'interlocutrice l'avaient troublé et, le souvenir s'affaiblissant d'abord avec la volonté, avait fini par disparaître. Une autre fois on lui fit dire et peut-être croire en deux ou trois minutes que sa petite sœur avait cinq ans, puis six mois, et enfin, seulement quatre semaines.

Ainsi les *conceptions simples du présent* semblent parfois appartenir au *passé*, jusqu'à y neutraliser des souvenirs.

Il arrive même que des *sensations*, en réalité, *nouvelles*, nous paraissent avoir été *antérieurement éprouvées*. Wigan rapporte que, assistant au service funèbre de la princesse Charlotte dans la chapelle de Windsor, « il eut tout à coup le sentiment d'avoir été autrefois témoin du même spectacle... »

Il arrive en pays étranger que le détour brusque d'un sentier ou d'une rivière nous met en face de quelque paysage qu'il nous semble avoir autrefois contemplé. Introduit pour la première fois près d'une personne, on sent qu'on l'a déjà vue [1]. »

On apprend un événement, mariage, enterrement, d'un ancien ami, on reste stupéfait ; on le croyait mort ou marié depuis longtemps ; on se souviendrait presque des détails qu'on apprend cependant pour la première fois.

« Un homme instruit, et bon observateur fut pris vers l'âge de trente-deux ans, d'une singulière maladie. S'il assistait à une fête, s'il faisait une excursion, une rencontre, tout cela lui paraissait si familier, qu'il se sentait sûr d'avoir déjà éprouvé les mêmes impressions, vu les mêmes personnes ou les mêmes objets, avec le même ciel, le même temps [2].

Il se produisait chez lui une sorte de redoublement, une répétition instantanée du fait avec rejet en arrière, et comparaison entre les deux images : ou bien des impressions analogues, confuses, revenant à sa mémoire lui persuadaient que l'état nouveau était une répétition. — Le phénomène inverse est encore plus fréquent : *Les réminiscences nous apparaissent soit comme des idées, soit même comme des sensations nouvelles.* Combien *de conceptions ne sont que des perceptions anciennes dont nous avons perdu le souvenir !* Combien d'images qui nous reviennent pour la deuxième, pour la dixième fois, et que nous croyons nouvelles !

Au dire de Macauley, Wycherley avait dans sa vieillesse une mémoire extrêmement puissante et faible tout ensemble. « Si on lui lisait quelque chose dans la soirée, il se réveillait le lendemain matin, l'es-

1. Ribot, *Maladies de la mémoire*, p. 150.
2. *Id.*, p. 151.

prit plein des pensées et des expressions entendues la veille; et il les écrivait de la meilleure foi du monde, sans se douter qu'elles ne lui appartenaient pas. »

« Par l'effet de la maladie ou de la vieillesse, des hommes célèbres ne reconnaissent pas leurs œuvres les plus personnelles. A la fin de sa vie, Linnée prenait plaisir à lire ses propres œuvres et quand il était lancé dans cette lecture, oubliant qu'il en était l'auteur, il s'écriait. « Que c'est beau, que je voudrais avoir écrit cela ! » On raconte un fait analogue, au sujet de Newton et de la découverte du calcul différentiel. Walter Scott vieillissant était sujet à ces sortes d'oublis. On récita un jour devant lui un poème qui lui plut ; il demanda le nom de l'auteur : c'était un chant de son « Pirate [1]. »

Le souvenir peut même glisser dans le présent avec toute la vivacité et toutes les apparences d'une *sensation actuelle*.

Chez « une personne nerveuse qui a subi une opération chirurgicale ou quelque accident tragique, l'acuité du souvenir est telle que parfois elle pâlit et jette des cris. En cet état, on s'oublie, on a perdu conscience du présent, (du temps?), on est devant la fantasmagorie intérieure comme au théâtre devant une bonne pièce [2].

Nous avons déjà parlé du son monotone et répété qu'on entend la nuit et qu'on s'imagine entendre encore quand il a cessé : le souvenir est pris pour une sensation actuelle, tant il est difficile parfois de tracer la limite où finit la perception et où commence la mémoire !

*Ainsi*, souvent, nous ne prenons pas garde que le *phénomène n'est pas nouveau* : dans l'habitude fréquente, par exemple, nous n'apercevons pas la répé-

1. Ribot, *Les maladies de la mémoire*, p. 11.
2. Ribot, p. 47.

tition. Ou bien encore, *un acte passé* nous apparaît tellement vif, que nous oublions de le reporter à son temps et nous *l'acceptons comme présent*. Enfin, nous *aliénons parfois des souvenirs pourtant bien à nous*, et d'autres fois nous nous en approprions qui appartiennent à autrui.

« Je dirai, j'étais là, telle chose m'advint.
*Vous y croirez être vous-même.* »

Pour rendre compte de ces illusions, rappelons la *théorie de la mémoire*.

On y distingue la *réviviscence* du phénomène, puis sa *reconnaissance* comme *mien* et comme *passé*.

La première condition du souvenir est le renouvellement du phénomène remémoré ; il faut que le fait réapparaisse, il faut que renaisse l'état de conscience, l'image, l'émotion ou l'acte que nous allons nous rappeler.

L'impression renouvelée occupe exactement la même place que l'impression primitive, c'est le même mouvement moléculaire qui la produit ou l'accompagne ; c'est la même opération nerveuse dans le cerveau, c'est dans la conscience la même représentation mais affaiblie[1]. Et voilà pourquoi toute amnésie a pour cause, pour effet, ou pour compagne, une paralysie ou une anesthésie correspondante ; dans l'hypnotisme, comme le système nerveux est dans une condition spéciale, la mémoire en éprouve le retentissement et subit des dépressions ou des exaltations inaccoutumées. Toute une série de souvenirs renaîtront en même temps que la sensibilité dans telle ou telle partie de l'organisme. Il est à supposer que l'état des nerfs et du cerveau est le même dans l'hypnotisé et dans le somnambulisme naturel, puisque, en général[2], il y a communication de mémoire entre ces diverses affections.

1. *Annales de philos. chrét.*, 1891 Juillet, p. 317.
2. M. V. Egger signale une exception. Félida *hypnotisée* aurait

Il ne suffit pas que l'image revive pour qu'il y ait souvenir parfait. Il faut en outre que *le renouveau soit connu comme tel.*

En effet, le souvenir implique une multiple affirmation; cette image est une conception *répétée, passée, mienne* (et sur chacun de ces trois points, l'erreur reste possible); *reconnaître,* c'est affirmer d'un phénomène présent qu'il est la *reproduction d'un de nos actes passés.* La mémoire n'est pas l'intuition du passé, c'est la connaissance du présent avec croyance au passé; elle consiste à rejeter une image actuelle, en arrière, sur cette ligne mouvante qui est nous-même, que nous avons tracée; la mémoire est parfaite si elle peut fixer la place du phénomène entre tels autres, avant celui-ci, après celui-là.

Mais enfin ce phénomène actuel, pourquoi l'exclure de mon présent et le reporter dans le passé? pourquoi ne pas le laisser confondre avec les images ou les sensations actuelles? en diffère-t-il? Généralement les états remémorés sont plus faibles, et ils ne s'imposent pas *comme s'imposent les perceptions* : on les peut écarter. C'est donc par comparaison, par contraste avec les sensations actuelles, que s'opère ce recul dans l'existence antérieure. Affaire de perspective : le second plan ne s'établit que par rapport au premier et après lui; ce qui empêche un souvenir d'être accepté comme sensation, ce sont les sensations présentes : il n'y a pas de place pour lui; il lui faut chercher ailleurs, un abri, un logement [1].

— Mais, direz-vous, après avoir confronté ce phénomène avec mes sensations actuelles et jugé que pour figurer avec ces dernières il lui manquait quelque

souvenance de l'état de veille, mais non de la condition seconde qui paraît cependant être un somnambulisme hystérico-diurne. V. *Revue philos.*, sept. 87.

1. *De l'intelligence*, t. II, p. 48, 50, 51.

chose, la force par exemple ou je ne sais quel caractère spécifique d'extériorité, j'ai conclu : ceci n'est pas une perception. Cette décision n'en fait pas un *souvenir* mais une simple *image*. Sans doute, mais d'abord toute image est une reviviscence. Ce qui établit une différence entre les images non-reconnues et les représentations privilégiées qu'on appelle souvenirs, c'est la comparaison et le jugement de convenance entre cette image particulière et la représentation synthétique de *mon passé*. Une vie antérieure est comme résumée dans l'*idée du moi ;* cette esquisse, à grands traits, plus ou moins riche, apparaît comme un cadre où peut trouver place chaque nouveau détail qu'on veut y enchasser ; c'est un terme de comparaison toujours à notre disposition, à chaque instant évoqué pour que sur lui je juge, comme s'y rapportant ou non, les faits actuels ; c'est un centre d'attribution pour ceux-ci : c'est la synthèse du passé posée dans le présent pour *unir* l'un à l'autre. Après cette double confrontation de l'image avec les phénomènes rapportés au *dehors* ou aliénés, avec les phénomènes rapportés au *passé* ou appropriés [1], si elle n'est rattachée à aucune de ces deux formes, espace et temps, si elle n'est ni *externée* ni *reconnue*, elle flotte dans cette population d'autres phénomènes représentatifs, qui constituent l'imagination et ne sont nettement ni miens, ni étrangers, ni passés, ni présents.

Une image n'est pas admise comme souvenir parce qu'elle ne peut trouver place, ou qu'elle ne cadre pas avec d'*autres souvenirs*, déjà rangés en ordre. Vous me dites : « Dimanche dernier, à dix heures, vous êtes allé vous promener. » Aussitôt d'autres souvenirs réveillés par l'évocation du jour et de l'heure, accourent en

1. Il est inutile, je pense, de remarquer que les phénomènes offrent eux-mêmes un motif sur lequel s'appuie le jugement ; ils ont en eux-mêmes une marque intrinsèque qui nous les fait placer dans les perceptions ou dans les souvenirs.

rangs si serrés que votre assertion n'y peut entrer : dimanche, à dix heures, j'étais à l'église, à la messe, avec telles personnes; donc de promenade il n'est pas question : vous voulez m'en imposer.

Mais, si je n'ai pas de *termes de comparaison*, comment vérifier votre affirmation?

Dans mon esprit apathique et somnolent, l'idée synthétique de mon passé ne surgit pas si les souvenirs se présentent simplement au fur et à mesure que vous les évoquez, si, dans l'intervalle que laissent entre elles deux souvenances vous réussissez à intercaler une scène par vous imaginée ; supposez détruits, écartés, oubliés, les souvenirs qui pourraient contrecarrer votre dire, rien ne s'opposera plus à l'illusion. Vous me fournissez un jugement tout fait, vous reconstituez mon histoire; et moi, en roi fainéant, j'approuve et je signe, tout est bien.

« Nulle part on ne voit si bien l'opération que dans l'hypnotisme ; l'attention du patient, limitée et concentrée, ne porte alors que sur une suite d'idées; celle-ci se déroule seule, comme un chemin dans le désert ; toutes les autres sont engourdies pour un temps, et partant, les souvenirs ordinaires manquent et n'exercent plus de répression : l'illusion n'est plus enrayée et poursuit son cours faute du contre-poids normal, la conception simple devient conception affirmative, et il se souvient à faux de meurtres qu'il n'a point faits [1]. »

L'homme endormi (du sommeil physiologique ou hypnotique) perd d'ailleurs la notion du temps (un rêve d'une minute semble avoir duré des heures, des jours même [2].) Il manque de points de repère pour se reconnaître. Cette image qui l'occupe à quel temps la rapporter? S'il y pensait, il en serait embarrassé ; il la mettra où vous voudrez : votre affirmation de-

1. Taine *De l'intelligence*, t. II, p. 227 et 222.
2. Cf. Tissié, *Les rêves*, p. 6 etc.

vient un point d'appui pour la repousser dans le passé à la date marquée.

En définitive, c'est donc encore le vide de l'esprit, le rétrécissement de la conscience qui nous explique les faciles *hallucinations de la mémoire* chez l'hypnotisé.

Cette pauvreté intellectuelle rend compte aussi de l'hypermnésie si fréquemment constatée par les hypnotiseurs. C'est parce que les fortes impressions sont supprimées, c'est parce que les grosses voix se taisent, et que les gens à verbe haut ont disparu, c'est dans ce silence relatif que peut se faire entendre la voix frêle de ceux qui restent. Jusque-là, perdus dans la foule, on ne pensait plus à eux, on les croyait morts; on est tout heureux de les retrouver vivants.

En résumé donc, l'hypnotisé est réduit à un minimum d'idées, et, par suite, les rares idées qu'il a ou qu'on lui donne il ne peut ni les coordonner ni les contrôler : c'est un automate halluciné.

Une perception est un jugement qui déclare qu'à une modification subjective, à une image correspond au dehors un objet.

Un souvenir est un jugement qui déclare qu'à une image a correspondu dans le passé un objet.

Par la volonté qu'il supplée, l'hypnotiseur agit sur le jugement et par le jugement sur la mémoire et sur la perception; il peut ainsi changer une image en perception (hallucination positive), une perception en image souvent inconsciente (hallucination négative), et faire prendre un phénomène nouveau pour un phénomène répété ou inversement (hallucination rétroactive).

# CHAPITRE XV

## ILLUSION DE LA LIBERTÉ

Sommaire. Comment l'hypnotisé se croit libre, sans l'être. — Objection que M. Beaunis tire de cette illusion contre l'existence du libre arbitre. — Cette objection n'atteint pas la liberté, mais montre seulement que le témoignage de la conscience ne suffit pas pour la prouver. — Les grands philosophes ont démontré la liberté par des arguments métaphysiques et moraux.

L'hypnotisé peut croire qu'il entend et ne pas entendre, qu'il ne voit pas et voir, qu'il se souvient et ne pas se souvenir, qu'il est double et rester simple, et aussi qu'il est libre et ne pas l'être.

Pour rendre compte de certains phénomènes subconscients, il a recours à un second moi ; pour donner de ses actes une explication plausible, par habitude ou par suggestion, il les attribue à son libre arbitre. Au moment de l'action suggérée, le sujet est réduit à *une représentation qui d'elle-même s'actifie*. A cet automatisme point d'obstacle, point de retard, point de témoin. L'hypnotisé ne peut pas agir et tout ensemble se regarder agir : il lui faudrait détourner pour l'observation, une partie de la force mise tout entière à la production ; il n'en a ni le temps, ni le moyen, ni la pensée ; sa conscience est « trop petite » pour se replier sur elle-même. Ainsi l'hypnotisé ne peut pas simultanément être acteur et spectateur.

Ne pourrait-il l'être successivement, grâce à la mémoire ? — Mais celle-ci est au service de l'hypnotiseur, et, docile aux suggestions, s'attribue ce qui ne lui revient pas, ne s'attribue pas ce qui lui revient.

Dès lors quel moyen de qualifier l'action ? Ou s'en rapporter aux assertions d'autrui, ou juger soi-même d'après les habitudes.

En présence de l'acte accompli, l'hypnotisé ordinairement ne sait que penser, il demeure ahuri; n'ayant pas eu conscience, il n'a pas souvenir.

Si la mémoire du fait subsiste, la mémoire des motifs suggérés et de l'auteur supposé subsiste aussi, et d'après le commandement reçu, l'hypnotisé présente le tout comme de son fonds.

Laissé à lui-même, cherchant une explication, que trouvera-t-il ? Accoutumé à se reconnaître l'auteur de ses actions, spontanément il en revendique l'initiative et la responsabilité. Pourquoi a-t-il agi de la sorte ?.... à tout acte raisonnable il faut des raisons... Pourquoi ? — Oui. — Pour tel, tel motif. Et le voilà qui reconstitue raisonnablement une conduite d'où étaient absentes et la raison et la liberté. *Après* il trouve des motifs qui auraient pu le déterminer; ainsi un homme s'imagine avoir, en dormant, fait merveille, et attribue « telle inspiration » non au travail subséquent, mais à la merveilleuse puissance du rêve génial.

« Je puis dire à un hypnotisé pendant son sommeil: Dans dix jours, vous ferez telle chose à telle heure et je puis vous écrire sur un papier daté et cacheté ce que je lui ai ordonné. Au jour fixé, à l'heure dite, l'acte s'accomplit et le sujet exécute mot pour mot tout ce qui lui a été suggéré; il l'exécute *convaincu qu'il est libre, qu'il agit ainsi parce qu'il l'a bien voulu* et qu'il aurait pu agir autrement, et cependant si je lui fais ouvrir le pli cacheté, il y trouvera annoncé dix jours à l'avance l'acte qu'il vient d'exécuter: *Nous pouvons donc nous croire libres et ne pas l'être. Quel fond pouvons-nous donc faire sur le témoignage de notre conscience et ce témoignage n'est-on pas en droit de le récuser puisqu'il peut vous tromper ainsi?* Et que devient l'argument tiré en faveur du libre arbitre du sentiment que nous avons de notre liberté[1] ? »

1. Beaunis, *Revue philosophique*, août 1885, p. 113. Cf. *Le Temps*, 21 nov. 1885; Ribot, *Les maladies de la volonté*, p. 23 et 146.

Cette objection nettement présentée par M. Beaunis est répétée par presque tous les hypnotiseurs.

Remarquons-le tout d'abord.

M. Beaunis n'en conclut pas que *nous ne sommes pas libres* ; le paralogisme serait manifeste, et reviendrait à ceci : Voyez ce fou, il ne sait ce qu'il dit : les hommes ne sont pas raisonnables. Voyez cette brochette d'oiseaux rôtis, — les oiseaux n'ont pas de plumes. — Voyez ces hypnotisés, ils agissent au gré du magnétiseur, donc les hommes ne sont pas libres. De ce qu'un rêveur se croit éveillé, il ne suit pas que tout le monde soit endormi, ni que le rêveur le soit toujours : de ce qu'il y a des aveugles, conclut-on que personne ne voit la lumière ? De ce qu'un malade se croit en bonne santé, concluez-vous que tout le monde soit malade ?

Non, telle n'est pas la pensée du docteur Beaunis. « *Nous pouvons donc nous croire libres* et ne *pas l'être*. » Parfaitement, comme nous pouvons, (et c'est aussi fréquent) nous croire entraînés irrésistiblement par nos passions et pourtant être et rester libres ; comme nous pouvons prendre une perception pour une hallucination, un souvenir pour un fait présent. L'hypnotisé se trouve dans ces conditions tout exceptionnelles qui expliquent parfaitement son erreur. Le choix ne lui est pas donné, et en lui ôtant la liberté, on lui ôte aussi le moyen de se rendre compte de cette disparition. Lorsque, ensuite, il veut s'expliquer ou expliquer son action, *par habitude* il la rapporte donc *au moi* : car c'est, à son point de vue, l'explication la plus naturelle.

Profiter de cette aberration pour battre en brèche la liberté, ou la mémoire, ou les sens, c'est la vieille tactique du scepticisme : nous nous trompons quelquefois, qui nous assure que nous ne nous trompons pas toujours ? A cela on fait toujours la même réponse :

l'erreur suppose la vérité, la maladie suppose la santé. Les sourds, les aveugles de naissance ne connaissent pas les illusions de l'ouïe ou de la vue, parce qu'ils n'ont jamais entendu de son, ni vu de couleur, pareillement on ne prendrait pas pour libre un acte nécessité si l'on n'avait jamais eu conscience d'être libre. L'illusion prouve la thèse au lieu de la détruire[1].

Mais que devient, demande M. Beaunis inquiet « l'argument tiré, en faveur du libre arbitre, du sentiment que nous avons de notre liberté? »

Descartes avait dit de la liberté : « elle se connaît sans preuves par la seule expérience que nous en avons[2]. »

Maine de Biran est du même avis.

Mais pour les empiriques, à commencer par Hume et Stuart Mill, « la prétendue conscience de la liberté n'est qu'une sensation fausse, une expérience illusoire[3]. » « Avoir conscience de son libre arbitre signifie : avoir, avant d'avoir choisi, conscience d'avoir pu choisir autrement. Cette prétendue conscience est impossible. On a conscience d'un *acte* et non d'un *pouvoir*[4]. » — Oui, parfaitement, mais en expérimentant un acte libre, on expérimente pour ainsi dire la liberté en action ; on peut du moins la conclure. Cependant cette preuve intuitive de la liberté qu'avait rêvée Descartes, paraît sujette à bien des difficultés.

Par la conscience, je connais les attraits du plaisir et du devoir, je me vois indécis, indéterminé, j'assiste à la délibération, puis j'aperçois un *nisus* qui sort des profondeurs du moi, et je constate la rupture de mon indécision en faveur de l'un et de l'autre parti. Je suis libre. La preuve exige le concours de la cons-

1. Cf. E. Naville, *Le libre arbitre*, p. 180 et 187.
2. *Principes de philosophie*, éd., Cousin, I, 39.
3. Hume, sect. 8 de la 1re p.
4. Stuart Mill, *Examen de la philosophie* d'Hamilton, ch. XXVI.

cience et du raisonnement ; par l'expérience, je connais les conditions, les circonstances, le mécanisme de l'acte libre, mais je n'atteins pas la *liberté*, qui est conclue par la raison. Aussi les grands philosophes ont toujours pris soin d'appuyer l'argument psychologique à d'autres soit *métaphysiques*, soit *moraux* [1].

Quant au *sentiment de la liberté* invoqué comme preuve du libre arbitre ; ou bien on entend par là : la tendance naturelle à se croire libre, à se dire : je peux faire cela si je le veux. C'est un indice, une vraisemblance en faveur de la liberté, mais pas plus.

Ou bien on entend une connaissance vague, confuse, appuyée sur l'expérience commune, alors c'est l'embryon de la preuve philosophique.

Mais, nous croyons pouvoir le dire, la conscience du libre arbitre n'en prouve pas la réalité.

---

# CHAPITRE XVI

## FRACTIONNEMENTS DE LA PERSONNALITÉ

SOMMAIRE. Le moi. — L'idée du moi. — Confusion. — Les perversions du moi supposent l'unité. Leur origine; troubles de l'organisme, la sensibilité, la mémoire, l'association, le jugement. Dédoublements simultanés.

Nous pouvons maintenant nous rendre compte de ce phénomène étrange : le dédoublement de la personnalité : dédoublement successif ou simultané, car, d'après les hypnotiseurs, il y aurait tantôt alternance tantôt coexistence du *moi* principal et du *moi* secondaire.

Il ne sera pas inutile de fixer les idées sur le sens des mots qu'on emploie.

1. *Annales de philos. chrét.*, mai 89, note de M. Gardair.

Le *moi* identique en son fond, est bien changeant dans ses états et ses manifestations ; *le corps* incessamment se renouvelle, une molécule chasse l'autre : il est tout pareil au vaisseau de Thésée si souvent réparé qu'il ne lui restait pas un morceau du bois primitif. Plus avant, plus intimement aussi, nous changeons ; où donc est la stabilité des *affections?* des *idées?* Nous sommes parfois aussi différents de nous-mêmes que des autres. Et cependant au milieu de cette mobilité, de cette diversité, sous ces fluctuations qui se jouent comme à sa surface, le moi se reconnaît le même et rapporte toutes ces modifications à *un sujet identique et permanent*, à une *personne*, à une force capable de se *connaître*, de se *posséder*, de se *diriger*, sujet de ses modifications, cause de ses opérations. Sans doute cette personnalité a différents degrés, elle monte plus ou moins vers l'*unité*, la *stabilité*, la *puissance*, mais toujours elle implique une *activité consciente*, *continue*, *raisonnable* et *libre*. L'orchestre est plus ou moins riche, le chef plus ou moins habile, il peut même s'absenter, la pièce se joue toujours.

L'*idée du moi* est tout autre chose. Plusieurs facultés concourent à la former : la *conscience* qui nous donne le *sentiment et la notion* de notre existence actuelle : quelque chose à l'état de tension s'allongeant du passé qui finit à l'avenir qui commence ; la *mémoire* qui rattache à l'état présent les débris culminants de notre passé marqués à notre effigie ; le *jugement* qui compare et qui prononce sur la convenance, sur l'attribution du fait actuel à la durée mienne et déjà écoulée ; l'*abstraction* qui, groupant en un seul faisceau, sous la rubrique *miens*, malgré leurs différences, tous les états du moi (sensations, pensées, volitions) qu'a saisis la conscience et que rappelle la mémoire, en tire l'idée générale *moi*, qui pourrait être ainsi considérée comme une somme, une résultante [1]. Enfin *la raison* unissant cette vue générale avec le sentiment vital, concret, réel de notre continuité, conclut qu'il y a en nous quelque chose d'invariable, de persévérant, de subsistant sous le flux des phénomènes multiples et variables.

Si la perception actuelle du moi, dans un de ses états, ne peut être sujette à aucune erreur, il n'en va pas ainsi de l'idée du moi : un changement notable dans la *cœnesthésie*, une absence ou une perversion de la *mémoire* peuvent induire en erreur le jugement et le raisonnement sur l'*unité* ou l'*identité* du moi, et donner ainsi l'illusion de deux vies différentes, successives ou simultanées, vécues par deux personnages distincts [2].

La méprise où tombe l'hypnotisé démontre bien que nous ne connaissons le *moi* que par ses actes ; nous n'avons pas une aperception intuitive de notre personnalité sans quoi toute illusion à cet égard serait impossible.

Je puis me croire double, et pourtant être simple, multiple et rester unique, fidèle et être inconstant, libre et ne pas l'être ; je puis m'imaginer avoir changé, et pourtant je suis identique. Sans la mémoire nous ne connaîtrions pas notre identité ; avec elle nous pouvons parfois mal la connaître ; mais *sans l'identité* personnelle ; la mémoire, la comparaison, le raisonnement, la responsabilité sont inexplicables [3].

1. C'est à ce point de vue restreint que les phénoménistes ont pu dire avec quelque apparence de raison : le *moi* est un *produit* dont les *sensations* sont les *premiers et seuls facteurs*. Il faut rectifier ainsi : l'*idée du moi* est un *produit* dont les *sensations* et le *moi* sont les facteurs et encore facteurs à titre différent : le *moi* avec les *sensations* se forme l'*idée du moi*, c'est lui qui fait l'opération (même en arithmétique, une multiplication ne se fait pas toute seule), il est *cause* et non *produit*.

2. Ribot. 147.

3. V. Ribot, *Des maladies de la mémoire*, p. 88.

Un fou se croit empereur, son moi est-il dédoublé? nullement. En face de lui s'est formée une copie de lui-même, « qui n'est pas plus un autre *moi* qu'une image sur papier n'est un homme [1]. »

« Qu'à un endroit donné la chaîne de mes représentations se trouve brisée, et ne se puisse reconstruire, cela ne prouve pas que je ne suis plus le même, mais seulement qu'il ne m'est plus possible de constater si je suis le même [2]. »

Pour demeurer identique dans le fond de son être, il n'est pas nécessaire de savoir le reconnaître. Un caillou n'a pas conscience de son identité, cesse-t-il pour cela d'être identique? Il importe donc de distinguer *le fait de notre identité*, de notre personnalité, d'*avec l'idée* que nous pouvons nous en faire [3].

Les objections, les malentendus, les hypothèses hasardées sont venus de ce qu'on a confondu *le moi et l'idée du moi*, le *moi sujet et cause* et les *états du moi*; et aussi de ce qu'on a posé cette équation : *moi = conscience claire = homme*.

Mais l'âme ne se connaît pas dans toutes ses profondeurs; la conscience n'éclaire dans l'âme qu'une région moyenne, centrale; mais l'âme déborde la conscience, et s'étend au-dessous de ce moi rétréci dans la subconscience et quelquefois au-dessus pendant l'extase. Et cette notion mesquine de la personnalité éclate en fragments.

Si donc la conscience claire peut révéler le moi, elle ne le constitue pas : c'est un œil qui par un étroit guichet regarde une partie de ce qui se passe dans la personnalité, c'est un miroir qui réfléchit quelques actes de la personne tels qu'ils apparaissent : troublés, irréguliers; si l'un des éléments de la personne,

1. *Annales de philosophie chrétienne*, mai 1889, art. de M. Piat.
2. *Ibid.*
3. *Ibid.*, oct. 90, art. de M. Farges.

le *corps* par exemple est notablement modifié ou altéré ; car le corps n'est pas en dehors de la personnalité ; *je*, n'est pas une pensée pure, il est *ange* et *bête*, composé de corps et d'âme.

Pour que le problème d'une seconde personnalité fût posé, il faudrait rencontrer un être qui présenterait dans le même corps, deux vies conscientes, séparées, parallèles, sans chevauchement de l'une sur l'autre, sans communication par la mémoire de l'une à l'autre.

Or ce phénomène ne s'est rencontré dans aucune expérience *hypnotique*.

Dans les « fractionnements simultanés » de la personne, les deux prétendues *consciences* ne sont pas séparées, sans moyen de communication, puisqu'une représentation mentale consciente provoque un mouvement subconscient, puisque dans l'écriture automatique l'idée à traduire appartient à un des deux courants et le mouvement graphique à l'autre, puisqu'une des deux consciences représente l'idée et que l'autre l'exprime : qu'elles soient en antagonisme ou en collaboration, ces deux consciences se rencontrent... où ? dans l'unité d'un seul sujet [1].

Dans les dédoublements successifs, les *mémoires* aussi communiquent ; la conscience de l'éveillé peut ne pas ignorer toujours ce qui s'est passé dans la conscience somnambulique, et dans tous les cas le somnambule peut se rappeler tous les faits et gestes de l'éveillé. On assimile la subconscience de l'écrivain automatique, avec la conscience du même somnambule, sous prétexte qu'il y a communication de mémoire [2] ; pour les mêmes raisons ne faut-il pas conclure à l'identité du somnambule et de l'éveillé ?

1. Binet, p. 134 et suiv. p. 171.
2. Binet, p. 138.

Cette prétendue alternance des personnalités suppose évidemment la permanence du *moi total*, qui reste ainsi le *moi unique*. Félida, en constatant des lacunes dans sa mémoire, s'attribue ces oublis, et par conséquent ramène à l'unité, même les états dont le souvenir manque, et affirme la continuité de son être; *à fortiori*, en état second où elle se souvient des faits et gestes de l'état prime; c'est donc qu'elle est la même.

Il faut donc le reconnaître avec M. V. Eger [1], « la double personnalité, la double conscience au sens rigoureux de ces mots, n'a jamais été scientifiquement observée. Le double moi dans un corps unique reste une sorte d'idéal, dont s'approchent plus ou moins certains somnambules et d'autres malades; mais on ne saurait dire qu'il ait été jamais réalisé. « *Je* me sens autre, *je* suis tout changé, *je* ne me reconnais plus, *je* sens deux hommes en *moi*, *je* m'oublie, *je* me retrouve », toutes ces expressions, par lesquelles se formulent les altérations de la personnalité, indiquent, à côté d'une pluralité anormale dont les malades ont conscience, une unité psychique fondamentale dont ils n'ont pas moins conscience et qu'ils expriment uniformément par le mot *je*, appliqué à la totalité de leur existence. Faut-il faire une exception pour la somnambule du Dr Dufay et dire qu'elle se sentait réellement double puisqu'elle exprimait sa personnalité par deux mots différents? en condition première elle, disait *je*; en condition seconde, elle parlait nègre, elle disait *moi*, et elle ajoutait, en parlant de sa condition première: « quand moi est bête » (Azam, p. 189). Elle aurait pu dire: « quand moi est bête, il dit *je*; » mais on ne saurait soutenir qu'elle ignorait la synonymie des mots *je* et *moi*; en distinguant ainsi ses deux personnalités, elle affirmait donc l'unité de sa personne;

1. *Revue philos.*, sept. 1887, p. 309.

seulement entre les deux formes alternatives de son *moi* ou de son *je*, il y avait une nuance, qu'elle avait trouvé le moyen d'indiquer en employant *je* dans un cas, *moi* dans l'autre. Cette naïve expression de la double personnalité vaut toute une théorie. Quand je pense *un nombre*, je le pense *nombre* et je le pense *un*; de même toutes les fois que le malade a conscience d'être plusieurs, il a par là même conscience de son unité; s'il compte ses *moi*, oserai-je dire, c'est qu'il n'en a qu'un. Une personne vraiment double se croirait simple à chaque moment de son existence; car elle ignorerait toujours celui de ses deux *moi* qui serait momentanément à l'état latent; son entourage seul connaîtrait le dédoublement de sa vie. C'est ce qui arrivait, dit-on, pour la dame américaine (de Mac Nish, dont le cas est douteux [1]). Cette condition n'est réalisée dans aucun autre cas parmi ceux auxquels on a appliqué trop légèrement les noms de *double conscience* et de *dédoublement de la personnalité*. »

Mais d'où viennent ces perversions de l'idée du *moi*, comment se forment ces notions anormales?

L'hypnotisé se croit double et il ne l'est pas, comme il croit, à faux, percevoir, se souvenir, etc.

Cette erreur de jugement, l'hypnotiseur l'impose parfois et presque toujours la favorise, au moins la suggère indirectement. Ainsi M. P. Janet a rencontré, dit-il, chez Lucie un second personnage, inconscient, qui perçoit les excitations des membres authentiques, qui se souvient de ces excitations et des actes du somnambule. M. Janet a créé, par suggestion, cette seconde personnalité en affirmant qu'elle existait, qu'elle devait exister pour répondre à certaines ques-

1. Addition faite par M. Victor Egger au manuscrit de M. l'abbé Schneider.

tions, en lui donnant un nom, en lui assignant un rôle.

Le terrain est d'ailleurs préparé : des modifications dans l'organisme modifient la conscience, la mémoire, l'association des idées, et partant l'humeur, le caractère.

Pour expliquer le dédoublement de la personnalité [1], certains physiologistes ont eu recours aux *diminutions et aux déplacements de la sensibilité* : tantôt elle se concentrerait dans le cerveau dans telle région cervicale, laissant le reste inactif; tantôt abandonnant le cerveau partiellement et passagèrement paralysé, elle descendrait dans les centres médullaires.

L'ensemble des sensations, la panesthésie est alors singulièrement altérée. L'hypnotisé ressemble à un homme qui écoute une musique lointaine. Voilà que tout à coup aux accords d'une éclatante et gaie fanfare a succédé la mélodie d'une harpe : notre auditeur conclut à un autre musicien. Il suffirait même d'invoquer ici la *décoordination nerveuse* constatée par les physiologistes.

En musique, chaque note a son accompagnement d'harmoniques subconscientes. Supposez un piano dont chaque touche laisserait la note principale silencieuse, paralysée, mais éveillerait ses harmoniques. Quand on frappera l'*ut*, on n'entendra pas l'*ut*, mais son octave, sa quinte, sa tierce ; on aura une série de murmures d'harmoniques qui auront pris le rôle de la note principale, celle-ci se contentant du rôle affaibli, indistinct des harmoniques. Ainsi dans ces transpositions étranges de conscience chez l'hypnotisé : si la

1. V. *Revue philos.*, sept. 87. D'autres physiologistes ont supposé, et parfois non sans raison, que les deux hémisphères cérébraux étaient désaccordés, devenaient indépendants, et constituaient ainsi deux centres de gouvernement, une « sorte de manichéisme psychologique ». Mais cette supposition est trop simple pour expliquer tous les cas.

perception principale a toute son intensité elle domine et rend insensibles les perceptions harmoniques ; l'hypnose met-elle l'étouffoir sur la sensation principale, les sensations secondaires deviennent seules clairement conscientes [1].

Mais, dira-t-on peut-être, comment l'intelligence ne veille-t-elle pas sur ces opérations, et ne rectifie-t-elle pas ces erreurs ? Parce qu'elle travaille sur des données incomplètes ou séparées, ou fausses. D'après l'hypothèse, l'organe de la connaissance sensible est séparé par quelque paralysie de ses connexions naturelles, ou se trouve, par un trouble interstitiel, divisé en deux ou trois organes fonctionnant à part. L'acte intellectuel étant superposé au sens et ne vivant que de ce que fournit le sens, il est naturel que, si la connaissance sensible devient impuissante à réunir ses tronçons épars, la puissance intellectuelle ne puisse non plus établir entre ses actes un lien dont la sensation ne lui donne aucun indice [2].

Dans l'*idée du moi* la *mémoire* joue évidemment un grand rôle.

Mais la mémoire est liée à l'organisme ; ses oublis, ses ressouvenances tiennent soit à l'inertie; soit au mouvement de tel ou tel centre nerveux. Le fonctionnement de l'organisme et partant de la mémoire diffère quelquefois beaucoup, de la veille au sommeil, de la santé à la maladie.

Aussi l'hypnotisé est-il sujet à d'étranges amnésies ; il peut oublier son âge, son sexe, sa position sociale, son nom, ses vêtements, sa demeure, sa nationalité ; il peut accepter comme siens les souvenirs d'autrui et autour de ce nouveau centre d'attribution grouper des faits, une existence fantastique.

1. *Revue philos.*, sept. 91 ; *Revue des Deux Mondes*, 15 oct. 91.
2. *Annales de philosophie chrétienne*, avril 1888, p. 99.

Les « matériaux » du souvenir, sont changés, changées les associations ».

« Le mécanisme habituel de la mémoire cesse de fonctionner. Un objet qui, dans un état A suggère une série de souvenirs ne suggère plus rien dans l'état B ; c'est cependant le même objet, et d'autre part la série de souvenirs n'est pas détruite, puisque le retour de l'état prime leur permettra d'être évoqués ; c'est le mécanisme du *rappel* qui est atteint. De même, les expériences de suggestion qui font revivre à une personne une époque antérieure de sa vie ramènent des souvenirs oubliés pendant l'état normal, c'est-à-dire des souvenirs que les lois ordinaires de l'association sont incapables de faire revivre. Ces lois d'association sont par conséquent soumises à des influences supérieures qui tantôt leur permettent d'agir, tantôt les suspendent. A elles seules, les associations ne suffisent point à former une synthèse, et ce n'est pas en associant les uns aux autres des événements psychologiques qu'on peut réussir à expliquer la formation d'une personnalité[1]. »

Ce n'est pas seulement le mécanisme de la mémoire qui est faussé, c'est aussi le « jugement mémoriel » tout en gardant le souvenir de ses états, un hypnotisé comme un fou peut les répudier : sa mémoire peut embrasser différents états de son passé sans qu'il le considère comme faisant partie de sa personnalité, sans qu'il y retrouve sa marque, sans qu'il les reconnaisse comme siens, sans que se produise le jugement qui les unifierait.

Par suite de toutes ces modifications, il surgit parfois en nous des états d'âme, des séries d'état, tellement différentes de celles qu'on est accoutumé de suivre ou d'attendre, si peu en harmonie avec nos ha-

1. « Ce sont des ouvriers au service d'influences supérieures. » Cf. Paulhan *L'activité mentale et les éléments de l'esprit*, 1889.

bitudes d'esprit, avec cette idée totale, avec cette vue d'ensemble que nous jetons sur notre passé et que nous appelons « l'idée du *moi*, » que l'hynotisé se trouble, hésite à s'approprier, à intégrer dans son passé, dans son *chez-lui*, des phénomènes si étranges, des transformations si hétérogènes, plus durables, plus complètes que celles qu'il constatait journellement. Aussi est-il tout prêt à les aliéner, à les attacher à un nouveau centre d'attribution qu'on lui fournira et qui va constituer comme une seconde personnalité, mais artificielle, fictive. Ne *s'y reconnaissant plus*, l'hynotisé sait gré à qui lui donne un moyen de s'y reconnaître. Une explication plausible : l'hypothèse d'un second moi, se présente tout d'abord ; quoi d'étonnant que l'hypnotisé l'accepte, — puisqu'elle a semblé bonne à tant de savants hypnotiseurs ?

Ajoutez l'état automatique, monoïdéiste auquel il est souvent réduit, les impulsions irrésistibles qui en résultent : au lieu de se conduire lui-même, il lui semble qu'il est poussé par une main *étrangère*. Et de fait l'hypnotisé n'est-il pas à la merci de l'hypnotiseur qui lui impose ses volontés, des idées nouvelles, un rôle, un nom nouveaux ?

Ainsi des modifications profondes dans l'organisme amènent des troubles dans la sensibilité générale, dans la conscience, dans l'association des idées, dans la mémoire, dans la volonté, et par suite dans le jugement qui, livré encore aux suggestions du dehors, finit par tomber dans l'erreur.

Les « dédoublements simultanés » du moi peuvent s'expliquer par ce qui précède, par des hallucinations négatives, ou plus simplement encore par la désagrégation des sens et de la conscience et par l'amnésie.

D'après l'ancienne théorie qui retrouve aujourd'hui de nombreux partisans, le siège de la perception est non pas le cerveau, mais l'organe même. C'est par les yeux et dans les yeux que se fait la vision ; dans les oreilles, que se fait l'audition ; mais c'est dans le cerveau que nous *prenons conscience* de l'audition et de la vision, c'est lui qui nous en informe.

Enlevez les couches optiques d'un animal, l'œil se montre encore impressionné par la lumière, et semble continuer à percevoir comme par le passé ; mais ces sensations restent inutiles, elles ne sont pas intégrées dans la conscience, ni adaptées à l'ensemble des autres ; l'animal ne sait plus se diriger.

Pour que la sensation cesse d'être consciente, il n'est pas nécessaire que les cellules cérébrales où aboutissent les nerfs de transmission soient détruites ou paralysées, il suffit que le préposé au poste-receveur (le sens commun) soit occupé ailleurs. Que de fois ne vous est-il pas arrivé de voir une chose sans la remarquer ?

Cependant elle a été perçue, enregistrée, associée même à un autre, et, à un moment donné, nous sommes tout surpris de la retrouver.

Dans l'état ordinaire, les sens externes n'agissent guère sans mettre en jeu le sens interne ; dans l'hypnose il peut y avoir, il y a souvent dissociation : les opérations d'ensemble se font mal ou ne se font pas : les sens sont comme des reporters dont les informations ne seraient ni contrôlées, ni centralisées. L'hypnotisé peut percevoir sans en avoir conscience, exercer un sens et ne pas s'apercevoir de cet exercice ni du résultat.

Prenons un exemple type.

Une hystérique est en face d'un tableau noir sur lequel sont écrits ces mots : *quel âge avez-vous?* Elle cause avec vous, sensément, de toute autre chose ; un écran lui cache sa main droite, insensible appuyée sur une table. On glisse un crayon dans cette main qui à l'insu du sujet, se met à écrire soit : *quel âge avez-vous?* soit la réponse à la question : *j'ai quarante ans.*

On conclut à l'existence chez l'hystérique de deux centres de perception et d'opération, à deux consciences, à deux moi.

La conclusion est excessive; le phénomène s'explique par l'automatisme d'une association habituelle.

— Autre explication. Une action extérieure s'exerce simultanément sur l'oreille et sur l'œil; mais retardé par l'état des organes ou mieux par l'attention, le phénomène de la conversation audito-buccale n'est achevé qu'en six secondes, alors que le phénomène de l'entretien par écrit, terminé en une seconde, presque inaperçu du sujet, est déjà oublié.

---

# LIVRE IV

## APPLICATIONS ET RAPPORTS DE L'HYPNOTISME

On applique la suggestion à la guérison de plusieurs maladies ; on a cherché dans l'hypnotisme le secret de l'ancienne sorcellerie ; on a même prétendu y trouver une explication naturelle des miracles qui remplissent l'histoire du christianisme, des extases et des stigmates des saints, des prodiges qui amènent les pèlerins à Lourdes depuis trente ans ; on s'est demandé enfin si l'hypnotisme n'est pas contraire à la morale et s'il est permis d'y recourir, même pour la procédure criminelle et pour l'éducation.

Ce sont les questions qui feront l'objet de ce quatrième livre.

---

## CHAPITRE XVII

### L'HYPNOTISME ET LA MÉDECINE

SOMMAIRE. § 1. *Accidents morbides occasionnés par l'hypnotisme.* § 2. *Influence de la suggestion pour le diagnostic.* § 3. *Influence de la suggestion pour la thérapeutique.* I. Guérit-elle? II. Quelles maladies guérit-elle? 1° Elle peut guérir directement certaines maladies imaginaires fonctionnelles; 2° indirectement quelques maladies organiques. 3° Elle n'a pas de puissance directe sur les lésions intérieures ou extérieures; mais 4° peut rendre quelques services en chirurgie.

§ 4. *Conclusion.* Tout son rôle se ramène à l'action du mental sur le physique.

## § 1. — Des troubles morbides occasionnés par l'hypnotisme[1].

Imprudemment employé, même par des médecins, l'hypnotisme peut amener des accidents. Si on ne drogue pas un homme en bonne santé, on ne doit pas non plus employer à tort et à travers, sur un malade, un médicament qui n'est pas toujours inoffensif.

« Le magnétisme, entre des mains inhabiles, peut produire, écrit du Potet[2], des désordres irréparables », parmi lesquels nous distinguerons une variété de *somnambulisme spontané*, connue aujourd'hui sous le nom de condition seconde, *des attaques d'hystérie ou autres accidents nerveux.* » Parfois même il y eut à ces expériences téméraires des dénouements plus funestes, une issue fatale.

Le docteur Bérillon raconte comment, après une seule séance du docteur Brémaud, au café Procope, un jeune employé de la Compagnie du gaz (22 ans) devint somnambule, répétant chaque nuit les excentricités qu'on lui avait suggérées la première fois.

Le marquis de Puységur raconte qu'une jeune personne de distinction plaisantait un jour avec son oncle N. de B. sur le magnétisme. On essaya son « influence » ! La jeune fille tomba en catalepsie, « les yeux fixés, le cou tendu, semblable exactement à un aimant plus faible qui est entraîné par un aimant plus fort, elle suivait son magnétiseur partout. » L'amusement des spectateurs avait tourné à la terreur. « Au bout de quelques heures l'état de la magnétisée

1. A consulter : *Les dangers du magnétisme animal et l'importance d'en arrêter la propagation vulgaire*, par du *Potet*, 1819; *L'hypnotisme*, par Gilles de la Tourette, ch. x et xiii. *L'hypnotisme*, par A. Touroude, p. 50-84.

2. P. 268.

se dissipant, elle se plaignit de beaucoup souffrir de l'estomac. La journée et la nuit qui suivirent furent passées tantôt en *convulsions*, tantôt en *sommeil magnétique* et cet état ne cessa entièrement qu'au bout de plusieurs jours. » A. Turin, dit Lombroso,[1] à la suite d'une représentation où il fut hypnotisé par Donato, un officier d'artillerie est devenu presque fou ; il présente, à chaque instant, des accès d'hypnotisme spontané, à la vue du moindre objet brillant : une lanterne de voiture, par exemple, qu'il suit comme fasciné. Un soir, si le capitaine de sa batterie ne l'avait retenu, il se faisait écraser par une voiture dont les lanternes étaient allumées et qui arrivait sur lui. Une *violente crise d'hystérie* suivit cette dernière scène. Lombroso cite une jeune femme qui ne peut s'asseoir devant un foyer sans s'hypnotiser, et des étudiants que la vue de leur compas plonge dans le sommeil. Et il résume ainsi les méfaits de l'hypnotisme : « Nous, aliénistes, nous avons déjà à Turin, plusieurs cas d'épilepsie, d'hystérie, de somnambulisme, d'amnésie développés ou renouvelés, après que ces manœuvres hypnotiques se furent répandues sans les précautions dont doivent et savent user les aliénistes. »

Déjà, en 1858, la cour de Douai avait condamné à 1200 francs de dommages et intérêts, un amateur de magnétisme qui avait donné des attaques épileptiformes à un enfant de treize ans, Jourdain.

Pour n'avoir pas toutes, un retentissement judiciaire, les maladies occasionnées par l'hypnotisme n'en sont pas moins réelles et fâcheuses.

— On magnétisait, on spiritisait chez M. X., un officier. A la suite d'une séance prolongée, une fillette de treize ans et demi fut soudain prise d'une violente attaque d'hystérie. Quelques jours plus tard, les

1. *Studii sull' ipnotismo*, 1886, p. 20-24.

deux frères, offrant en cela un exemple de contagion nerveuse, étaient envahis à leur tour. Les trois enfants furent, après bien des traitements infructueux, conduits à la Salpêtrière, où ils restèrent plus de six mois et présentèrent tous les symptômes les plus accentués de l'hystérie convulsive [1].

Le même médecin qui rapporte le fait *de visu*, dit ailleurs : « Après un dîner de chasse, des jeunes gens endormirent leur cuisinière. Au bout d'un quart d'heure, cette femme éprouva un *commencement de congestion* cérébrale et une crise nerveuse telle que les jeunes gens éperdus s'enfuirent, la laissant seule avec son magnétiseur ; ce ne fut qu'au bout d'une demi-heure qu'elle revi t à e'le, et elle resta malade pendant trois jours. »

En 1887, on conduisait dans le service de M. Pitres (hôpital Saint André à Bordeaux) un employé des chemins de fer du Midi, qui, dans un accès de somnambulisme spontané, avait cherché à se *suicider*. C'était un des sujets dont s'était servi Donato quelque temps auparavant.

Le docteur Charpignon [2] raconte l'histoire lamentable d'une jeune fille qui, l'esprit détraqué après les expériences d'un grand amateur de magnétisme, alla se jeter dans la Loire.

Tous les médecins qui ont étudié l'hypnotisme ont signalé ces dangers. Les commissaires du roi (1784) avaient vu de près l'*Enfer aux convulsions* de Mesmer, constaté que les crises étaient econtagieuses et conclu fort judicieusement : « Ces maladies de nerfs, lorsqu'elles sont naturelles, font le désespoir des médecins ; ce n'est pas à l'art à les produire. » L'Académie de médecine de Belgique (1888) n'a laissé là-dessus aucun doute.

1. V. Gilles de la Tourette, p. 309 et tout le ch. x.
2. *Physiologie du magnéti me*, 1848, p. 298.

Les plus ardents avocats de l'hypnotisme reconnaissent eux-mêmes les dangers d'une hypnotisation violente ou trop fréquente. M. Bernheim après avoir soutenu que « le sommeil hypnotique *par lui seul* est bienfaisant et exempt d'inconvénients comme le sommeil réel », avoue que les hallucinations réitérées ne sont pas toujours inoffensives. « Je ne voudrais pas affirmer que certains cerveaux fragiles, prédisposés à l'aliénation mentale, ne puissent recevoir de ces expériences inopportunes et maladroites une *atteinte sérieuse*[1]. »

On a encore plus à redouter la production de l'hystérie. Sans doute l'hypnotisme ne la créera pas de toutes pièces ; on peut même soutenir, comme M. Bernheim, que les accès survenant parfois dans la première ou deuxième hypnotisation, sont dus non à l'hypnose, mais à l'émotion du sujet ; toujours est-il que des perturbations nerveuses peuvent favoriser l'éclosion de cette terrible maladie qui, sans cela, n'aurait peut-être pas éclaté.

Tous ces faits imposent-ils le rejet de l'hypnotisme, comme méthode thérapeutique ? Nullement. Le laudanum, le chloroforme ont causé bien des accidents et pourtant sont encore employés. Aussi croyons-nous fausse et injuste, cette conclusion de A. Lemoine : « Médication dangereuse, qui l'ose la tente!... Celui-là serait un singulier médecin qui provoquerait à plaisir et multiplierait les crises, pour chercher dans un mal certain un remède au moins douteux[2]. »

Nous montrerons qu'entre des mains habiles l'hypnose a parfois une vertu calmante et fort efficace.

1. *Op. cit.*, p. 578.
2. A. Lemoine, *Du sommeil*, p. 401 et 402.

### § 2. – Influence de la suggestion pour le diagnostic.

On a dit qu'il était parfois plus difficile de connaître son devoir, que de l'accomplir. Il est aussi plus malaisé quelquefois de déterminer une maladie, que de la guérir : le diagnostic est la première qualité du médecin. Or le malade, comme le prévenu, est suggestible : comme le juge, le médecin doit donc se mettre en garde. La suggestion peut le tromper, elle peut aussi l'éclairer. Les plus malins peuvent s'y laisser prendre. J'ai entendu M. Bernheim raconter, à sa clinique, qu'un de ses malades présentait tous les symptômes d'un ulcère rond de l'estomac : selles sanguinolentes, sur le ventre petite région circonscrite avec sensation de plaie vive, dans le dos un point sensible symétrique. Or c'était le médecin qui convaincu par le premier symptôme, avait, grâce à des interrogations nettes, précises, suscité ces douleurs imaginaires. Le malade n'avait pas d'ulcère rond à l'estomac, mais simplement une varice à l'extrémité du gros intestin [1].

C'est surtout, et cela arrive souvent, dans la sciatique notamment, quand les douleurs sont vagues, diffuses, le mal peu défini, qu'un bon praticien doit éviter de le localiser, de devancer le malade, de laisser voir qu'il attend l'apparition de tel ou tel phénomène.

Autrement, il s'expose à faire fausse route, à constater un mal qui n'existe pas et à méconnaître une maladie réelle.

« Quand j'étais externe chez M. Sédillot, ce maître éminent fut appelé à examiner un malade qui ne pouvait avaler aucun aliment solide ; il sentait à la partie supérieure de l'œsophage, derrière le cartilage

1. Le Dr s'étend longuement sur ce fait dans son dernier ouvrage (*Hypnotisme, suggestion, psychothérapie*, 1891, p. 193 et suiv.)

thyroïde, un obstacle au niveau duquel le bol alimentaire était retenu, puis régurgité. En introduisant le doigt aussi profondément que possible à travers le pharynx, M. Sédillot sentit une tumeur qu'il décrivit comme un polype fibreux saillant dans le calibre de l'œsophage. Deux chirurgiens distingués pratiquèrent le toucher après lui et constatèrent, sans hésitation, l'existence de la tumeur, telle que le maître l'avait décrite. L'œsophagotomie fut pratiquée, aucune altération n'existait à ce niveau. Plus tard, l'autopsie montra qu'il s'agissait d'un rétrécissement squirrheux du cardia [1]. »

Instruits par ces expériences, les médecins se mettent en garde contre la suggestion, qu'elle vienne du malade ou d'eux-mêmes.

Mais outre ce service négatif, n'arrivera-t-on pas à utiliser positivement l'hypnotisme? Puisqu'on peut par un artifice cher aux hypnotiseurs, reporter le sujet à une époque antérieure de sa vie, et rappeler ainsi « son ancienne personnalité », pourquoi ne rechercherait-on pas ainsi, et jusque dans les plus petits détails, l'origine et les phases d'une affection invétérée? Pourquoi n'essaierait-on pas de le remettre au début de son mal, au moment où, confiant dans l'avenir, il offrait plus de docilité à la suggestion curative [2]? »

## § 3. — Influence de la suggestion pour la thérapeutique.

La suggestion hypnotique bien dirigée peut guérir certaines maladies, surtout les maladies nerveuses et les maladies imaginaires souvent incurables autrement.

### I. *Guérit-elle?*

Nier sa vertu thérapeutique serait nier l'évidence. Presque chaque mois, la *Revue de l'hypnotisme* en

1. *Hypnotisme, suggestion, psychothérapie*, par Bernheim, p. 33.
2. Binet, *Altérations de la personnalité*, p. 319.

signale des exemples en France ou ailleurs. M. Bernheim relate dans son premier livre, 103 guérisons ou améliorations sensibles et il en a obtenu d'autres; M. Liébault a été aussi heureux et les *Eléments de médecine suggestive* par les docteurs Fontan et Ségard, de Toulon, contiennent quelques observations cliniques qui montrent l'efficacité thérapeutique de la suggestion. Le rapport de Husson (1831) constate quatre cas de guérison ou d'amélioration par le magnétisme. Le marquis de Puységur avait signé et fait imprimer (juin 1784) une liste de soixante malades qu'en moins de six semaines il avait guéris par le « Mesmérisme. » Son frère, le comte Maxime de Puységur, du 19 août au 1er octobre 1784, guérit soixante-treize malades dont les attestations furent déposées chez Me Duhalde notaire à Bayonne. Contre l'arrêt solennel du « Sanhédrin académique », Mesmer et ses partisans recueillirent cent onze certificats de guérison, qu'ils déposèrent chez Me Duclos du Fresnoi, notaire, rue Vivienne, avec les adresses des signataires, la plupart gens connus, ou gens de l'art : médecins, chirurgiens, savants. De ces attestations, ils formèrent une brochure ironiquement intitulée : « *Supplément aux rapports de MM. les commissaires de l'Académie et de la Faculté de médecine et de la Société royale de médecine*, 1784. » D'autres procès-verbaux de guérison parurent signés : celui-ci par le P. Gérard, supérieur général de la Charité, celui-là par le curé, les vicaires, les échevins, le maire et les médecins de Nogent, par le maréchal de Duras, l'évêque de Nantes, etc... Orelut, médecin de Lyon, écrivit la relation de dix guérisons par le magnétisme. Le docteur Giraud (de Turin) traita non sans succès et publiquement à Paris, plus de trente malades.

Les commissaires ne rejetaient point toutes ces cures, ils les attribuaient non à un fluide spécial qu'invoquaient les magnétiseurs et les magnétisés, mais à l'*imagination*. Les récalcitrants raillaient cette influence de l'imagination employée tantôt comme « acide », tantôt comme « alcali », ici comme « eau de poulet », là comme « eau minérale », capable de « fondre des squirres, ou de remettre une entorse », et ils demandaient la permission de continuer à faire usage du fluide, cet « agent invisible et qui n'existait pas, mais qui les guérissait ».

Sur ce point, l'avenir devait donner raison aux commissaires contre les fluidistes.

II. *Quelles maladies la suggestion hypnotique guérit-elle?*

1° *Maladies imaginaires.*

La seule médication possible ici est d'influer sur le moral. La réputation, l'autorité personnelle, une imperturbable confiance en soi, le sang-froid, l'a-propos tirent d'embarras et le médecin et le malade. Un maçon croyait avoir avalé une couleuvre; il la sentait remuer dans son ventre. J. Cloquet, entrant dans les idées du monomane, offrit d'extraire le reptile par une opération chirurgicale. On met un bandeau sur les yeux au patient ; une incision longue mais superficielle est faite dans la région de l'estomac : des linges, compresses, bandages, rougis de sang sont appliqués. La tête d'une couleuvre dont on s'était précautionné est passée avec adresse entre les bandes et la plaie. « Nous la tenons, s'écrie le rusé chirurgien, la voici », et il arrache le bandeau à l'opéré qui contemple tout ému, le serpent qu'il a nourri dans son sein.

Quelque temps après, une idée lui revient qui se tourne en inquiétude : il retombe dans le marasme, le médecin est rappelé :

« Monsieur, lui dit le pauvre malade avec anxiété, si elle avait fait des petits? » — « Impossible, c'était un mâle [1] »

1. *Hypnotisme, suggestion, psychothérapie*, p. 223.

Cependant, M. Bernheim remarque qu'une idée fixe est souvent plus difficile à déraciner qu'une sensation douloureuse [1].

« Il semble, de prime abord, que la suggestion qui s'adresse à l'esprit doive guérir facilement les maladies de l'esprit. C'est une erreur !... les aliénés vrais ne sont pas curables par la suggestion ; car ce qui domine chez eux c'est l'auto-suggestion. S'ils étaient suggestibles, ils ne seraient pas aliénés. L'organe de la pensée doit être sain pour que la psychothérapie agisse efficacement sur lui. » Le docteur Voisin a cependant réussi avec des maniaques. Hâtons-nous d'ajouter que toute maladie d'esprit n'est pas purement imaginaire, mais qu'elle tient toujours sinon à des lésions organiques, au moins à des troubles fonctionnels.

M. Bernheim est franc, lorsqu'il confesse son impuissance en face de certaines contractures et paralysies purement psychiques et imaginaires. Aux suggestions confiantes que pendant un quart d'heure le médecin a imaginé de faire pénétrer dans la tête du sujet, celui-ci répond pendant le reste du temps par des contre-suggestions déprimantes, et détruit ainsi toute l'amélioration antérieure.

2° *Maladies fonctionnelles.*

C'est surtout contre les affections nerveuses, contre les troubles viscéraux, cardiaques ou respiratoires, contre les nausées, vomissements, crampes, toux, gastralgie, chorées, tics, névralgies, paralysies nerveuses, rhumatismes même, que l'hypnose est efficace.

Les morphinomanes, les ivrognes surtout, pourraient être hypnotisés avec avantage.

Pour les hystériques, s'il est plus facile de formuler

1. *Del suggestion*, p. 302 et 323.

une ordonnance, il est parfois plus utile de recourir à la suggestion. Abandonnées à elle-mêmes, livrées au désordre de leur esprit, elles se déséquilibreront de plus en plus. Au contraire maîtrisées avec fermeté, dirigées avec autorité, suggestionnées en un mot, dans le sens de la résistance aux impulsions qui viennent les assaillir, elles finiront peut-être par présenter d'heureuses modifications dans leur manière d'être. Excitées on les calmera, déprimées on les stimulera; peu à peu on les rapprochera de l'état normal [1].

L'hypnose guérit-elle tous les névrosés?

Hélas!

Malgré toutes les suggestions, les hystériques encombrent les cliniques et combien passent leur vie dans les hôpitaux!

A noter encore la nature, la cause et les conséquences; sans quoi on s'expose à confondre des affections bien différentes.

Certaines paralysies, certaines contractures, d'origine hystérique, peuvent par suggestion disparaître soudainement; mais, dit M. Charcot [2], les ulcérations ne se cicatriseront pas tout de suite, « l'atrophie ne peut échapper à la loi physiologique de la régénération musculaire. »

Quant aux guérisons instantanées et complètes de maladies nerveuses, sont-elles aussi fréquentes qu'on semble le croire? Non. Il y faut de l'habileté, de la patience, de la méthode. Sous le coup d'une grande émotion, une amélioration notable se produira qui d'ordinaire ne sera point durable. Le système nerveux a ses habitudes, une manière anormale de fonctionner: il faut les lui désapprendre, il faut avec énergie et persévé-

1. Dr Bérillon, Communication à l'*Association française pour l'avancement des sciences*, 1889, 2e partie, p. 803 et suiv. Voir aussi *Revue de l'hypnotisme*, août 1889 et 1890; et *Hypnotisme, suggestion, psychothérapie*, par le Dr Bernheim, p. 213.

2. *Archives de Neurologie*, 1893 janvier, *La foi qui guérit.*

rance, redresser les tendances contractées, détruire les résistances, voulues ou non, forcer les lassitudes, annihiler la contre-suggestion du sujet ou de l'entourage, puis trouver et adopter le système de suggestion le plus convenable. Ainsi progressivement on finit par se rendre maître du mal : la place se prend non pas d'assaut, mais après un siège en règle.

3° *Lésions intérieures ou extérieures.*

M. Charcot nous l'a déjà dit, M. Bernheim n'est pas moins formel : « *la suggestion, pas plus que les autres médications*, ne pourra rétablir une fonction dont l'organe indispensable n'existe plus [1]. » Il insiste dans son dernier ouvrage : « La suggestion ne tue pas les microbes, elle ne crétifie pas les tubercules, elle ne cicatrice pas l'ulcère de l'estomac... [2]. » Directement elle ne fera pas disparaître une ankylose osseuse, ou un épanchement de synovie, une tumeur, une plaie, un squirrhe, un cancer, un ulcère variqueux, un goître, une carie. Non, des tissus atrophiés, elle ne les régénérera pas ; des organes absents, elle n'en reproduira pas ; un œil crevé, elle ne le restaurera pas ; des cavernes au poumon, elle ne les comblera pas.

On aura beau répéter des passes sur une articulation luxée, elles ne résoudront pas l'inflammation.

La suggestion est donc ici absolument impuissante?

Non, elle pourra mettre l'esprit au repos, et dans certains cas ralentir le pouls, calmer la fièvre, la douleur, relever l'appétit, activer la nutrition, favoriser l'expectoration, les excrétions, les secrétions, arrêter les sueurs même, restaurer le sommeil, empêcher les rêves, ou employer à bien leur influence [3].

1. *De la suggestion*, p. 571.

2. *Hypnot. sug.* p. 209 à 233. Il dit encore : « Les agents thérapeutiques dont nous disposons ne sont que des médications fonctionnelles. » (*Ibid.*, p. 210.)

3. Cf. Bernheim, *De la sugg.*, p. 570 ; *Hypnot. sug. Psychothér.*, p. 46.

« J'endors le tuberculeux, non pas pour suggérer au tubercule de disparaître; mais pour suggérer au malade de dormir la nuit quand il a de l'insomnie; je restaure son appétit, je calme sa toux, je dissipe son angoisse, je supprime ses points de côté, et cela faisant, je crois lui faire du bien, je le soulage si je ne le guéris pas; quelquefois même modifiant le terrain, j'accrois sa force de résistance contre le microbe envahissant et ainsi je ralentis, si je n'arrête pas, l'évolution morbide[1]. » Ces réflexions montrent bien le mécanisme thérapeutique de l'hypnose.

La peur du mal amène le mal et l'attention en s'y reportant sans cesse entretient et avive la douleur; portons ailleurs l'imagination. « Pour cela choisissons le moment où le sujet commençant à s'endormir, emporte avec lui dans son sommeil pour s'y accoutumer sans résistance et s'en pénétrer à son insu, l'idée que nous lui avons suggérée[2]. »

4° *Chirurgie.*

L'application de l'hypnotisme à la chirurgie avait déjà donné d'excellents résultats. Esdaile publiait à Londres, en 1852, la relation de trois cents opérations qu'il avait pratiquées à Calcutta; grâce à l'anesthésie hypnotique. Mais l'hypnose fut détrônée par le chloroforme. Toutefois dans quelques occurrences, la première peut devenir préférable : ainsi pour l'extraction des dents, elle est moins dangereuse que la cocaïne. On l'a aussi employée parfois, et non sans succès dans les accouchements.

## § 4. — Conclusion.

Les symptômes du mal aggravent le mal, leur disparition rend confiance au malade tout à l'heure déprimé : détruire les indices d'une maladie, c'est

1. Bernheim, *Hypnotisme*, p. 209.
2. H. Joly, *Le mouvement philosophique* (*Correspondant* du 10 mai 1891.)

presque l'extirper. L'espoir du mieux améliore : en médecine c'est la foi qui sauve. Aussi pour les névrosés, ne me parlez pas des médecins tant pis : leur action pour n'être pas calmante, encourageante, restera souvent sans efficacité.

Ainsi l'art du médecin hypnotiseur est d'agir par de douces, progressives et longues suggestions, d'abord sur l'imagination, par elle sur les nerfs et sur les fonctions, enfin par les fonctions sur les organes.

Par la suggestion, dit M. Bernheim, « on guérit souvent, on ne guérit pas tout ; on soulage souvent on ne soulage pas toujours. Sans doute elle ne saurait remplacer à elle seule l'arsenal thérapeutique ; elle réussit quelquefois quand les médicaments ne réussissent pas[1]. » L'antipyrine n'enlève pas toutes les migraines, la quinine ne coupe pas toutes les fièvres ; la suggestion non plus. Certains fanatiques de l'hypnose l'oublieraient volontiers. A les entendre, toutes les maladies sont dues à l'imagination, toutes les guérisons à la suggestion personnelle ou étrangère. « L'esprit de la malade étant dominé par la ferme conviction qu'elle doit guérir, elle guérit immanquablement[2]. » L'imagination explique tout, c'est l'imagination « qui fait les miracles[3] ; » c'est l'imagination qui enlève comme par enchantement les paralysies même invétérées, c'est elle qui reforme les tissus, sans les matériaux et sans le temps que jusqu'ici on avait crus nécessaires. Et on remet en circulation les choses du monde les plus incroyables.

En somme, la suggestion n'est pas une panacée ; si elle guérit de certains maux, c'est que méthodique-

1. V. *Annales médico-psychol.*, nov. 1889 ; art. du Dr Mesnet. V. aussi Cullerre, *Magnétisme et hypn.*, p. 322 et suiv.

2. L'assertion est de Barwel, renouvelée et approuvée par Charcot, *Archives de Neurologie*, janvier 1893.

3. Bernheim, *Hypnot. sug. Psych.* p. 23. Cf. Binet. *Magnét. animal.*

ment, savamment, elle met en œuvre cette vérité vieille comme le monde : le moral agit sur le physique.

*Cette action est-elle nouvelle en médecine?*

*Le traitement moral* dont la suggestion hypnotique fait partie est connu depuis longtemps, mais il n'a été employé qu'à de rares intervalles et jamais réduit en méthode thérapeutique.

M. Bernheim, dans un chapitre spécial, a donné un aperçu historique sur la suggestion appliquée à l'art de guérir. Il y faudrait apporter bien des réserves. Toutefois il serait difficile de ne pas reconnaître la suggestion thérapeutique à peine masquée dans les procédés de l'ancienne magie, dans les cérémonies des temples d'Esculape[1], dans les paroles ou onguents magiques, dans les guérisons par transplantation ou par simple attouchement ou par amulettes, dans les cures des Greatrake, des Gassner[2], du zouave Jacob, etc...

---

## CHAPITRE XVIII

### L'HYPNOTISME ET LES SORCIERS

SOMMAIRE. Scélérats. — Malades. — Hypnotisme et sorcellerie. — Procès de sorcellerie. Procédure tracée par la Chambre apostolique en 1657.

La sorcellerie, horrible et burlesque parodie de la religion, fut de tout temps connue des peuples et proscrite par les législateurs.

Les Circé, les Médée, les Locuste, les Canidie, etc. toutes ces émanations d'Hécate, reine des enfers, sont classiques. Poètes, philosophes, historiens parlent

1. V. Diehl, *Promenades archéologiques*, fouilles d'Epidaure.
2. V. dans Figuier, *Histoire du merveilleux*, une scène des prétendus exorcismes Gassner. C'est à se croire à la Salpêtrière.

philtres et maléfices, évocations et amulettes, métamorphose et divination. Le Moyen-Age eut ses légendes magiques : Héliodore, Merlin, Faust sont restés les types célèbres de l'enchanteur, malfaisant et malheureux. Les temps se troublent de plus en plus : la dépravation, la misère, les guerres, la Renaissance et la Réforme amènent une recrudescence de crédulité et de cruauté. Jamais, surtout en Allemagne et en Angleterre, on ne vit tant de magiciens qu'au XVI^e et au XVII^e siècle ; jamais ils ne furent plus sévèrement punis. Ah ! elles n'étaient pas tendres les répressions des temps jadis ! ni endurants, les princes d'alors ! ni patiente, la populace superstitieuse et exaspérée ! ni facile, la tâche des juges [1], qui devaient allier à la prudence du légiste, le sang-froid du médecin et la science du théologien et du psychologue. Sans vouloir excuser d'inexcusables aberrations et cruautés, osons le dire, la société avait incontestablement le droit de se défendre contre l'abominable race des magiciens. Ne réclame-t-on pas aujourd'hui une législation contre les abus de l'hypnotisme ?

Parmi les sorciers, on trouve des scélérats et des malades.

1° Des criminels, et le nombre en est grand, qui cherchent à déguiser leurs méfaits sous le voile d'une science mystérieuse : des orgies abominables, d'effroyables prostitutions, des raffinements de lubricité sans nom, des manœuvres scélérates, des empoisonnements réels, car « nuisance est lot du sorcier » ; exploitation de la panique et de la crédulité du peuple, réhabilitation de tous les instincts pervers, soulèvement des passions les plus redoutables, sombre et farouche révolte contre toute autorité, parodie des choses les

1. On le vit bien lors du procès de Rose Tamisier 1851. Apt, Nîmes, Carpentras jugèrent les mêmes faits les qualifiant très différemment.

plus respectables, etc. Quel est l'avocat des sorciers qui oserait plaindre Barbe-bleue (Gilles de Laval ou du Raiz) et toute cette gent répugnante qui a grimacé devant les tribunaux ses infernales machinations ? Qui même n'applaudirait pas, lorsque la scène est moins lugubre, aux mésaventures de ces sinistres farceurs ?

On raconte que Charles II, duc de Lorraine, arriva un soir, dans une ferme, à trois lieues de Toul. Quelle ne fut pas sa surprise, après le souper, de voir apprêter un second repas, plus copieux et plus délicat. — Vous attendez de la compagnie ? — Non, Monsieur. — Hé! pourquoi donc ces préparatifs ? — C'est jeudi. — ? — Il y a Sabbat dans la forêt. — Sabbat ? — Oui, et après avoir dansé le branle du diable, les sorciers et leurs patrons se divisent en quatre bandes : la première vient souper ici. — Payent-ils leur écot ? — Nenni, et même quand ils ne sont pas contents, ils nous en font endurer! et ne se gênent pas pour enlever ce qui leur convient. Mais que voulez-vous faire là contre ?

Vers deux heures du matin, arrivèrent en effet les convives : une trentaine, celui-ci en ours, celui-là en loup, les autres avec des cornes, des griffes, des queues... Le festin fut dérangé par les gens d'armes que Charles II avait mandés : diables et coquins furent traités comme ils le méritaient.

Dans la Goëtie, le scélérat est doublé d'un charlatan.

A un paysan de Sézame on avait volé six cents francs. Il s'en fut consulter le devin. Le magicien d'abord exigea douze francs pour la consultation ; puis le mit devant un grand miroir, lui posa trois mouchoirs (un blanc, un noir, un bleu) sur les yeux — Que voyez-vous ? — Rien. — Là-dessus le sorcier parla fort et longtemps, recommanda au bonhomme *de songer à celui qu'il soupçonnait, de se représenter les choses et les personnes.* Le consultant se monta la tête et à travers les trois mouchoirs qui lui serraient les yeux, il vit passer quelque chose comme un homme, et l'homme portait un sarrau bleu, un chapeau à grands bords et des sabots. Un moment après, il crut le reconnaître et s'écria : Ah ! le voilà ! — Eh bien, vous planterez dans un cœur de bœuf, soixante clous à lattes, vous ferez bouillir le tout dans un pot neuf avec un crapaud et une feuille d'oseille ; trois jours après, le voleur, s'il n'est pas mort, viendra vous rapporter votre argent ou bien il sera ensorcelé. Ainsi fut fait ; l'argent ne revint pas, le bonhomme conclut que le voleur pouvait bien être ensorcelé. — Le fait arrivé en 1807, est raconté dans le *Dictionnaire des Sciences occultes* de Migne, article *Cristallomancie.* — Cette scène grotesque donne une idée des autres.

Une autre classe dans le personnel magique est fournie par :

2° Les imbéciles, les névrosés, les hallucinés, les hypnotisés, victimes de leur propre maladie ou des manœuvres d'hypnotiseurs peu scrupuleux.

Les bandits du Limbourg, au siècle dernier, enivraient le candidat-sorcier, le mettaient à califourchon sur un banc de bois monté sur pivot, ils agitaient le tout et décrivaient les contrées qu'on traversait ainsi de compagnie.

Le Sabbat[1] était chose purement imaginaire.

« C'était la coutume de nos prisonnières, raconte le démologue de Lancre, p. 93, de se donner toutes les peines du monde pour rester éveillées, afin de nous persuader par là qu'elles n'étaient point au sabbat ;

1. Sabbat de σαϐάδιος, surnom de Bacchus. Les bacchantes en fêtant Bacchus (σαϐάζειν) exhalaient leur fureur par le cri de σαϐοῖ ! σαϐοῖ ! cf. Maury. *Hist. des religions de la Grèce antique*, ch. XIV, t. III.

car toutes étaient persuadées *qu'on ne pouvait y aller tant qu'on restait éveillé* [1]. »

Le chant du coq est le signal qui marque le terme de ce voyage imaginaire.

Pour se faciliter le transport jusqu'aux lieux sauvages où l'on devait danser la ronde infernale, les apprentis-sorciers s'aidaient d'un manche à balai qui leur servait de monture, pratiquaient l'*onction magique*, ou *absorbaient le breuvage mystérieux*. Il entrait dans ces compositions de la belladone, de la morelle furieuse, de l'aconit, du solanum somniferum de l'opium, de la jusquiame, etc., le tout assaisonné avec du sang de chauve-souris, de la graisse d'enfant, de la suie, etc. — Le sommeil ne tarde pas et amène des rêves sombres ou voluptueux, réalisant les désirs ou les craintes fantastiques qui préoccupaient ou obsédaient pendant la veille.

En 1545 les médecins de Jules III éprouvèrent sur une névrosée une pommade trouvée chez un sorcier; le sujet s'endormit rapidement, on parvint à l'éveiller après trente-six heures, il raconta de la meilleure foi du monde mille choses saugrenues qui lui étaient arrivées.

Gassendi rencontre un berger dûment garrotté qu'on allait remettre à la justice ; il obtient qu'on l'amène chez lui, et il l'examine à loisir. Le manant lui avoue qu'il est sorcier, qu'il fréquente le *sabbat*, grâce à un certain baume qu'un sien ami lui donna jadis et qu'il s'agit d'avaler. Gassendi voulut être de l'expédition et feignit de prendre sa part de la drogue. On se coucha sous la cheminée et on se fit les dernières recommandations. Le berger, comme étourdi de l'enivrante potion, ne tarda point à s'endormir, à s'agiter,

1. Gœrres, t. V, ch. XVIII. Bizouard. *Des rapports de l'homme avec le démon*, liv. 15, ch. V, Ribet, *Mystique*, t. 3, p. 401, admettraient peut-être quelques exceptions.

à débiter mille extravagances. Au réveil, il félicita Gassendi de la façon dont le bouc l'avait reçu et des faveurs dont il avait, dès sa réception, été honoré[1].

La même expérience fut faite à Florence et dans les instructions de beaucoup de procès.

Pendant ce sommeil, on pouvait piquer, brûler, harceler l'endormi, il ne sentait rien ou bien il fondait ces sensations dans son rêve, attribuant ces blessures à une cause imaginaire, au diable, à ses cornes, à ses griffes.

Les *incubes*, les *succubes* et toutes les horreurs analogues semblent *en général* devoir rentrer dans le genre *cauchemar* ou dans les rêves érotiques[2].

Le *charme de taciturnité*, tant de fois constaté chez les sorciers, au milieu des tortures, pouvait parfaitement n'être qu'une auto-suggestion.

La plupart des manœuvres magiques devaient se faire devant un *miroir* ou une *lampe charmée*. Le « mauvais œil » y avait aussi sa part. L'appareil fantastique était de rigueur, la formule des incantations, des adjurations, des évocations, tout semble arrangé pour frapper l'imagination et déterminer des hallucinations[3].

Par suggestion aussi s'expliqueraient et les maladies imaginaires et les guérisons et les *sorts* et les *philtres*, et les *apparitions*[4] *d'esprits* et jusqu'à ces *témoignages avec serment* et ces *aveux si compromettants pour le sorcier lui-même*.

1. Lettres juives, t. I, lettre 20.

2. V. Debreyne, *Essai sur la Théol. moral.*, ch. VI, § 2. Ribet n'est pas de cet avis. V. *La mystique divine*, t. III, p. 370.

3. Voir un échantillon dans Christian, *Histoire de la magie*, p. 653.

4. Les grimoires nous donnent ces formules d'évocations : « je te conjure par le nom que tu crains de m'apparaître en *telle forme*... en belle forme humaine, viens, viens, pour faire ma volonté, viens sans délai ; » on s'entourait d'une circonférence et on attendait.

Rien ne serait plus facile à un hypnotiseur que de reproduire la plus grande partie des scènes de sorcellerie ? En quoi « nouer l'aiguillette » serait-il plus difficile que de rendre muet ? Combien de paralysies imaginaires chez les névrosés aujourd'hui ? Autrefois l'imagination frappée les multipliait et les appelait : ligatures, chevillements. Persuader le malade de sa guérison était momentanément le guérir. Faites croire à l'endormi qu'il est général, cavalier ou simplement un oiseau, un chat, une bête quelconque et vous ressuscitez le *loup-garou*.

Les métamorphoses que les sorciers imposent à autrui, ou les travestissements qu'ils prennent eux-mêmes, s'expliquent par des *hallucinations*, ou *des rêves*[1]. Suivant presque tous les procès de lycanthropie, pour leurs fameuses expéditions, les loups-garous s'affublaient, en réalité, d'une vraie peau de bête, se frottaient d'un onguent ou avalaient une poudre mystérieuse : toutes choses qui aidaient à l'illusion et agissaient plus ou moins directement et vivement sur l'imagination et du sorcier et du peuple.

Les épreuves mêmes, employées comme *jugements de Dieu*, et qui ne furent pas toujours sans utilité, devaient peut-être à la suggestion leur efficacité : le *breuvage d'épreuve*, par exemple, servi dans le *calice du soupçon*, à l'épouse suspectée (c'était un mélange d'eau soufrée, de poussière et d'huile); la confiance ou l'appréhension, suivant l'état de la conscience, pouvait parfaitement annuler un faible poison, ou prêter à une boisson inoffensive des qualités nuisibles[2].

1. S. Augustin, *De civitate Dei*, l. 18, c. XVIII, constate la croyance populaire que certaines hôtelières d'Italie recélaient dans un *fromage magique* le secret de ces transformations ; cf. Suarez, *De superstitione*, c. 16, n. 6

2. L'épreuve de l'eau, condamnée par l'Église, n'était cependant pas, comme l'insinue Stan. de Guaita, une arme à deux tranchants contre les accusés : Ne pas enfoncer ligoté comme on était, n'est

La part ainsi faite de la méchanceté humaine et du charlatanisme, des causes naturelles et de la suggestion par autrui ou par soi-même, que reste-t-il de la sorcellerie ? Y a-t-il un résidu inexpliqué ?

Oui, disent les démonographes, et parmi eux s'il en est de crédules comme Delancre, d'extravagants comme Berbiguier, de barbares comme Remy, d'autres comme Delrio, sont gens sensés.

Il est, racontent-ils, des procès où les faits sont authentiques, nettement et longuement étudiés et relatés, où l'enquête a été habilement et consciencieusement menée, où l'explication naturelle n'a pas été trouvée et ne le sera pas : dessous la toile on voit dépasser les pieds du Bouc infernal, derrière on sent une odeur fétide.

Les théologiens catholiques [1] qualifient les phénomènes magiques de *prestigieux* ou *imaginaires* et n'admettent pas leur réalité objective. La sorcellerie se ramènerait donc, en partie à des rêves, à des hallucinations, à des maladies (puisqu'ils indiquent comme remèdes aux maléfices des prescriptions médicales) et aux suggestions de l'amour, de la haine, de la peur.

Mais tous condamnent la magie tant pour ses nuisibles effets, que pour son principe, où ils voient l'intervention d'un agent supérieur malfaisant, le démon plus savant dans l'art de nuire et de perdre, plus maître de sa matière et de son action.

Des hommes se levèrent pour demander la grâce de ces misérables et dénoncer à l'indignation publique les atrocités des XVIe et XVIIe siècles : ce furent des

certes pas naturel. Descendre au fond était l'ordinaire ; c'était signe d'innocence; est-il besoin d'ajouter qu'on ne vous y laissait pas, comme l'insinue notre jeune compatriote.

1. Cf. S. Augustin, *De civitate Dei*, lib. 18, c. 17 et 18; lib. 21, c. 6; lib. 7, c. 34; lib. 9, c. 18; lib. 10, c. 10, c. 21. Suarez, *De superstit.* c. 16, n. 6, n. 23 et seq.

prêtres: Cornelius Laos, le P. Tanner, le P. Spée[1], etc.

En 1657 parut à Rome une Instruction de la Chambre apostolique, relativement aux procès de sorcellerie.

Après avoir dénoncé les procédés irréguliers et cruels employés par des juges crédules ou indiscrets ou sanguinaires, le document exige la constatation légale du maléfice. Un corps du délit quelconque ne suffit pas : des poudres, des onguents ne prouvent rien; on sait que les femmes en font grand usage, et puis, elles ont volontiers recours à toutes sortes d'arts et de pratiques, surtout lorsqu'il est question d'amour ; et parce que l'une d'elles a prononcé quelques formules pour guérir un maléfice ou pour lier la volonté, il ne suit pas de là qu'elle soit sorcière.

Il rappelle les règles à suivre pour apprécier sainement les dispositions du plaignant et de ses proches. Il importe d'exclure tous ceux qui croient avoir souffert quelque dommage antérieur. Le bruit public n'est pas une preuve : l'appréhension et la haine qu'on professe pour ces personnes fait qu'on les accuse facilement. Il est juste d'avoir égard à tout ce qui peut justifier, et d'entendre favorablement les témoins à décharge; l'Inquisition ordonne de prendre l'avis de médecins éclairés et de nommer d'office un avocat habile, si l'inculpé ne peut se le procurer, leur laissant tout le temps nécessaire pour la défense.

Les juges doivent s'assurer que les gardiens ou d'autres personnes n'ont pas *soufflé* ce qu'il faut répondre; car, c'est d'expérience, trompés par ces indications, ces conseils, ces suggestions, les accusés avouent souvent des choses auxquelles ils n'ont jamais pensé.

1. Sur 200 condamnés qu'il avait été chargé de préparer à la mort, pas un ne lui parut la mériter; « tel de ces malheureux, dit-il, fut brûlé pour meurtres d'hommes ensuite trouvés vivants]. » V. *Cautio criminalis*, 1631.

Dans les interrogatoires, le magistrat ne doit jamais insinuer la réponse, ni même préciser l'accusation; mais simplement leur demander s'ils ont quelque soupçon, s'ils ont des ennemis et pourquoi, leur faire raconter leur vie *sans les aider*.

Si les juges croient devoir appliquer la question (et des mesures très restrictives et très nettes sont détaillées ici), que l'interrogation ne porte pas sur tel crime en particulier. Si les accusés commencent à avouer, qu'on ne cherche pas à *leur suggérer* ce qu'ils doivent dire, mais que l'on se contente de transcrire leur témoignage. N'attacher aucune importance à certains signes, tel que l'absence de larmes dans un accusé. *Laisser raconter* tout en s'informant exactement du temps et des circonstances, vérifier les faits si c'est possible; s'en trouve-t-il un faux, le témoignage perd toute sa force et doit être considéré comme ayant *été suggéré ou arraché par l'impatience et les ennuis de la prison ou par la torture, moyen souvent trompeur:* ne pas s'en rapporter à ce que certains auteurs ont écrit sur ce point. On ne doit jamais procéder contre les complices sur les dires d'un sorcier.

Cette dénonciation peut être l'effet d'une *illusion* ou de la méchanceté : il arrive souvent par exemple que des nourrices étouffent leur nourrisson au lit : les juges doivent bien examiner si elles ne cherchent point à se soustraire à la justice en accusant les sorcières.

Une copie de l'accusation doit être remise à la défense.

La conduite des juges pendant toute l'affaire doit être exactement consignée dans les actes, afin que l'on puisse toujours l'apprécier à la seule lecture.

M. Liégeois signerait, sans doute, des deux mains ces judicieuses recommandations.

# CHAPITRE XIX

## L'HYPNOTISME ET LES MIRACLES DE JÉSUS-CHRIST ET DES SAINTS

SOMMAIRE. § 1. *Nature, possibilité, et constatation du miracle.* § 2. *L'hypnose et les miracles de l'Evangile.* Ressuscités, lépreux, aveugles, paralytiques, énergumènes. § 3. *L'hypnose et les miracles des saints. Des enquêtes de gens d'église*; de la curie romaine. Règles de sa procédure.

Il importe tout d'abord de rappeler quelques notions simples et claires, sans lesquelles la discussion serait surchargée et peut-être inextricable.

### § 1. — Nature, possibilité et constatation du miracle.

Le miracle est un phénomène en dehors de l'ordre communément observé et au-dessus des forces créées : en un mot irréductible aux lois et aux causes naturelles. Il est dû à l'intervention extraordinaire, sensible et directe de Dieu.

Il est inexact de dire que le miracle soit une destruction ou une retouche, ou une amélioration des lois de la nature ; car tout d'abord il n'est jamais qu'exceptionnel ; Dieu a pu arrêter dans leur course les eaux du Jourdain, Jésus-Christ a pu marcher sur les flots, sans que les lois de la pesanteur, ou des densités ou le principe d'Archimède aient cessé d'être vrais, sans que les physiciens aient eu lieu de craindre pour leurs prévisions. Le miracle ne dérange en rien les sciences naturelles, il les domine, il ne les détruit pas. D'ailleurs les lois de la nature sont contingentes, il n'y aurait donc pas impossibilité à ce qu'elles ne fussent point, ou à ce qu'elles fussent violées.

A prendre les choses de plus haut, on peut soutenir, non seulement que le miracle n'est pas un renversement de l'ordre établi, ou une violation des lois voulues par Dieu, mais qu'il n'est que l'application de cette loi universelle : *toute force supérieure peut suspendre, modifier ou annuler l'effet d'une force inférieure*[1] ; ou bien encore : tout être créé reste soumis, dans son existence et ses mouvements au suprême moteur. Ce suprême moteur peut utiliser un mouvement extraordinaire du monde physique, pour l'intérêt du monde intellectuel et moral[2] ; un miracle ne constitue donc pas une dérogation à l'ordre général, mais implique simplement la subordination des choses inférieures aux supérieures.

D'autre part, les hommes accoutumés aux grandes merveilles du monde, se laissent plus facilement émouvoir par les passagères manifestations de la puissance divine, et deviennent nécessairement plus attentifs à la volonté d'un Dieu qui s'annonce par des prodiges.

« Illud mirantur homines, dit fort bien S. Augustin, non quia majus... sed quia rarum. »

Ajoutez à cela que Dieu, en établissant les lois, a statué sur les exceptions ; il prévoit et décrète les soi-disant dérogations, en même temps qu'il établit les lois ; à l'avance il en sait le lieu et le moment : ce n'est pour lui, ni une *surprise*, ni une *méprise*, ni une *reprise* ; le miracle n'est ni au-dessus de la puissance divine, ni au-dessous de la sagesse de Dieu :

1. V. Guthlin, *Les doctrines positivistes en France*... 1873, ch. XVII ; et Méric : *Le merveilleux et la science*, p. 401 et suiv.

2. A M. Jourdan, à M. Paradol, qui dans le *journal des Débats*, et le *Siècle*, s'égayaient (avril 1867) des infirmités de s. Joseph de Copertino. « Comment ! cet homme qui volait par les airs, voyageait à pied comme un autre ? il était malade lui qui guérissait les autres ! » L. Veuillot répondait : « Si ces messieurs avaient le don des miracles, ils s'entretiendraient en bonne santé ; ils profiteraient du don de prophétie pour diriger leur agent de change. » *Mélanges*, 2e série, t. III, p. 53.

c'est un signe de sa présence, une manifestation de sa volonté, une précaution de sa providence. Bref le miracle n'a rien de contraire aux perfections de Dieu, ni à la nature de l'homme ou à l'ordre universel. Non seulement le miracle est possible, mais il peut devenir à certains égards nécessaire [1]. Il est justifié dans sa nature, dans ses causes, dans ses effets.

Quelle n'est donc pas l'aberration de certains philosophes qui n'osent admettre le miracle, de peur que Dieu n'en paraisse rapetissé, comme un législateur très occupé à réviser les codes et constitutions, comme un ouvrier qui par caprice et désœuvrement, s'amuserait à toucher tantôt à une roue, tantôt à une vis, tantôt à un ressort de la machine qu'il a fabriquée [2]!

L'arsenal de règles proposé par certaine critique pour constater les miracles [3] n'est pas moins étrange. Il faudrait que Dieu, quand il médite quelque miracle, voulût bien convoquer un jury pris dans les quatre facultés. « Ni les personnes du peuple, ni les gens du monde ne seraient compétents dans la constation du miracle. »

Cependant, un fait supranaturel est aussi facile à constater qu'un fait naturel.

Voilà un pauvre homme que vous avez vu mourir, que vous avez vu bien mort, qu'on a enterré sans précipitation, sur lequel parents et amis ont pleuré, qui est au tombeau depuis quatre jours ; la décomposition est déjà avancée. La mort est hors de doute. Tout à coup, au commandement du Thaumaturge, le cadavre se lève sur son séant, parle, marche, mange et revit comme vous et moi. Vous avez le libre usage

1. V. Monsabré 21e et 46e *Conférences de Notre-Dame.*
2. Jules Simon, *Religion naturelle,* p. 284.
3. On en peut lire le détail dans l'introd. de la *Vie de Jésus,* par E. Renan.

de vos sens, une dose suffisante de bon sens, faut-il être docteur pour dresser un acte de décès ou délivrer un certificat de vie ? Est-il besoin d'un oculiste pour me dire que X..., que je vois depuis trente ans, est aveugle ?

Je sais aussi qu'en mettant de la boue sur un œil malade, cela ne fait pas voir. C'est pourtant la manière dont Jésus s'y est pris pour lui rendre instantanément la vue. Ne vous en déplaise, ce Jésus n'est pas un *oculiste ordinaire*.

Sans doute il est des cas embarrassants, et nous indiquerons comment alors on mène une enquête; mais il en est tant d'autres qui ne souffrent aucune difficulté! La plupart des miracles sont des événements matériels, publics, considérables.

### § 2. — L'hypnose et les miracles de l'Evangile.

Guyonnet du Péral, au congrès des magnétiseurs, classait résolument Jésus-Christ dans la classe des « Volontistes, mystiques et spirites. »

Donato, dans la préface de « *La Fascination magnétique* par Cavaillon », ose prétendre que Notre-Seigneur fut un de ses prédécesseurs, et il écrit: Jésus fut le plus prodigieux des magnétiseurs... Jésus guérissait les infirmes en les magnétisant.

Le plus hardi est une sorte de pamphlétaire qui s'abrite sous le pseudonyme de Skepto [1]. Il compare Jésus-Christ à M. Charcot, et il ne balance point à donner la préférence au dernier: « l'un est un savant et qui ne croit pas au miracle, l'autre n'était qu'un inconscient qui se croyait un pouvoir surnaturel. »

M. Paul Copin, collaborateur de la *Revue de l'hypnotisme* n'est guère plus sérieux.

1. *L'hypnotisme et les religions ou la fin du merveilleux*, par Skepto; 1888.

Voyons néanmoins si les miracles de Jésus-Christ, ressemblent aux phénomènes obtenus par l'hypnose.

Parmi les miracles, les uns ont porté sur les éléments, il n'en peut être question ici. L'hypnotisme ne saurait calmer la mer en furie, ni multiplier des pains ou des poissons, ni faire marcher un homme sur les flots.

D'autres miracles de Jésus-Christ ont eu pour sujets des hommes; et c'est ici qu'on nous attend. « Plusieurs de ces histoires de guérisons, dit Strauss [1], trouvent soit une analogie dans des faits récents dignes de croyance, soit la possibilité d'une explication dans le concours *de la foi du malade* avec une force peut-être analogue *au magnétisme* chez le Thaumaturge. »

Renan est du même avis : « qui oserait dire que le *contact d'une personne exquise* ne vaut pas les ressources de la pharmacie? Le plaisir de la voir guérit [2]. »

Nous ne pouvons suivre ces auteurs dans les mille travestissements dont ils affublent les récits évangéliques. Nous ne saurions non plus rappeler ici les preuves données si souvent de l'authenticité, de l'intégrité et de la véracité de ces récits. Contentons-nous donc de les parcourir, en supposant leur vérité établie.

Voici d'abord les *résurrections*. Il y en a trois qui nous sont racontées dans le détail par les Evangélistes. Mais personne n'a essayé de les expliquer par l'hypnose. Comment en effet y parviendrait-on?

Venons-en donc aux *guérisons miraculeuses*.

La lèpre est un mal affreux. La peau bleuâtre, verdâtre, s'épaissit, se soulève, se recouvre d'aspérités écailleuses, de croûtes et de plaies, la bouche se remplit d'ulcérations aphteuses, l'haleine est fétide, les mains molles et boursouflées ressemblent à des pommes cuites, les pieds s'enflent, se fendent, se ger-

1. Strauss, *Vie de Jésus*, traduite par Littré, tome II, p. 111.
2. E. Renan, *Vie de Jésus*, Introd.

cent, les ongles, les doigts, le nez et les oreilles se recourbent et tombent, la décoloration putride s'étend en larges plaques sur tout le corps, pénètre les chairs jusqu'à l'os et les transforme en une sorte de tissu lardacé, quelque chose de semblable à la ladrerie des pourceaux, une affreuse carie désunit les articulations, les dents sont éliminées de leurs alvéoles, les membres se détachent par lambeaux... « J'ai vu, dit le docteur Alibert [1] des lépreux sortir de leur lit : on croit voir des cadavres se dégager des enveloppes des tombeaux avec leur pourriture et leur puanteur. »

Or, d'après les descriptions des auteurs, la lèpre d'autrefois ne le cédait en rien à celle d'aujourd'hui. Elle était réputée incurable et si repoussante, que les pauvres lépreux étaient excommuniés de la société. C'est avec raison que Strauss l'a dit : « La lèpre est la plus *opiniâtre* et la plus *maligne* des éruptions. Or rendre *instantanément, par une parole et un attouchement* à la peau que le mal ronge, son intégrité et sa netteté, cela est absolument inconcevable [2]. » Est-il besoin de l'ajouter, cela est également au-dessus de toute puissance hypnotique, pas un médecin ne me contredira. Or comptez, si vous le pouvez, les lépreux que Jésus-Christ a guéris.

*Un aveugle de naissance* n'est point atteint de cécité psychique : ce n'est pas un hystérique, qui s'imagine ne point voir et auquel on puisse, par l'ascendant d'une parole autorisée, persuader qu'il peut revoir la lumière du jour, et qu'il la revoit en effet.

Restent *les paralytiques et les énergumènes* :

Il y aurait beaucoup à dire sur les paralysies. Celles qui sont liées à l'atrophie ou à un traumatisme des organes, à l'anémie du centre nerveux, à l'altération du sang, ou ne guérissent point ou ne cèdent qu'à un

1. *Dict. de médecine usuelle*, p. 661, 1er vol.
2. T. II, p. 74.

traitement long et compliqué. Celles qui tiennent à une névrose, les paralysies fonctionnelles ou hystériques, ne sont pas complètement rebelles à l'action d'une forte commotion morale. Les hypnotiseurs produisent et détruisent, instantanément mais aussi temporairement, des parésies, des hémiplégies, des paraplégies, des contractures, des catalepsies, etc.

A une femme qui ne marche pas, qui croit, éveillée, ne pouvoir marcher, qui est atteinte de *paraplégie psychique*, vous dites, après l'avoir endormie : Marchez ! et elle marche ! « C'est là, dit M. de Rochas[1], un exemple de guérison *miraculeuse* qui en explique beaucoup d'autres. »

Ces *autres* quelles sont-elles? Si vous pensez aux paralytiques de l'Evangile, lisez je vous prie le chapitre V de S. Jean. Il y avait à la Piscine Probatique de Jérusalem un homme malade depuis trente-huit ans. Jésus le vit gisant, et comme il sut que depuis si longtemps il était infirme, il lui dit : Veux-tu être guéri? Et lui, *ne se doutant pas qu'il était en face d'un guérisseur*, répondit tristement : « Je n'ai personne pour me porter à la *piscine au bon moment*, quand l'eau est agitée. Lorsque j'arrive, la place est prise. » Et Jésus lui dit : « Lève-toi, prends ton grabat et marche. » Et *aussitôt* cet homme fut guéri et il prit son lit, et il marchait. Or notez-le, il ne connaissait pas Jésus-Christ ; ce n'est que dans la suite, qu'il rencontra Jésus au temple, et qu'il put dire aux Juifs : Voilà celui qui m'a guéri.

Où est la commotion morale? où la confiance inébranlable? où l'influence hypnotique? où l'entraînement? où l'imagination? jamais hypnotiseur ne fit de cure en pareilles circonstances. Rien ne l'a préparée, et elle est instantanée, radicale. Admettons que la *paralysie était nerveuse*, toujours est-il qu'elle aurait

1. *Revue scientifique* du 12 février 1887.

ou mille occasions plus favorables de guérir ; toujours est-il qu'après *trente-huit ans* les membres devaient être déshabitués de la marche, et les articulations ankylosées ou raidies. J'ai vu guérir des paralysies nerveuses par l'hypnotisme ; mais il y faut du temps. On fait d'abord deux ou trois pas, puis on retombe épuisé ; dans une séance subséquente, le trajet sera un peu plus long ; jamais le magnétiseur ne s'avisera de faire charger au malade, à un malade abattu par une longue maladie, son lit sur ses épaules.

Les *énergumènes* étaient-ils, du moins, des suggestionnés ? Nos savants l'ont proclamé. D'ailleurs il est bien convenu qu'il faut rayer du dictionnaire le mot *possédé*, les prétendus démoniaques n'étaient que des fous ou des épileptiques. Seulement les anciens mettaient toutes ces maladies au compte du diable : et J.-C. ne jugea pas à propos de les détromper. Mais au fond *chasser* le *démon* revient tout simplement à guérir de *la folie* ou de *l'épilepsie*.

Cela n'est pas, mais quand cela serait ? Comptez-vous pour rien ces terribles maux ? Avez-vous saisi le secret de leur guérison ? Avez-vous pénétré la nature de ces affections étranges ? en connaissez-vous toutes les causes ?

Et que dire des guérisons à distance advenues à l'insu des malades ? Ici point de suggestion possible. Telles sont pourtant les cures miraculeuses du fils de l'officier de Capharnaüm et du serviteur du centenier [1].

Les critiques seront admis à expliquer par l'hypnose les miracles de l'Evangile, lorsqu'ils auront produit des *cas certains*, où la suggestion aura rendu l'ouïe à de vrais sourds, la vue à des aveugles-nés, le mouvement à de vieux et réels paralytiques, la santé parfaite à des corps rongés d'ulcères invétérés, la vie à des morts véritables, et tout cela sans mise en

1. Math. v, 5; Luc, vii, 4; Jean, iv, 46.

scène, sans apprêts, instantanément, et parfois pour des sujets absents et à leur insu.

Remarquons-le en finissant, il y a des miracles de différentes classes, mais dans l'Evangile, « ils se rattachent tous à un ensemble de prodiges, entre lesquels s'établit une sorte de solidarité, de telle manière que les grands répondent pour les petits [1] ».

D'ailleurs, si la plupart des miracles de l'Evangile, les plus grands, n'ont aucune ressemblance avec les phénomènes hypnotiques, les guérisons en diffèrent aussi complètement. La suggestion ne guérit pas les maladies organiques ; et pour les maladies fonctionnelles, elle ne guérit ni instantanément, ni entièrement, ni définitivement.

### § 3. — L'hypnose et les miracles des Saints.

L'Eglise n'impose pas la foi à tel ou tel miracle des saints, alors même qu'elle y voit une preuve authentique de l'intervention divine. Cependant il serait injuste de croire que les enquêtes sont menées à la légère. La page suivante le démontrera amplement. Elle a été écrite par un évêque académicien au commencement du XVIIIe siècle.

« Prévenus, et qu'il peut y avoir de vrais miracles et qu'il y en a souvent de fausses apparences, dit Languet, évêque de Langres, instruits des règles par lesquelles on peut percer jusque dans les plus subtils prestiges du démon pour les reconnaître, et d'ailleurs attentifs et défiants dans l'examen, plus, j'ose le dire, que les incrédules, nous (les évêques) ne reconnaissons pour vrais, en fait de miracles, de révélations et de prodiges, que ce qui peut souffrir et que ce qui a souffert en effet l'examen le plus rigoureux et le plus exact : et pour quelques-uns de ces prodiges dont nous reconnaissons la vérité, combien y en a-t-il que nous

1. Monsabré, p. 93. *Introd. au dogme cath. Les miracles.*

rejetons, et dont nous démasquons la fausseté, après que les plus défiants y avaient été eux-mêmes trompés [1] ? »

Ce que Languet dit des *évêques*, est encore plus vrai de la *Curie romaine*. La vie de S. François Régis par le P. Daubenton, 1716, nous en offre une preuve. L'anecdote est souvent citée, mais elle est de saison. Un des prélats qui instruisaient la cause de ce saint, reçut un jour la visite d'un de ses amis, noble anglican, curieux des choses de la religion. Il lui montra les procès-verbaux de certains prodiges attribués à l'invocation du serviteur de Dieu. L'Anglican les lut avec attention et intérêt, puis les rendant à son ami: « Voilà, dit-il, des preuves saisissables et indiscutables en faveur des miracles. Si tout ce que l'Eglise romaine enseigne était aussi bien établi, nous n'aurions qu'à l'admettre et vous ne donneriez pas prise aux moqueries dont vos miracles sont l'objet. » — « Eh bien! repartit le prélat, sachez que de tous ces miracles qui vous paraissent si avérés, aucun n'a été admis par la Congrégation des Rites, comme suffisamment prouvé. »

Quelles sont donc les règles suivies par l'Eglise pour discerner les vrais miracles [2] ?

C'est surtout dans les procès de béatification et de canonisation que l'autorité ecclésiastique est amenée à se prononcer. Après qu'ont été constatées les vertus héroïques ou le martyre d'un serviteur de Dieu, on ne procède à sa béatification qu'*autant qu'il a opère deux miracles incontestables après sa mort*. Pour monter du titre de *bienheureux* à celui de *saint*, deux autres miracles sont encore requis.

1. Voir Languet, *La vie de la Vénérable mère Marguerite Marie*, publiée en 1729, rééditée par M. Léon Gauthier. Poussielgue, 1890, p. 21-23.

2. Voir dans Jaugey, *Dictionnaire apologétique de la foi catholique*, l'article *Miracle* par M. Vacant.

Les règles pour la constatation de ces miracles sont fixées et suivies depuis longtemps[1] ; elles ont été recueillies par Benoit XIV dans un ouvrage considérable qui trace la procédure imposée aux cardinaux, aux savants et aux théologiens chargés de l'information.

Principe général de la Congrégation des Rites : « Les causes de béatification et de canonisation, se traitent en toute rigueur comme les affaires criminelles. Il faut donc que les faits soient prouvés avec la même exactitude, et la procédure examinée avec autant de sévérité que pour la punition des crimes. Les témoignages suspects ou peu concluants, qui ne suffiraient pas pour condamner à mort un accusé, sont pour les mêmes défauts, incapables de fonder une déclaration de sainteté. Les déposants doivent être des témoins oculaires et auriculaires ; deux, au moins pour le même fait, et satisfaisant aux conditions juridiques d'âge, de qualité, de caractère, de connaissances, etc.

Une fois établie la *réalité* du fait, reste à voir s'il est miraculeux. On distingue trois sortes de miracles.

Le miracle de premier ordre est celui qui paraît exiger tout le bras du Créateur. Personne autre n'est capable de le produire ; ainsi la résurrection d'un mort. Ici point de difficulté.

Le miracle de second ordre est un fait qui, excédant la puissance et la science humaine pourrait néanmoins s'attribuer au savoir et au pouvoir des intelligences supérieures ; ainsi la soustraction momentanée d'un corps à l'action des lois de la pesanteur ou de l'inertie. La seule difficulté est de distinguer ici l'origine *céleste ou diabolique*. L'estampille du diable se reconnaît aux caractères suivants : quelque chose de ridicule ou d'inconvenant dans le sujet, dans les

1. Depuis la treizième siècle, la canonisation est réservée au Saint-Siège.

moyens, dans la fin, dans les effets ; si l'œuvre n'a qu'une vaine apparence, et ne porte pas, n'atteint pas à la réalité ; si elle est passagère, inutile, extravagante, mauvaise, etc.

Le miracle de troisième ordre est un fait qui en *soi* peut ne dépasser point l'art ou la force de l'homme, mais qui, vu les circonstances, ne lui est pas attribuable. Par exemple, certaines *guérisons* sont admises au rang des vrais prodiges aux conditions suivantes :

Que la *maladie* soit *grave, invétérée*, sinon *incurable, qu'elle semble ne devoir céder qu'à un traitement long*, difficile, et d'une efficacité douteuse. Il faut aussi qu'elle *batte son plein*, et qu'on ne puisse raisonnablement en attendre la fin à brève échéance.

Que la guérison soit *instantanée, complète, durable*, et qu'on ne *puisse l'attribuer* à des remèdes antérieurs ou à une crise sensible et naturelle (comme serait par exemple une hémorragie, une évacuation d'humeur).

Benoit XIV examine une foule de maladies[1], et il a grand soin d'étudier l'influence de l'imagination et sur le corps propre et sur les corps étrangers en rapport avec celui du sujet. En dehors même du somnambulisme, elle est capable de remplacer un purgatif, un vomitif, un sudorifique, un anesthésique[2]. Elle produit certaines maladies et les guérit, elle peut même en guérir d'autres, et subitement s'il s'agit de maladies nerveuses, ce qui a empêché maintes fois le Saint Siège de ranger parmi les miracles, des guérisons de paralytiques. Quand les humeurs, le sang, les tissus, les os sont atteints, altérés, l'imagination ne guérit que *superficiellement*, ou *passagèrement*, ou

1. Guérison des aveugles (c. 9), des sourds-muets (10), boiteux, impotents et bossus (11), paralytiques (12), épileptiques et HYSTÉRIQUES (13), maniaques et hydrophobes (14), hydropiques (15), hernies, blessures internes ou externes (15 et 16), lèpre, cancer, gangrène (17), fièvres (18) etc. (19).

2. Lib. IV, p. 1, cap. ultimum, § 26 et 27.

*lentement.* Aussi Benoît XIV recommande-t-il, de ne pas précipiter le jugement[1]. M. Bernheim ne parle ni autrement ni mieux. Benoît XIV déclare en outre qu'on ne doit jamais ranger parmi les miracles, les faits dont la cause est ignorée, s'il y a la moindre raison de penser qu'ils pourraient être l'effet de l'imagination.

Les règles sont sages, direz-vous, mais bien théoriques, et, à ce compte elles ne fonctionnent qu'à vide. Erreur, il s'est produit en tout temps, au sein de l'Eglise un très grand nombre de miracles dûment constatés; et, chose étrange, si vous essayez d'en dresser une statistique, vous ne tardez pas à vous convaincre que les premiers siècles en fournissent moins que les temps les plus rapprochés de nous. Sans doute, beaucoup de souvenirs ou de documents sont perdus et expliquent le désavantage apparent des premiers âges, qui, en réalité n'ont pas dû être moins favorisés que le nôtre. Cependant, « on ne peut guère refuser de voir là un signe en faveur du caractère historique de nos miracles. Si c'étaient, en effet, des faits légendaires, ce serait des temps les plus éloignés de nous qu'on en rapporterait le plus grand nombre; il en serait de l'Église catholique comme des peuples grecs, ou de la ville de Rome: son berceau serait entouré de merveilles dont le nombre irait en décroissant[2] ».

Les miracles, même de premier ordre, ne sont pas aussi rares qu'on le suppose; par exemple les résurrections dont le caractère surnaturel est indéniable, dont la réalité a été irréfragablement constatée. Be-

1. In miraculo sanationis ab ulcere, advertenda sunt ejus *forma, subjectum, causa, gravitas, diuturnitas,* et humorum affluxus : utrum ulcus fuerit internum ac latens, an externum et patens, utrum cum ossis corruptione, an non... *Præter alia* requiritur *ut sanatio sine medicamentis, recidiva,* aut *metastasi,* sed momento et perfecta contigerit, lib. IV, p. 1. ch. XVII-XXVII. Quant aux varices: « miraculo vix unquam adscribi possunt sanationes a varicibus, c. XIX p. 53.

2. Vacant, *loc. cit.*, p. 2081.

noît XIV en cite un très grand nombre[1], entre autres deux qu'il eut à examiner lui-même comme promoteur de la foi, dans la cause du B. P. Fourier : celles des deux enfants d'un magistrat de Toul, Théodore de Huz. Il rapporte le fait et le discute, en détail, avec les opinions et certificats des médecins et des savants.

D'entrer maintenant dans les détails de la procédure suivie à Rome pour la « positio » des *vertus* héroïques, d'abord, puis pour celle des *miracles* exigés, serait trop long. M. l'abbé Léon Gauthey qui, sous les auspices de monseigneur Perraud, a réédité la vie de la B. Marguerite Marie par Languet, a eu l'heureuse idée, dans un supplément, de résumer les différents procès apostoliques pour la béatification de la célèbre Visitandine. Les lecteurs, curieux et pressés, trouveront là matière à étonnement et à réflexion.

L'auteur ne peut s'empêcher, sur la fin de ce laborieux rapport, de s'écrier : « Quand on a suivi minutieusement tout le développement des procédures, quand on a constaté la réserve, la prudence, la sévérité du tribunal qui est appelé à rendre la sentence, on se sent plein de respect, et on a le droit de dire que, Dieu n'assistât-il pas son Église, aucune cause ne peut être mieux instruite par des moyens humains ni aucun jugement entouré de plus de garanties[2]. »

De ce que, pour la canonisation, l'Église exige des miracles posthumes, sommes-nous en droit de rejeter, *a priori*, tous les prodiges qu'opèrent les saints durant leur passage ici-bas ? Nullement. A ces faits, comme aux autres, s'appliquent les lois de la critique historique qui établit la ligne de démarcation entre

1. *De beatificatione sanctorum*, lib. IV, p. 1, c. XXVII.
2. P. 567. Voir aussi *Splendeurs de la foi*, t. V, par l'abbé Moigno, qui a édité, à l'usage des savants incrédules, les pièces du procès de S. Benoît-Joseph Labre.

les miracles vrais et les prodiges qu'invente ou dénature la crédulité populaire. Mais ce n'est point de légendes plus ou moins fantastiques qu'on doit partir pour incriminer la religion.

La seule base qui puisse offrir un champ à la discussion, c'est le jugement porté par des hommes instruits et compétents, les pièces de procédure épiscopale, les dossiers des Congrégations romaines. Autant et plus que les incrédules nous avons intérêt à ne pas nous aventurer, à l'étourdi, sur le terrain des merveilles.

On le comprend, nous ne pouvons venger chaque saint, des attaques qu'il plaît à certaines imaginations romanesques de lancer contre eux.

Nous ne dirons plus que quelques mots touchant les phénomènes qui ont l'honneur des premières et plus faciles et plus nombreuses agressions : les *guérisons de Lourdes*, et les *stigmates des saints*.

---

# CHAPITRE XX

## L'HYPNOTISME ET LES STIGMATES DES SAINTS

SOMMAIRE. § 1. *Les stigmatisés :* 1° S. François d'Assise ; 2° sainte Catherine de Sienne ; 3° Autres stigmatisés. — § 2. *Ce que pensent les hypnotiseurs.* Réflexions. — § 3. *Ce que pense l'Église.*

### § 1. — Les stigmatisés.

1° *S. François d'Assise.*

Pour bien comprendre la stigmatisation, il importe d'encadrer cette scène mémorable.

François avait quarante-trois ans. C'était un méridional ami du mouvement et de la lumière, ignorant de la tribune, allègre et de bonne grâce, maître de sa volonté, libre d'esprit, oublieux de lui-même, avec d'inénarrables tendresses pour toute créature, à son aise dans la main de Dieu [1].

Quoique « fils d'un siècle d'action », il aimait autant la nature que la société, la solitude que la prédication. Il voulut donc se retremper dans la retraite, et il choisit à cet effet une cime des Apennins, isolée et sauvage entre toutes, le mont Alverne. Des rochers escarpés, surplombant des abîmes, des crevasses énormes, et jusqu'à ces hêtres gigantesques qui poussaient dans les anfractuosités, donnaient à ce site une physionomie de Golgotha qui faisait tressaillir, et semblait rapprocher du ciel en détachant de la terre.

Et le saint méditait la Passion, et il se pénétrait d'amour; exhalant ses plaintes il parlait avec Jésus-Christ comme s'il l'eût vu de ses yeux: « Quoi! mon Dieu! vous en croix, vous l'innocent, et je n'y suis pas, moi criminel! Vois, ô mon âme, le ravage que tu as fait sur la personne de mon Sauveur! » D'autres fois, parcourant la campagne, il appelait toutes les créatures à l'amour du Créateur crucifié : « Oiseaux du ciel, ne chantez plus, mais gémissez ; plus de concerts qui ne soient lugubres...! grands arbres qui portez vos têtes si haut, abaissez-vous, rompez vos branches et vous convertissez tous en des croix pour honorer celle de Jésus-Christ... Et vous, rochers, brisez-vous, amollissez-vous, pleurez... » Et voyant ces filets d'eau, qui, après les grands orages, alors fréquents, coulent sur les flancs des rochers comme des larmes sur des joues flétries, il s'arrêtait et sanglotait : « O mes frères, les rochers, pleurons! » criait-il et l'écho de la montagne lui renvoyait : « Pleurons! » Et lui répétait, plus fort « Pleurons! Pleurons!

Or un jour, vers la fête de l'exaltation de la Sainte Croix (septembre 1224), il eut une vision merveilleuse

1. Cf. *L'Italie mystique*, par E. Gebhart, p. 83-137.

que ne peut raconter la langue des hommes, même celle de S. François de Sales : « Ce grand serviteur de Dieu, voyant la vive image de son Sauveur crucifié, effigiée en un séraphin lumineux... s'attendrit plus qu'on ne saurait imaginer, saisi d'une compassion souveraine; car le regardant... il pâmait de douceur, de douleur, autant que s'il eût été crucifié avec son cher Sauveur... Eh! combien fut extrême l'attendrissement du grand S. François, quand il vit l'image... représentant si vivement et au naturel le divin Roy des anges, meurtri, blessé, percé, froissé, crucifié. »

« Cette âme doncques, ainsi amollie, et presque toute fondue en cette amoureuse douleur se trouva par ce moyen extrêmement disposée à recevoir les impressions et marques de l'amour et douleur de son souverain amant; car la *mémoire*[1] était toute détrempée en la souvenance de ce divin amour; l'*imagination* appliquée fortement à se représenter les blessures et meurtrissures que *les yeux* regardaient alors si parfaitement bien imprimées en l'image présente; l'*entendement* recevait les espèces infiniment vives que l'imagination luy fournissait; et enfin l'*amour* employait toutes les forces de la *volonté* pour se complaire et conformer à la passion du Bien-Aimé, dont l'âme sans doute se trouvait toute transformée en un second crucifix. Or *l'âme* comme forme et maîtresse du corps, usant de son pouvoir sur iceluy, imprima les douleurs des playes dont elle estoit blessée ès endroits correspondants à ceux esquels son amant les avoit endurées. L'amour est admirable pour aiguiser l'*imagination, afin qu'elle pénètre* jusques à l'extérieur...; l'amour donc fit passer les tourments in-

1. Qu'on veuille bien remarquer cette analyse pénétrante de S. François de Sales, et la part si large qu'il fait aux causes secondes, aux facultés de l'âme dans cette merveilleuse reproduction du crucifiement.

térieurs de ce grand amant S. François jusques à l'extérieur, et blessa le corps d'un même dard de douleur duquel il avait blessé le cœur. Mais *de faire les ouvertures en la chair, par dehors*, l'amour qui était dedans ne le pouvait bonnement faire : c'est pourquoi l'ardent séraphin, venant au secours, darda des rayons d'une clarté si pénétrante, qu'elle fit réellement les playes extérieures du crucifix en la chair, que l'amour avoit imprimées intérieurement en l'âme. Que de douleurs amoureuses et que d'amours douloureuses ! car non seulement alors, mais tout le reste de sa vie, ce pauvre sainct alla toujours traînant et languissant comme bien malade d'amour [1]. »

Presque humilié sous cette gloire, « le décoré du Christ » fit tout pour la cacher aux hommes. Jusque-là il était allé pieds nus ; depuis il usa constamment d'une chaussure qui dissimulait ces « perles sanglantes » tombées du ciel ; et il avait soin de ramener sur ses mains les manches de sa tunique.

Plusieurs de ses religieux s'en aperçurent. Le secret transpira. Le bienheureux dut montrer les stigmates à plusieurs cardinaux, entre autres à celui qui devint Alexandre IV. A la mort du saint, plus de 50 frères, le couvent de ses Pauvres Dames, toute la cité d'Assise, des populations entières de témoins constatèrent le fait; sainte Claire s'efforça même de tirer le clou d'une des mains : tous, depuis, déposèrent avoir vu, touché et baisé les stigmates ! On remarqua, particulièrement, un chevalier de grande réputation, nommé Jérôme qui, plus curieusement, plus hardiment, examina chacune des plaies, « incredulus quasi Thomas, ferventius et audacius movebat clavos, » et qui, depuis, en fut témoin zélé.

Le frère Elie, dans sa lettre circulaire, à l'occasion de la mort de S. François (1226) l'affirme hautement.

1. *Traité de l'Amour de Dieu*, liv. VI, ch. xv.

Toute la cour romaine put assister au rayonnement de cette gloire; car le pape vint étudier, sur place, les prodiges qui germaient autour du tombeau. Réunis à Pérouse, le Saint-Père et les Cardinaux ne trouvèrent rien de contestable dans le procès-verbal et ceux qui avaient laissé pressentir de l'opposition, ayant été chargés de l'instruction indispensable, se portèrent comme avocats de la béatification.

Plus tard, dans une bulle à tous les évêques, Alexandre IV disait : « Des yeux, fort attentifs ont vu et des mains fort sûres de toucher ont senti que dans ses mains et dans ses pieds il y avait très certainement des clous bien formés. Au reste, ce n'est point en nous conduisant par des fables ou des chimères que nous vous assurons des stigmates de S. François ; car, il y a longtemps que nous en avons une parfaite connaissance, Dieu nous ayant fait la grâce d'avoir une étroite liaison avec le saint homme, lorsque nous étions de la maison du pape Grégoire IX, notre prédécesseur. »

D'après tous les témoignages que je viens de citer [1], les stigmates n'étaient pas seulement des plaies ou des cicatrices, mais de vrais clous, faits de nerfs ou de chair, ayant la couleur et la dureté du fer. A l'intérieur de la main et au-dessus des pieds, la tête des clous était noire, résistante et aplatie ; les pointes longues et acérées dépassaient de l'autre côté, rabattues sur elles-mêmes comme si elles avaient été recourbées avec un marteau : on pouvait mettre le doigt dans l'anneau ainsi formé ; quand on pressait ces clous d'un côté, ils avançaient de l'autre, comme étant d'une seule pièce; malgré leur adhérence on en pouvait tirer la tête ou pousser la pointe.

François portait au côté droit une blessure rouge, à

1. Et d'autres; consulter les premières biographies du saint par Thomas de Celane, Ceperan, Ruffin, S. Bonaventure.

lèvres entr'ouvertes, large et profonde de trois doigts, comme s'il avait été percé d'une lance.

A le voir sur sa couche funèbre, les pieds, les mains, le côté découverts et ainsi percés, on eût dit qu'il venait d'être détaché de la croix, ce nouveau crucifié d'amour!

2° *Sainte Catherine de Sienne.*

Le fait arriva un dimanche d'avril 1375 à Pise, mais la sainte obtint que les stigmates *resteraient invisibles* [1] *et ce fut seulement après sa mort qu'ils apparurent et saignants* [2].

Plusieurs frères mineurs contestèrent la vérité du prodige, réservé, croyaient-ils, à leur séraphique Père. La dispute fut vive et longue. Frère Grégoire Lombardelli, dominicain, composa par ordre de Clément VIII un traité en latin et en italien pour établir la vérité. Il compte vingt-sept témoins oculaires du miracle. Dans l'église Saints-Jean et Paul des Dominicains à Venise, on conserve un pied de la sainte, au milieu duquel on voit la cicatrice imprimée. Du temps du P. Frigerio, qui a écrit la vie de la sainte en 1656, on voyait au monastère des religieuses de Saint-Sixte, à Rome, la main gauche de Catherine avec la merveilleuse empreinte. On l'y vénère encore aujourd'hui. La place du stigmate est marquée par une légère dépression; la main, opaque partout ailleurs, est là transparente.

Cette femme si originale, si hardie, si audacieuse même, fut très discutée. Sa vie fut composée par Raymond de Capoue, un contemporain, qui l'avait

1. V. ses historiens, Raymond de Capoue, le P. Capecelatro, Chavin de Malan, Chirat etc.

2. Voir pour la bienheureuse Hélène de Hongrie un fait non moins merveilleux, dans Jean de Sainte-Marie, *Les vies et actions mémorables des saintes et bienheureuses filles de S. Dominique*, t. I, p. 762.

connue intimement. — C'est un monument d'une critique poussée jusqu'au scrupule. Aussi, dans sa préface, l'auteur écrit résolument : « J'affirme à quiconque lira ce livre (et j'en prends à témoin la vérité même), qu'on n'y trouvera rien de supposé, d'inventé ou de faux en aucune manière, du moins dans l'essence même des événements, autant que ma faiblesse a pu les éclaircir. Et pour qu'on prête plus de foi à ce que je vais dire, j'expliquerai dans chaque chapitre d'où j'ai tiré et de quelle manière j'ai recueilli les choses que je raconterai de cette sainte fille [1]. »

3° *Autres stigmatisés.*

La plupart des stigmatisés ont été l'objet d'enquêtes minutieuses. Un exemple encore. Sainte Véronique Giuliani reçut les plaies de N. S. en 1696 [2]. Chargé de l'examiner par l'Inquisition romaine, l'évêque du diocèse chercha d'abord des vertus, vraies marques de l'esprit de Dieu : patience, humilité, soumission. Il lui ôta la charge de maîtresse des novices, l'interdit. Il la traitait d'hypocrite, de sorcière, d'excommuniée. Il la menaça du bûcher, et en attendant la fit enfermer dans une chambre de l'infirmerie, lui défendit d'écrire, d'aller au parloir, d'assister au chœur et à la messe, excepté les jours de fête, et encore était-elle obligée alors de se tenir debout à la porte comme une excommuniée, accompagnée seulement d'une sœur converse nommée Françoise, qui avait l'ordre de la traiter durement, et d'empêcher toute communication.

L'évêque chargea en même temps plusieurs médecins de guérir ses stigmates. Après lui avoir lié les mains, on les enfermait dans des gants que l'on scellait ensuite. Ces essais durèrent jusque bien avant

1. Bollandistes, *Acta sanctorum*, 30 avril, p. 910 et suiv.
2. Voir sa vie par Salvatori, 1803, p. 99 103 et 171 et Gœrres, *Mystique*, liv. IV, ch. xv.

dans le mois d'octobre; et les plaies, au lieu de guérir, devinrent plus larges encore. La sainte ne se démentit pas un seul instant, resta toujours humble, résignée, calme, s'oubliant elle-même, et ne se plaignant jamais des mauvais traitements. Enfin l'Inquisition, sur les rapports de l'évêque, se déclara satisfaite, et on laissa Véronique en repos.

On ne connaît point de stigmatisé avant S. François. Depuis, les stigmates apparurent complètement (les cinq plaies) chez une soixantaine de personnes dont une vingtaine d'hommes, mais avec des formes bien diverses. [1] Chez l'un ce sont des hémorragies continues ou périodiques : des plaies s'ouvrent, qui tantôt restent sanguinolentes, et tantôt se cicatrisent pour se rouvrir régulièrement, tous les vendredis par exemple, ou à certaines fêtes déterminées. Chez l'autre les pieds et les mains sont perforés de part en part. Chez ceux-ci, les stigmates sont protubérants : ce sont des renflements semés de points bleuâtres ou de taches rouges, avec des exsudations aqueuses comme une sorte de rosée. Chez ceux-là, le stigmate latéral est une plaie toujours béante, le cœur même est atteint et d'une lésion naturellement mortelle.

Nous ne pouvons pas étudier tous les stigmatisés, nous prétendons encore moins trancher pour tous la question de l'intervention supérieure.

Il en est qui ont déconcerté la science, il en est qui ont étonné la foi, il en est peut-être qui se sont trompés eux-mêmes, qui ont trompé les autres; il en est qui étaient de saintes personnes, ce qui ne les empêchait pas d'être malades ; chez elles le phénomène pouvait être mi-partie ou complètement naturel. Il faudrait discuter tous les cas et il n'est même pas

1. V. Ribet, *Mystique*, t. II, p. 451 et suiv. t. III, p. 535. Gœrres, *Mystique*, t. II, liv. IV, ch. XIV à XVII.

sûr que de la discussion jaillirait la lumière. Que n'a-t-on pas écrit de nos jours, sur l'étonnante maladie des stigmatisées du Tyrol et de la Belgique[1].

### § 2. — Ce qu'en pensent les hypnotiseurs.

Par des suggestions, ils sont arrivés à produire chez quelques malades, des rougeurs, des turgescences, des suintements de sang sur une région déterminée du corps[2].

Quelques expériences, plus rigoureuses, seraient à désirer.

Ordinairement l'hypnotiseur vient en aide à l'imagination enfiévrée du sujet par des manœuvres extérieures, et sur la peau de certains hystériques, on le

1. Consulter Görres, *Mystique*, t. IV, ch. xx.
*Les plaies sanglantes du Christ*, par Weyland-Merz, 1844.
*Les stigmatisées du Tyrol*, par Léon Boré, chez Lecoffre.
*Calvaire et Thabor*, par M. l'abbé Nicolas, dans l'*Université catholique*, mai 1842.
*Revue catholique de Louvain*, octobre 1869; *Louise Lateau, sa vie, ses extases, ses stigmates*, par le Dr Lefebvre. Le rapport du Dr Warlomont dans le *Bulletin de l'Académie royale de médecine de Bruxelles* 1875, t. IX. Puis, la réponse du Dr Lefebvre.
*Les stigmatisées* par le Dr Imbert-Gourbeyre.
*La médecine et la question de la stigmatisation*, par le Dr Jorez.
*Témoignage et souvenirs*, par le marquis de Ségur.
A la question des stigmates se rattachent les formations plastiques des instruments ou des scènes de la Passion, sur ou dans le corps des saints. Ce phénomène assez fréquent, pourra être étudié, avec un luxe de détails minutieux, dans les Bollandistes, particulièrement sur la bienheureuse Claire de Montefalco (*Acta sanctorum*, 18 août, p. 481 et suiv.) La merveille de la transverbération du *cœur* de sainte Thérèse n'est pas moins intéressante. Théologiens et médecins ont examiné ce cœur, aujourd'hui encore vivant, qui par je ne sais quelle force d'expansion brisait le globe de cristal où on l'avait hermétiquement enfermé. M. Ribet (*Mystique*, t. I, p. 217) parle, après beaucoup d'autres, d'épines qui auraient poussé en 1836 et 1864 sur ce cœur. L'assertion est controuvée au moins pour 1836, par les Bollandistes qui s'appuient sur le témoignage de la prieure d'Albe. Voir aussi dans les Bollandistes (15 octobre), les gravures qui représentent l'état de ce cœur.

2. V. plus haut, chapitre IV.

sait, le moindre contact d'un corps dur suffit à produire une éraflure.

Dans le cas de MM. Bourru et Burot, c'est *à côté* de l'endroit indiqué ou *sur un autre bras* qu'apparaît le sanguinolent phénomène.

MM. Beaunis [1], Liégeois [2], Binet et Ferré [3], en ont conclu avec Alf. Maury [4] et Despine que tous les stigmatisés étaient des névropathes, exaltés par des habitudes de macération et l'entraînement de l'exemple, surexcités par la contemplation religieuse et par les ardentes passions d'un cœur qui n'a pas cherché ou trouvé son naturel aliment dans les tendresses de la terre. « Il a suffi que les extatiques *portassent* habituellement leurs pensées sur ces plaies *tant désirées* pour que le sang affluât... : les stigmates de S. François étaient un effet de l'ardeur de son imagination. »

Devant une théorie si hardiment donnée comme définitive, il n'est pas inutile de souligner les points suivants :

1° Les plaies provoquées ou observées chez les névropathes sont très superficielles et passagères, laissent échapper à peine quelques gouttelettes de sang, et parcourent les phases ordinaires de la cicatrisation.

Les stigmates des saints présentent une telle profondeur, à la poitrine surtout, que parfois ils semblent naturellement incompatibles avec la vie normale; il s'en échappe une grande quantité de sang; ces blessures ne suppurent pas.

Une circonstance singulière qui ne s'est jamais produite, dans l'hypnose : c'est l'apparition des stigmates après la mort; les hypnotiseurs réussissent des

1. *De l'habitude en général*, p. 22.
2. P. 302.
3. *Magnétisme animal*, p. 147.
4. *La magie et l'astrol.*, ch. III, p. 313-422.

suggestions à longue échéance, mais point de suggestion posthume.

2° Bien avant le XIIIe siècle et depuis, beaucoup de saints, de tempérament nerveux, ont compati aux souffrances de J.-C., et ont désiré partager le supplice du Sauveur et lui devenir en tout semblables, qui n'ont pas été stigmatisés.

3° A peu d'exceptions près, les stigmatisés n'ont reçu ces marques merveilleuses du crucifiement, qu'avec une surprise mêlée d'épouvante.

La plupart, avec l'instance des larmes, ont prié et supplié Dieu de supprimer non point la douleur, mais toute marque extérieure qui pût trahir un secret si plein de suaves douleurs.

Ce n'est donc pas précisément la violence des désirs ou la force de la volonté, qui peut expliquer la survenance de plaies chez ceux qui ne les désiraient point, et même les redoutaient.

4° Presque tous les stigmatisés sont de fins psychologues ; or tous rapportent que la stigmatisation s'est faite, presque inconsciemment, et par un mouvement qui n'allait pas du centre à la circonférence, de l'âme au corps, mais qui partait d'une cause extrinsèque, d'une vision agissant de l'extérieur.

5° N'est-ce pas le propre de la compassion et de l'extase de transporter hors de soi celui qui l'éprouve ? S. François n'arrête pas son attention sur lui-même, sur les points où doivent apparaître les stigmates ; il la porte toute à l'extérieur, sur le divin Crucifix ; il n'a de regard, d'amour, de contemplation que pour J.-C. ; toute son âme, toute son ardeur, est là, hors de lui : « mon âme doucement enchaînée, dit-il, se précipite dans les embrassements du Bien-Aimé. Plus elle contemple sa beauté, plus elle est hors d'elle-même : riche du Christ elle met tout en lui, et n'a plus aucun souvenir d'elle-même. »

Celui-là n'entend rien à la contemplation, qui ne sait que les forces de l'âme sont toutes attirées au dehors, bien loin de refluer sur elles-mêmes ou sur le corps.

6° L'extatique qui, l'imagination exaltée par l'amoureuse contemplation de J.-C., s'identifie par le désir avec le Crucifié, n'est-il donc pour rien dans la stigmatisation?

Telle n'est pas notre pensée. Car les stigmates diffèrent selon les idées du stigmatisé, que ces idées lui viennent de son éducation ou de ses réflexions personnelles : c'est la part de l'homme et de son imagination. « Amor pares invenit aut facit. » Entre les saints et l'objet de leur amoureuse compassion, s'établit une sorte d'assimilation. Oui.

Cette union est plus intime encore dans les transports de la communion eucharistique, alors qu'est incorporé en eux, Jésus-Christ. Sans contredit.

Chez les stigmatisés, l'âme a pris, dès longtemps, sur le corps, un grand empire; oui. Ces prédispositions organiques, conséquences du genre de vie et des sentiments qui dominent le saint, nous ne les nions pas. Nous ne prétendons pas non plus que la stigmatisation s'opère sans troubles vasculaires, sans fièvre, sans exaltation. Mais nous trouvons pleine de bon sens cette pensée de Görrès.

« Celui-là seul qui a créé l'âme et le corps peut produire en eux une transformation aussi profonde; celui-là seul qui a gravé en eux son image et sa ressemblance peut y graver aussi l'empreinte de son humanité souffrante [1]. »

### § 3. — Ce qu'en pense l'Eglise.

L'Eglise ne regarde pas les stigmates seuls, comme

1. T. II, p. 205.

une preuve décisive de l'intervention divine. Alors même qu'elle y reconnaît une faveur spéciale de Dieu (comme chez S. François d'Assise, car ses miracles et ses vertus héroïques garantissaient et l'origine et le caractère de ses stigmates), elle ne se prononce pas sur le phénomène en lui-même et indépendamment de toutes circonstances. Que des faits semblables ne puissent se produire naturellement, chez d'autres personnages : cela, l'Eglise ne l'a jamais dit, ne l'a jamais imposé à la foi de personne.

Le P. Ribadeneyra raconte qu'un dominicain, le P. Reginald, vint à Rome consulter S. Ignace. A Bologne, dans un couvent dont il avait la charge, une religieuse, extatique, portait aux mains, au côté, et à la tête des stigmates sanguinolents ; que fallait-il penser du phénomène ? S. Ignace répondit qu'en cette occurrence la *seule* et vraie pierre de touche, était la vertu d'obéissance, et il ajouta que les stigmates, par eux-mêmes n'étaient pas une marque sûre de l'intervention divine [1].

Benoît XIV cite, sans les partager toutefois, des opinions très hardies sur les stigmates [2]. S. François de Sales laisse très large la part de l'imagination. Par elle-même que ne fait pas cette humaine faculté ! A quoi n'aboutira-t-elle pas, aiguillonnée,

1. *Vie de S. Ignace de Loyola*, liv. V, ch. x.

2. *De servorum Dei beatificatione*, lib. IV, p. 1, cap. ultimum, p. 18 et 19. Les anciens médecins et les philosophes, jusqu'à Mallebranche, reconnaissent à l'imagination une influence très considérable. Ecoutez ceci qui me paraît dépasser tout ce qu'on peut *imaginer* : « Tantam vim... nonnulli... phantasiæ in proprium imaginantis corpus tribuerunt, ut aliqui jurisconsulti non dubitaverint judicare filium natum ex muliere *nobili* esse legitimum, quamvis absente marito natum, utpote conceptum prævia vel accidente vehementi imaginatione concubitus uxoris cum marito, uti videri potest apud Thomam Bartholinum, *De luce hominum* et brutorum, lib. 3, p. 396. *Mulierem sine congressu virili, sola imaginationis vi peperisse, annis superioribus in Gallia promulgatum est* » (*Bened.* XIV, *ibid.*, n. 18.)

exaltée, dirigée par Dieu dans un sujet si bien préparé que l'était le Bienheureux d'Assise? *C'est peut-être l'imagination qui stigmatise, mais mise en branle par une puissance supérieure.*

---

## CHAPITRE XXI

### L'HYPNOTISME ET LES MERVEILLES DE LOURDES

SOMMAIRE. § 1. *Les faits.* — § 2. *La voyante de Lourdes.* 1° Sa personne : tempérament et caractère, ni supercherie, ni maladie ; sa vision. Le Dr Voisin et M. Artus. 2° Ses extases, la fontaine, le cierge. — § 3. *Les guérisons de Lourdes.* Bureau des constatations médicales. Interprétation des faits. Les cures de M. Bernheim comparées aux guérisons de Lourdes. Trois classes de maladies : 1° organiques externes ; 2° organiques internes ; 3° fonctionnelles et nerveuses. Un mot des guérisons incomplètes. La suggestion religieuse à Lourdes. Conclusion.

#### § 1. — Les faits.

Qu'il y ait des cures merveilleuses à Lourdes, il faudrait être fou pour en douter, il faudrait récuser les témoignages des malades guéris, les affirmations des parents, des amis, de toutes les personnes qui ont été mêlées à ces événements, les certificats des médecins, M. Boissarie [1] en relève quelque trois cents ; et quand on sait la répugnance des médecins officiels à entrer sur le terrain inconnu du surnaturel, trois cents attestations médicales représentent une autorité imposante. Et s'il vous plaît constater *de visu*, allez à Lourdes, vous y trouverez le « Bureau des constatations médicales, » toujours ouvert pendant les pèlerinages, et où, chaque année, des médecins vont en nombre, et en toute indépendance, sans adhésion préalable, assister à l'examen des malades. En 1888,

1. *Lourdes, histoire médicale*, Lecoffre 1891.

ils s'y trouvaient vingt; en 1889, vingt-deux; et trente en 1890.

« Le miracle se retire peu à peu des grands centres de population. Il craint le grand jour, la lumière, la vérité. Il se retire au fond des bois, sur les montagnes, dans les endroits isolés, rarement visités par des êtres humains, habités par des femmes ignorantes et de jeunes enfants qui n'ont jamais eu que leurs troupeaux pour compagnons. »

Ainsi s'exprime le docteur Grellety dans un livre sur les *Mystères de Lourdes* [1]. Pour ne pas « s'exposer au plus léger soupçon de croyance au miracle, ce qui est bien le pire et le plus fâcheux de tous les cléricalismes dans l'ordre scientifique », l'étonnant docteur oubliant ses notions élémentaires de géographie, et aussi la grande place que Lourdes occupe dans l'histoire contemporaine, s'imagine que c'est un pays perdu où il n'y a que « des femmes ignorantes et de jeunes enfants avec des troupeaux, leurs compagnons »; il rêve que la grotte de Massabielle est une « *ténébreuse officine* de miracles frauduleux. »

Cependant il n'est pas permis d'ignorer l'histoire de Lourdes, quand on veut l'écrire. Dès 1869, les chefs de la libre pensée, Schérer [2], Pouchet [3], Guéroult [4] se sentaient vaincus sur le terrain historique et cherchaient une position dans les nuages de « l'impossibilité métaphysique du miracle ».

Rappelons brièvement les faits.

Dans les mois de février et de mars 1856, une enfant de quatorze ans, Bernadette Soubirous, eut, aux roches Massabielles, dix-huit extases: une dame d'une

1. Voir dans les *Etudes des PP. Jésuites*, nov. déc. 1890 et janvier 1891, un article du P. H. Martin, *Lourdes devant la science*.
2. *Le Temps*, du 24 août.
3. *L'Avenir national*, du 31 août.
4. *L'Opinion nationale*, du 23 août.

merveilleuse beauté lui apparaissait, lui parlait et lui demanda l'édification d'une chapelle en l'honneur de « l'Immaculée Conception » qu'elle était. Une foule considérable et fort diversement composée, assista aux dernières apparitions : elle ne vit, elle n'entendit pas la Vierge, mais elle put contempler l'extase de Bernadette, et la source qui jaillit de la grotte.

L'eau de la source produisit de nombreuses guérisons, et il s'établit, *malgré toutes les entraves*, un courant vraiment extraordinaire de pèlerinages. L'eau qui guérissait si merveilleusement, fut analysée par les chimistes : elle ne renferme aucune vertu curative spéciale.

Une commission fut chargée par l'évêque d'examiner juridiquement la réalité et le caractère des phénomènes. Parmi les centaines de cures déjà attribuées à l'eau de la grotte, elle en soumit trente à une enquête approfondie. Ce fut un luxe de précautions et de témoignages pour la constatation des faits. Elle retint seize cas de guérisons pour lesquels toute explication naturelle lui semblait insuffisante.

L'évêque de Tarbes ne se pressa point, et laissa le temps donner aussi sa sanction. Trois ans après, il ordonna une seconde enquête qui confirma de tout point la première.

Alors l'évêque se prononça sur l'apparition de la Vierge, déclarant que « les fidèles étaient fondés à la croire certaine. »

La plupart des fidèles, des prêtres et des évêques tiennent l'événement pour indubitable et miraculeux, mais l'Eglise n'impose à personne l'obligation de croire aux apparitions, ni aux guérisons de Lourdes.

Arrêtons-nous un instant pour étudier de plus près d'abord *la Voyante*, puis *les miracles* qui se produisent, dit-on, dans cette fameuse grotte des Pyrénées.

## § 2. — La voyante de Lourdes.

1° *Sa personne.*

C'était une petite bergère, bien simple, pas exaltée du tout, sans culture ; elle ne connaissait guère que son patois pyrénéen. Le chapelet constituait tout son savoir religieux. Elle n'avait pas encore fait sa première communion.

« Telle était cette âme d'enfant, limpide et paisible comme ces lacs inconnus qui sont perdus dans les hautes montagnes et où se suivent en silence toutes les splendeurs du ciel [1]. »

Voilà la pauvrette qui par des visions, des apparitions que personne autour d'elle n'apercevra, va soulever la France et le monde entier et le précipiter sur Lourdes avec les chants émus de l'amour et de la reconnaissance !

*Supercherie ?* Oh non, elle en était parfaitement incapable d'abord, et puis tenue en suspicion par le clergé, surveillée et de fort près par la police, guettée par l'administration depuis le maire de Lourdes jusqu'au Préfet, au ministre des Cultes et à l'Empereur lui-même, discutée par la presse, épluchée par la science, depuis le sceptique Dozous qui suivait froidement, mais avec attention la voyante, jusqu'à l'éminent et consciencieux professeur de Montpellier, Vergez, tous deux témoins et ouvriers de la première heure.

Le dol et l'astuce auraient été cent fois pour une percés à jour : sa famille, son enfance, son éducation,

1. H. Lasserre, *N.-D. de Lourdes*, p. 19. Dans *Bernadette*, Paris Tolra, 1892, p. 172, il ajoute cette note : « l'intelligence de Bernadette enfant était fort ordinaire; mais elle se développa beaucoup avec l'âge, elle devint assez vive et surtout pleine de saveur primesautière, d'esprit naturel et d'imprévu. » Et un peu plus loin parlant de l'écolière, il dit, p. 174 : « son âme peu curieuse sans doute de ce savoir humain, faisait l'école buissonnière dans les halliers du Paradis. »

son caractère, ses habitudes, rien, pas une heure de son existence qui ait pu échapper à l'examen.

Reste la *maladie*. Si elle n'a pas trompé, elle a été trompée par son imagination. « Bien des savants, ont porté un verdict hautain et sans appel sur la Voyante de Lourdes : une hystérique, une folle, tout au moins une hallucinée, à peu près comme Jeanne d'Arc, mais dans le genre pacifique [1].

Nous savons que Bernadette était plutôt chétive que forte, mais elle n'avait d'autre maladie qu'une tendance à l'asthme. Quant aux traces d'hystérie, rien n'autorise à les supposer. Jusqu'à quatorze ans, « elle était douée d'une sage raison, d'une rare bonté de caractère, d'une intelligence ordinaire qui ne pouvait en aucune façon la disposer à l'exagération d'idées et de pratiques religieuses. » Ceci est son portrait crayonné par le Dr Dozous qui l'étudia de près. En deux mois, elle a dix-huit extases, et puis tout cesse, elle rentre dans la vie commune, et dans tout le cours de son existence elle n'aura d'autres manifestations, elle ne gardera aucun stigmate d'hystérie.

Peut-on devenir ainsi pour un jour, sans préparation, hystérique et extatique, puis retrouver ensuite sans le moindre faux pas, un équilibre parfait dans son économie? Voilà une maladie qui naît sans causes et disparaît sans laisser de traces [2]!

Bernadette restera encore huit ans à Lourdes, et pendant huit ans, elle sera soumise à des interrogatoires de toutes sortes, à des examens de chaque instant ; vingt fois par jour elle devra faire le récit de ce qu'elle a vu et entendu ; elle devra répondre à toutes les objections, à tous les doutes. Jamais, au milieu

1. Ou comme Socrate, Newton, Pascal, sainte Thérèse... que M. Lélut prend pour des hallucinés.

2. V. Dr Boissarie, *Lourdes, Histoire médicale*. Nous y puiserons largement. La première partie est consacrée à Bernadette.

de tous les pièges qui lui seront tendus, elle ne variera dans ses explications: pas une hésitation, pas une contradiction : son esprit restera inébranlable dans ses souvenirs, comme son cœur saura résister à toutes les séductions. Les offres de l'enthousiasme échoueront comme les roueries de la dialectique.

Elle était pauvre, pauvres étaient ses parents, et quel péril, quelle tentation que cette pauvreté ! La fortune a sollicité Bernadette, la fortune sous toutes ses formes; pour se faire accepter, elle a été insidieuse, délicate, affectueuse, rien n'a pu faire fléchir le désintéressement de la voyante, rien, pas même l'extrême besoin.

Quelle garantie n'apporte pas une pareille vertu ? Ces notes exquises ne sont pas l'apanage des natures faussées par l'hystérie.

Subir la contradiction, l'importunité, la louange, l'humiliation (c'était sa vie), et rester patiente, douce, calme, sereine, égale ! non, mille fois non, ce n'est pas une détraquée. Donnez-nous beaucoup d'hystériques comme celle-là, qui sachent, comme elle, unir à une pareille délicatesse de sentiment, une si harmonieuse possession de soi-même [1].

2° *Les extases.*

On a mené grand bruit des *extases* de Bernadette, et, naturellement, on a parlé de l'extase hystérique ou hypnotique [2]. Le Dr Luys, a même essayé de faire copier Bernadette par un de ses meilleurs sujets,

1. H. Lasserre, pour rester dans la pleine exactitude, cherche des ombres à cette attachante physionomie : Fragile pourtant et peccable, le saint, dit-il justement, est avant toutes choses, « un homme de perpétuelle bonne volonté. » Voici donc la restriction qu'il apporte aux louanges de son héroïne, « son âme vive, son caractère droit, et net ne laissèrent-ils jamais échapper sous l'empire d'une première impression, telle ou telle parole dont la franchise était un peu âpre, dont la sincérité laissait voir quelque humeur et quelque titillement de l'appétit irascible ? » *Bernadette*, p. 264 et 268.

2. Dès le début de l'histoire, on essaya l'hypnotisme sur Ber-

et de perfectionner la vision à qui on attribuait, pour varier, une robe bleue ; l'angle du plafond donnait invariablement N. D. de Lourdes. Disons-le tout de suite ; cette contrefaçon automatique était misérable. Tout autres étaient les extases de notre voyante.

Bernadette se transfigurait sous les regards de la foule. On voyait sa physionomie s'illuminer, tous ses traits monter, monter et entrer comme dans une région supérieure, sa bouche entr'ouverte par l'admiration, tout son visage comme tendu par une attraction délicieuse. Ses joues pâlissaient légèrement et ses deux yeux émerveillés par une contemplation bienheureuse, étaient insatiables de voir. Cependant, avec de l'habileté et beaucoup de nerf, on pourrait, peut-être, arriver à une reproduction plus ou moins approchante de ce phénomène. Tel n'est pas l'avis du Dr Dozous qui était là, qui assistait aux extases, notant scrupuleusement toutes les modifications organiques, tous les phénomènes qui se produisaient. C'était un incrédule, mais loyal. Pendant ses extases, il importe de le remarquer, Bernadette conservait pleine conscience et possession de soi, puisque et son intelligence et sa volonté restaient intactes, régulières, et même acquéraient plus de puissance ; libre commerce avec le dehors, au moins en partie, puisqu'elle conversait avec ses compagnes, faisait rallumer son cierge, etc. [1]. Il ne suffisait pas qu'elle fût

nadette, et un magnétiseur essaya de l'endormir. ses passes échouèrent « contre ce tempérament paisible. » V. H. Lasserre, *Bernadette*, p. 176.

1. Nous devons cependant le faire remarquer. Bernadette s'étonnait que tout le monde n'entendît pas le dialogue et ne vit pas « la Dame » : « la vision parle assez haut pour qu'on l'entende, disait-elle, et moi j'élève la voix comme à l'ordinaire. » Et plus tard, à Nevers elle disait : « Je ne faisais pas même attention la plupart du temps au jour de la semaine où nous étions..... *Je ne pensais qu'à l'apparition,* » Cf. Lasserre, *Bernadette*, p. 250.

devant la grotte, comme l'hystérique devant son plafond pour qu'eût lieu l'apparition. Bien souvent, elle est venue prier à la grotte, et la Vierge n'apparaissait ni au gré de ses désirs, ni à la place qu'elle avait choisie [1]. Pendant ses visions, Bernadette ne présentait pas la raideur cataleptique, et après, elle n'éprouvait ni le trouble, ni la fatigue, ni l'oubli que ces accidents laissent après eux.

Enfin s'il restait encore des doutes, deux faits les dissiperaient entièrement. M. Charcot a-t-il jamais essayé de se servir de ses hystériques non seulement pour découvrir, mais pour faire sourdre quelque fontaine dans les salles ou dans les caves de la Salpêtrière ? Or pendant l'apparition de la Vierge à Bernadette, le 25 février, jaillit sous les doigts de l'enfant, dans un coin desséché de la grotte, où jamais personne ne l'eût soupçonnée, la source merveilleuse qui depuis désaltéra tant d'âmes et guérit tant de maux. On n'a pas, jusqu'ici, donné que je sache, une explication satisfaisante de ce phénomène. La version imprudente d'une mare d'eau, accidentellement produite, fut quelque temps accréditée, mais il fallut bien y renoncer devant l'écrasante évidence d'une *fontaine* donnant plus de cent mille litres d'eau par jour.

Il est un phénomène non moins étrange, celui du cierge. Le lundi de Pâques, 5 avril, la multitude se pressait autour de Bernadette, (le maire de Lourdes, dans le rapport, adressé le soir même, au Préfet, l'évalue à 9,000 personne, dont 4,238 étrangères à Lourdes). Voici ce qui advint. Bernadette tenait d'une main et par l'extrémité supérieure un cierge allumé

1. V. *Bernadette* par H. Lasserre, p. 90 notamment, ces déceptions de la foule et de la voyante et les ricanements des sceptiques. Le ciel, en refusant ses faveurs semblait donner raison aux contradicteurs.

qui s'appuyait à terre. La Vierge lui apparaît et voilà que par un naturel mouvement, les mains de la Voyante s'élèvent, se rapprochent, et se croisent sur le bout du cierge allumé. La flamme se mit à passer entre les doigts légèrement entr'ouverts, elle oscillait çà et là, activée encore, en ce moment, par le mouvement de l'air ambiant. Bernadette pourtant demeurait immobile. Les témoins se pressaient les uns sur les autres pour mieux voir.

« Etonné de ce fait étrange, dit le Dr Dozous, j'empêchai que personne le fît cesser ; et, prenant ma montre, je pus, durant un quart d'heure, l'observer parfaitement. Sa prière terminée, Bernadette se leva. Elle se disposait à s'éloigner, je la retins et je lui demandai de me montrer sa main que j'examinai avec le plus grand soin, *je ne trouvai nulle part la moindre trace de brûlure.* »

Il essaya ensuite la contre-épreuve, et il approcha le cierge encore allumé, et sans qu'elle y fît attention, sous la main de Bernadette. — « Ah, monsieur, s'écria-t-elle en se retirant vivement, vous me brûlez. »

Le Dr Day et quelques autres médecins ont, par étourderie, tronqué l'histoire et parlé d'anesthésie, d'insensibilité.

Mais Bernadette, en cette occasion, n'a pas seulement été *impassible*, mais *incombustible*. Vous êtes hypnotisé, vous êtes chloroformé, vous êtes mort, un expérimentateur s'avise de mettre pendant un quart d'heure votre main en contact avec la flamme d'une bougie ; que vous en ayez conscience ou non, l'épiderme, la peau, puis les tissus seront noircis d'abord, grésillés et carbonisés ensuite. C'est dans l'absence de brûlure et non de douleur, qu'est l'inexplicable. Que l'on appelle tous les savants du monde, que l'on accumule toutes les suppositions, jamais on ne démontrera, d'une manière plausible, comment, dans ces conditions, les mains de Bernadette ont pu rester intactes.

Qu'on ne nous parle donc plus d'hystérie : dans l'espèce, le mot masque une défaite ; ni d'hallucination, car j'estime que tout ce qui précède prouve abondamment que Bernadette n'est pas une hallucinée.

Mais il ne sera pas superflu d'insister sur ce dernier point.

Ordinairement, les hallucinations commencent par de simples illusions, puis vont *crescendo*. Elles n'affectent pas tous les sens à la fois ; on verra un fantôme, mais on n'entendra rien. En outre, l'hallucination n'est jamais que la réminiscence d'une sensation perçue, et, encore ne la reproduit-elle que vaporeuse, indécise, elle ne crée, ni n'invente ; l'aveugle-né, le sourd de naissance n'ont et n'auront jamais d'hallucinations de la vue ou de l'ouïe. Chez les hallucinés, on ne rencontre rien de neuf, rien d'inédit. Le *Dictionnaire encyclopédique des sciences médicales* expose la pauvreté d'imagination, la stérilité d'invention qu'on remarque chez eux.

Devant l'esprit troublé de Bernadette, les récits, les scènes, les pensées de son enfance devaient seuls se réveiller ; ignorante, bornée, inculte comme elle était, elle pouvait tout au plus concevoir un assemblage puéril de choses ordinaires, une copie décolorée des tableaux hagiographiques, qui hantent l'imagination du peuple, ou une des vieilles statues qui décorent les églises du pays. La maladie n'engendre que le désordre, elle ne crée ni le talent, ni le génie. Eh bien, et personne n'y contredira, il n'y a pas proportion entre Bernadette et sa vision, entre la cause prétendue et l'effet, entre l'instrument et les résultats.

Une enfant de quatorze ans, une pauvre bergère

qui n'a rien vu, rien appris, ne pouvait faire entendre au monde de si hauts et si graves enseignements, proclamer le dogme à peine connu de l'Immaculée Conception, trouver à Marie un nom si en dehors des habitudes de ce temps, nous laisser l'image de cette Vierge idéale que le génie des plus grands maîtres n'avait pas entrevue.

Car d'inventer ce type, pour Bernadette, c'eût été aussi extraordinaire que de le voir.

Le sculpteur lyonnais Fabisch, avait accepté la difficile mission de faire revivre dans le marbre la beauté qui avait ravi Bernadette : il craignait de ne trouver pour sa Vierge qu'une pose vulgaire et des draperies sans ampleur, sans grâce, sans dignité. La vue de Bernadette ne le rassura guère. Il demanda le mouvement, l'allure, la pose de la Vierge quand elle disait : « Je suis l'Immaculée Conception ! » L'enfant fit ce geste du ciel qui a si souvent étonné et tant fait verser de larmes. « Ce fût pour moi une révélation, écrit Fabisch ; ma statue était composée... J'ai vu les chefs-d'œuvre des plus grands maîtres... Dans aucun d'eux je n'ai trouvé tant de suavité et de ravissement. Chaque fois que j'ai demandé à Bernadette cette pose, toujours la même expression est venue changer, éclairer, transfigurer sa tête. »

Avec tous les médecins qui l'ont approchée, Dozous, Vergez, Robert Saint Cyr, nous devons penser que Bernadette n'était ni hystérique, ni hallucinée.

Dans une conférence reproduite le 27 juin 1872 par l'*Union médicale*, le docteur Voisin s'avisa, il est vrai, de prétendre que Bernadette était devenue *folle* et qu'elle était comme telle enfermée au couvent des Ursulines de Nevers.

Il est vrai aussi que l'imprudent médecin s'attira un démenti fort catégorique de l'évêque de Nevers[1],

1. Corroboré par une attestation très nette du Dr Robert Saint-

« loin d'être folle, c'est une personne d'une sagesse peu commune et d'un calme dont rien n'approche... De plus je me permettrai d'inviter le susdit professeur illustre à venir vérifier en personne l'exactitude de ces affirmations... » M. Artus proposa un pari qui ne fut pas accepté; puis s'engagea tout simplement à payer dix mille francs, qu'il déposa chez un notaire de Paris, si après enquête faite par trois médecins de la Faculté de Paris, tirés au sort, il n'était pas démontré que les assertions du docteur Voisin étaient fausses.

Le docteur resta coi; et personne n'a relevé le gant [1].

### § 3. — Les guérisons de Lourdes.

Nous parlions en commençant ce chapitre du *Bureau des constatations médicales* de Lourdes. Le docteur Boissarie nous introduit dans cette petite académie, nous en montre la composition, l'organisation, l'extrême circonspection, les scrupuleuses enquêtes [2]. Ce n'est pas une officine ouverte aux seuls amis complaisants. On n'y demande que vos titres et non vos opinions, ni votre nationalité [3].

On y rencontre des médecins de tout genre, des catholiques, des timides, des indifférents, des adversaires, des savants, des théoriciens, des praticiens, des suffisants, des pressés qui somment la commission de leur fournir *illico, un bon miracle*, et qui n'attendent pas. « Il n'y a ici que le miracle et des hommes de savoir fort distingué, pour en étudier les divers caractères. La mauvaise foi redoute le premier, et

Cyr (de Nevers) au Dr Damoiseau, président de la société des médecins de l'Orne. V. *Bernadette*, par H. Lasserre, p. 288.

1. V. la curieuse *Histoire du défi public à la Libre Pensée sur les miracles de N.-D. de Lourdes*, par Artus. Paris, Palmé.

2. Livre IV.

3. H. Martin, *Etudes*, nov. 1890, p. 361.

la médiocrité se trouve mal à l'aise au milieu des seconds. Voilà pourquoi, parmi les hommes de l'art, quelques-uns s'en vont avant d'avoir bien vu et d'autres ne viennent jamais, » mais aujourd'hui la sincérité des médecins qui ont vu et examiné n'est pas contestable.

« Les faits de Lourdes, dit M. Bernheim [1], appartiennent désormais à la science. La science les accepte, les classe et les étudie : l'interprétation seule reste en litige; » et encore : « Toutes ces observations ont été recueillies avec sincérité et contrôlées par des hommes honorables. Les faits existent ; l'*interprétation est erronée.* »

« Il ne s'agit plus de nier ces miracles, mais d'en comprendre la genèse et d'apprendre à les imiter, » dit M. Binet [2]. M. Charcot se contente de contester la soudaineté des guérisons, et d'expliquer par la suggestion la disparition de *certaines* paralysies, et de l'œdème bleu des hystériques [3].

Plus hardi, le chef de l'école nancéienne avait choisi six cas parmi les guérisons opérées à Lourdes, et courageusement leur avait opposé les cures merveilleuses par lui-même réalisées [4].

Parmi les six cas choisis par M. Bernheim, il en est un, celui de mademoiselle de Fontenay, qui n'a pas été soumis à la commission épiscopale, chargée de l'enquête ; un autre, celui de mademoiselle Massot-Bordenave, n'a pas été admis comme surnaturel [5]. Restent quatre guérisons regardées comme miraculeuses : deux paralysies, une amaurose et une coxalgie.

A la suite du savant professeur, comparons à ces

1. *De la suggestion*, p. 286.
2. Binet, *Le magnétisme animal*, p. 265.
3. *Archives de neurologie*, 1893 Janvier.
4. *De la sug.*, p. 282 et suiv.
5. V. *N.-D. de Lourdes*, par H. Lasserre, liv. IX, p. 389.

quatre guérisons, les cures hypnotiques qu'il met lui-même en regard.

## 1° *Paralysie*

Catherine Latapie-Chouat[1] tombée du haut d'un chêne s'était fortement luxé le bras droit et surtout la main. La réduction opérée par un habile médecin, avait à peu près rétabli le bras dans l'état normal, sans pouvoir cependant la guérir d'une extrême faiblesse.

Mais les soins les plus intelligents et les plus suivis échouèrent contre la rigidité des trois doigts les plus importants de la main. Le pouce, l'index et le médius demeurèrent absolument *recourbés et paralysés*, sans qu'il fût possible ni de les redresser, ni de leur faire faire un seul mouvement. *Après l'avoir inutilement traitée pendant très longtemps*, le docteur lui avait dit *qu'elle était incurable* et qu'elle devait se résigner à ne plus se servir de sa main. Un tel arrêt, d'une bouche si compétente, était pour cette infortunée l'annonce d'un irréparable malheur......

Dix-huit mois s'étaient écoulés depuis l'accident.

Un matin, dès l'aube, elle arriva à Lourdes avec ses enfants. — Une multitude

« On trouvera, parmi nos observations, dit négligemment M. Bernheim, des exemples analogues de contracture de la main, même d'origine organique, *instantanément* guérie par la suggestion[2]. »

Parmi les cent cinq observations rejetées à la fin du volume, tâchons de découvrir les « exemples analogues. »

Je vois bien *des raideurs, des picotements, des fourmillements, des crampes, des tremblements, des douleurs lancinantes, des lancées fulgurantes, des sensations d'étoupe et de chanvre*, des hémianesthésies qui s'améliorent, qui disparaissent même pendant le sommeil hypnotique. Quelquefois le mieux se prolonge jusque dans la veille. Pour effectuer ces guérisons « instantanées » il faut « des séries de suggestion » des jours, des semaines, des mois, et même des années. V. observ. 1-2 etc....

Je dois avouer que les en-tête promettent un peu moins que n'avait annoncé le Dr : « Amélioration rapide », « disparition gra-

1. *N.-D. de Lourdes*, par H. Lasserre, p. 253.
2. Bernheim, *Suggestion*, p. 282.

de pèlerins se trouvaient déjà réunis et agenouillés près de la grotte. Après avoir prié, Catherine se lève et va baigner paisiblement sa main dans l'eau merveilleuse. Et *aussitôt* ses doigts se redressent. Et *aussitôt* ses doigts s'assouplissent et revivent.

La Vierge avait guéri l'incurable. De la bonté et de la puissance de la Sainte Vierge, Catherine n'est point surprise. Elle ne pousse pas un cri, mais elle retombe à genoux et rend grâce à Dieu et à Marie. Pour la première fois depuis dix-huit mois, elle prie à mains jointes, et croise avec ses autres doigts ses doigts ressuscités. Elle pouvait les ouvrir, les fermer, s'en servir avec autant d'aisance qu'avant l'accident d'octobre 1856.

duelle des douleurs » « enraiement de la maladie. » Après un entraînement de plusieurs séances, « la suggestion fait disparaître, en trois minutes et demie, les accès, » « mais n'en prévient pas le retour. » — Un seul cas est relaté (observation IX) de parésie des muscles de la main, dont l'origine soit traumatique. Le voici : Ch. 20 ans, à la suite d'une blessure à la main, ne peut, *depuis trois mois, écarter les doigts*, ni ouvrir ou fermer *spontanément* la main droite.

Le premier docteur finit par croire à une lésion du nerf cubital et adresse le malade à un autre médecin « Nous l'hypnotisons séance tenante... je lui suggère qu'il peut ouvrir ou fermer la main, écarter les doigts ; *j'ajoute la manipulation à la suggestion ; au bout de dix minutes* je le réveille. Il peut ouvrir et fermer la main, écarter et rapprocher ses doigts. Il rentre le soir même à Remiremont, *malgré mon désir de le voir rester quelques jours ici, pour consolider la guérison. Ce résultat immédiat s'est-il maintenu?* En tout cas, en cas de récidive, la suggestion répétée réussira certainement à restaurer définitivement la fonction » p. 36.

J'ai peine à croire que M. Bernheim ose mettre « son

petit miracle » en face de la guérison de Catherine Latapie. Il n'y a pas de comparaison possible.

## 2° *Paralysie*

Marie Lanou-Domengé, 80 ans [1], paralysie incomplète du côté gauche. La malade ne pouvait faire un pas sans un secours étranger, *depuis trois ans*. Le médecin, après avoir inutilement employé quelques remèdes pour ramener la vie dans les membres atrophiés, avait cessé de la soigner, tout en continuant à la voir.

— Quand donc guérirai-je? demandait la malade.

— Quand le bon Dieu voudra, répondit invariablement le Dr Poueymiroo.

La vieille fit chercher à la grotte un peu de cette eau qui guérissait.

Lorsqu'on lui apporta, elle fut prise d'une grande émotion. — Levez-moi, dit-elle, et tenez-moi debout — et elle plongea ses doigts dans l'eau libératrice, fit sur elle un grand signe de croix et but lentement le contenu du verre. Elle était pâle, si pâle, qu'on crut un instant qu'elle allait s'évanouir. Mais tandis qu'on faisait effort pour prévenir une chute, elle se redressa, tressaillit, poussa un cri de joie triomphale :

M. Bernheim nous présente (Observation 52, p. 499) une personne âgée de soixante-sept ans, Odile L... Il y a deux mois, sa marche est devenue *plus difficile*, elle se traînait péniblement. Survient une pneumonie : la maladie suit son cours; la toux a disparu, mais la convalescente reste toujours alitée. Enfin le docteur lui demande pourquoi elle ne se lève pas. Elle répond qu'elle ne peut se tenir debout. Et pourtant, « la sensibilité est parfaite, les réflexes tendineux sont normaux, les muscles pas atrophiés. *Dans son lit, elle fait tous les mouvements. Je la fais se lever*; elle ne peut se tenir sans s'appuyer sur son lit, sinon ses jambes fléchissent et elle tombe. »

Le docteur *constate* qu'il est en présence d'une ancienne épileptique qui est *psychiquement paralysée*. Il l'hypnotise.

A son réveil, elle se tient debout sans s'appuyer, pendant trois secondes, manifestant une tendance marquée au recul. Le lendemain, elle se tient bien

1. H. Lasserre, p. 258 et suiv.

« Lâchez-moi, je suis guérie », et aussitôt de s'élancer et de marcher avec assurance sans appui, et de courir, comme si jamais elle n'eût été malade. A partir de ce jour, elle retourna aux rudes travaux des champs. On se montrait l'un à l'autre, comme un phénomène, Marie, la vigoureuse octogénaire, qui fauchait vaillamment les blés et qui était loin d'être la dernière dans la fatigante besogne des moissonneurs. Le médecin qui l'avait soignée n'hésita pas à reconnaître là « l'action directe et évidente de la puissance divine. »

mieux debout et fait quelques pas.

*Après la troisième séance* elle marche *à pas lents*, sans tomber. Quand elle se tient debout, *elle écarte les jambes pour établir sa base* de sustentation. Elle finit par marcher toute la journée sans appui; et après quinze jours d'hypnotisation elle monte et descend seule les escaliers.

Où est la parité?

## 3° *Coxalgie*

Un enfant de cinq ans, Jean-Marie Tambourné [1], était depuis quelques mois absolument infirme de la jambe droite. Il y ressentait des douleurs tellement aiguës qu'elles avaient tordu le membre et que le pied formait un angle droit avec l'autre. Point de sommeil, point d'appétit; la santé générale désorganisée. Le pauvre petit dépérissait. Ses parents avaient épuisé pour le guérir tous les traitements indiqués par les médecins du pays. Rien

Après avoir résumé ce fait le Dr Bernheim lui oppose... le paragraphe que voici [2] :

« Récemment M. Charcot faisait à sa clinique une conférence sur la coxalgie *nerveuse*, et disait : « Nous savons par les observations de *divers auteurs*, que ces arthralgies *psychiques*, soit d'origine traumatique, soit dépendant d'une autre cause, guérissent quelquefois tout à coup, à la suite d'une émotion vive ou d'une *cérémonie religieuse* frappant vivement l'imagination. »

1. Lasserre, p. 312.
2. P. 281.

n'avait pu vaincre ce mal invétéré. Les eaux avaient échoué comme le reste.

Enfin, le 22 septembre 1858, sa mère le conduisit à Lourdes par la voiture publique : la distance était d'environ cinquante kilomètres. De la ville, la mère porta dans ses bras son cher petit jusqu'à la grotte, et pendant qu'elle le baignait dans l'eau miraculeuse, l'enfant était tombé dans une sorte d'extase : les yeux fixes, la bouche entr'ouverte, il semblait contempler quelque spectacle inconnu.

— Qu'as-tu? lui dit sa mère.

— Je vois le bon Dieu et la sainte Vierge.

A ces mots, la pauvre femme éprouva une commotion profonde en l'intime de son cœur. Une sueur étrange mouilla son visage. L'enfant était revenu à lui.

— Mère, s'écria-t-il, mon mal est parti, je ne souffre plus, je puis marcher, je me sens fort comme autrefois.

Jean-Marie disait vrai; à pied, il remonta la pente rapide qui conduit à Lourdes. En même temps que la douleur et l'infirmité étaient parties, l'appétit et le sommeil étaient revenus.

Après une messe d'actions de grâces, ils repartirent tous deux, non pas en voiture, mais à pied.

Et voilà expliquée fort naturellement la guérison de Tambourné, sans qu'aucune cure naturelle semblables soit relatée.

Ajoutez :

1) que *cet enfant de cinq ans* n'est pas *une grande hystérique;*

2) que les exemples de vieilles folles hystériques qui s'imaginent ne pas pouvoir parler, voir, entendre, marcher, et qui guérissent, sur l'injonction d'un médecin, à l'ouverture du Mois de Marie, sauf à être aussi folles après qu'avant, ne prouvent rien ;

3) que dans l'espèce, il n'y avait pas de manifestations religieuses;

4) que le petit malade a, sans doute, et bien souvent, été bercé de l'espoir de guérir, qu'il a été aux eaux, bref qu'il n'en est pas à sa première émotion;

5) que sans doute la science peut guérir une coxalgie, mais qu'elle n'avait pas guéri celle-là;

6) que l'instantanéité d'action est en dehors de la force médicatrice.

## 4° *Amaurose*

Mademoiselle Marie Moreau [1], seize ans, faisait ses études au Sacré-Cœur de Bordeaux. Vers le commencement de janvier 1858, elle fut atteinte d'une maladie d'yeux qui la força rapidement d'interrompre tout travail et finit par prendre un caractère très inquiétant.

Le médecin ordinaire jugea nécessaire d'appeler en consultation un *oculiste distingué* de Bordeaux, M. Bermont. Le spécialiste constata une *amaurose*. « Le mal est très grave. *L'un des deux yeux est tout à fait perdu et l'autre bien malade.* »

La mère ramena son enfant pour lui faire suivre au sein de la famille, à Tartas (Landes), le traitement indiqué, sinon pour guérir l'œil perdu, du moins pour sauver celui qui restait encore et qui n'apercevait déjà plus les objets qu'à travers une brume absolument confuse.

*Tout ce que conseilla la science, fut employé dans le cours de cette année et tout fut inutile.*

L'état s'aggravait lentement, la cécité complète était imminente. Les parents se décidèrent à conduire leur fille à Paris pour consulter nos illustrations

M. Bernheim pratique ici le système atténuant d'une part et le système *grossissant* d'autre part. Il assouplit l'histoire au gré de la prévention. Pas un mot des constatations et des déclarations formelles du Dr Bermont, pourtant, un homme compétent. Cette fille était probablement hystérique, ce qui explique tout; et l'oculiste distrait sans doute. L'un des deux yeux était très malade, soit: « l'autre *paraissait* (saisissez-vous la nuance?) tout à fait perdu. »

Voici maintenant la cure hypnotique que M. Bernheim présente comme de même nature : « On verra dans nos observations des amblyopies *rapidement* (c'est de l'instantané que nous désirons,) guéries par l'application d'un aimant ou par la suggestion (dans le cas présent, c'est M. Moreau, bien plus que sa fille, qui est suggestionné; cette dernière me *paraît* réfractaire). Braid relate aussi un cas remarquable d'*amblyopie* nerveuse d'origine traumatique guérie PRESQUE (le mot fait admirablement) après une seule séance d'hypnotisme. [2] »

En lisant les observa-

1. H. Lasserre. *op. cit.*, p. 317.
2. Bernheim, p. 281.

médicales. Sur les entrefaites, tomba sous leurs yeux un numéro du journal qui relatait la guérison par l'eau de la grotte, de madame Rizau.

Le père se dit : « Si la Vierge est apparue à Lourdes, elle a intérêt à y opérer des miracles pour accréditer l'apparition. Hâtons-nous; là comme partout, les premiers arrivés seront les premiers servis. » Une neuvaine fut décidée avec promesse d'un pèlerinage à Lourdes, en cas de guérison.

La neuvaine commença le lundi soir, 8 novembre.

Faut-il le dire? la malade ne croyait *guère*.

La mère n'osait espérer. Le père seul avait la foi robuste qui « transporte les montagnes. » Tous prièrent en commun. Monsieur Moreau prolongea son instante supplication, sommant en quelque sorte la Vierge de guérir celle qui portait son nom et qui avait longtemps porté ses couleurs.

Cependant la jeune fille, imbiba d'eau de Lourdes un bandeau de toile et le plaça sur ses yeux, en le nouant derrière la tête. *Son âme était agitée; sans avoir la foi de son père, elle se disait qu'après tout, la sainte Vierge pourrait bien la guérir*, que bientôt, peut-être *à la fin de*

tions, 11, 13 et 14, classées sous le titre *affections hystériques*, on se trouve en présence d'hystériques consommées. chez qui l'aimantation, l'électrisation et la suggestion produisent une augmentation de l'acuité visuelle et du champ visuel; autrement dit : le sujet voit un peu plus et un peu mieux, ce que M. Berheim décore du nom de *Restauration des fonctions visuelles*. Les guérisons qu'il obtient sont assurément de fort beaux résultats; mais ne portent que sur des maladies nerveuses, elles ne sont ni instantanées, ni complètes, et qu'il nous permette de le remarquer, il ne les suit pas assez loin pour que nous soyons assurés qu'elles durent. Où il écrit *guérison*, personne à Lourdes (j'entends les hommes sérieux), n'écrirait *miracle*.

*la neuvaine*, elle aurait recouvré la lumière. Puis *le doute venait, et il lui semblait qu'un miracle n'était pas fait pour elle.* Toutes ces pensées roulant dans son esprit, elle eut grand'peine à s'endormir, et ce ne fut que fort tard qu'elle trouva enfin le sommeil.

Le lendemain matin, à son réveil, son premier mouvement de vague d'espérance et d'inquiète curiosité, fut d'enlever le bandeau qui recouvrait ses yeux.

Elle poussa un grand cri.

Tout autour d'elle, la lumière du jour naissant inondait la chambre. *Et elle voyait clairement, nettement, distinctement.*

L'œil malade était sain, l'œil mort était ressuscité.

— Marthe! cria-t-elle à sa sœur, j'y vois!

La jeune Marthe qui couchait dans la même chambre, se jette au bas du lit et accourt. Elle voit les yeux de Marie entièrement débarrassés de leur voile sanglant, ces yeux noirs et brillants dans lesquels resplendissent la force et la vie.

Et comme se reprenant à douter, Marie lui dit :

— Avant d'appeler papa et maman, donne-moi un livre, je veux voir si je puis lire.

Et elle lut aussitôt, couramment, sans effort, comme tout le monde; la guérison était complète, radicale, absolue, et la sainte Vierge n'avait pas fait les choses à demi.

Dans sa déclaration, le Dr Bermont, l'oculiste de Bordeaux, reconnaît l'*impuissance de la médecine à obtenir une telle guérison, qui a persisté et qui persiste encore.* « Quant à l'instantanéité de cette guérison, telle qu'elle s'est produite, c'est un fait hors ligne, qui sort tout à fait des procédés au pouvoir de la science médicale. En foi de quoi j'ai signé : BERMONT. »

Pour étendre la discussion et lui donner plus d'ampleur et d'intérêt, adoptons la division que dans les 2e et 3e livres de son ouvrage, le Dr Boissarie propose et pour les premières guérisons et pour les principaux faits miraculeux relatés de 1868 à nos jours par les *Annales*. Il les partage en trois catégories.

1re *Catégorie*. Les tumeurs, les plaies, les squirrhes, les cancers, les ulcères variqueux, les goitres, les caries, les fractures, toutes les *lésions matérielles et extérieures*.

Sur cette catégorie point de doute, ni pour le mal ni pour la guérison, ni pour l'explication[1]. Aussi en est-il rarement question dans la controverse, quoique les faits avérés soient très nombreux. (Voir le détail dans les *Annales de Lourdes*.)

Le Dr Boissarie en rapporte 23 cas, il en omet, de mémorables même, celui, par exemple, de mademoiselle Dehaut, (septembre 1878) soignée en vain, depuis douze ans, et chez laquelle le Dr Froidbisse, la veille du dé-

1. P. 210.

part, avait constaté : 1° une luxation de l'articulation coxo-fémorale droite ; 2° un pied-bot varus accidentel ; 3° un ulcère couvrant les deux tiers de la face externe de la jambe droite. La plaie est tellement profonde que la patiente a pu introduire dans un des nombreux trous béants qui s'y sont formés, un dé à coudre tout entier.

Le même docteur constate au retour que « les lésions mentionnées dans le certificat précédent ont complètement disparu. »

Je serais fort aise, je l'avoue, de connaître l'interprétation proposée par M. Bernheim pour expliquer ces faits. Que l'imagination puisse guérir les maladies d'imagination, voilà qui est absolument possible : la cause qui fait, défait.

Mais des lésions organiques, elle n'en réparera jamais, des cellules, des tissus atrophiés, elle ne les régénérera pas.

2° *Catégorie*. Les maladies internes, les affections organiques de la poitrine, par exemple la phtisie qui résulte d'une altération matérielle. Il est tout aussi difficile, sinon plus, de guérir ces lésions internes que les plaies visibles. « Essayez, dit le Dr Boissarie, dans un hôpital, de faire lever 15 ou 20 poitrinaires ; arrêtez la fièvre, l'expectoration, la sueur, tous les phénomènes de décomposition organique. Faites mieux : comblez les cavernes, ces lésions profondes dont vous suivez avec l'oreille, tous les développements ; remplacez tous ces tissus altérés par un tissu normal comme vous feriez une plaie par une surface nouvelle. Faites tout cela en un instant, et que le poumon garde dorénavant et sa santé et son plein et facile exercice. » Sera-ce une œuvre vaine, indigne d'arrêter l'attention d'un homme sérieux ? — Indiquons un exemple de cette catégorie : la guérison instantanée, le 2 septembre 1889, de sœur Julienne, ursuline de Brives. Elle était poitrinaire au dernier degré ; 6 médecins avaient constaté la maladie et *l'avaient déclarée incurable ;* 7 médecins ont constaté la guérison. Et ce fait si probant n'est pas isolé et exceptionnel. Le Dr Boissarie a recueilli personnellement l'observation de *trente phtisiques* dans des conditions pareilles. Et on ne saurait invoquer ici une erreur d'observation : le diagnostic est facile à établir.

« Or, la suggestion, pas plus que les autres médications, ne pourra rétablir une fonction dont l'organe indispensable n'existe plus[1] ; » c'est M. Bernheim qui le dit.

Et il insiste dans son dernier ouvrage : la suggestion ne tue pas les microbes, elle ne crétifie pas les tubercules, elle ne cicatrise pas l'ulcère rond de l'estomac.. ; la suggestion peut restaurer la fonction, tant que la lésion ne l'a pas encore définitivement abolie... — Accordons que l'hypnose puisse à la longue expulser les microbes, et restaurer un poumon ravagé par la tuberculose, c'est déjà beau, nous défions tous les hypnotiseurs réunis de refaire à neuf un poumon en l'espace d'une heure ou d'un jour.

La suggestion n'enraye pas l'évolution organique de la maladie : trop souvent elle ne produit qu'une amélioration transitoire ; les maladies de leur nature progressives et envahissantes, telles que l'*ataxie locomotrice*, la sclérose en plaques, etc., continuent leur marche inexorable, et, il arrive un moment où la suggestion ne peut plus rien[2].

Signalons donc à M. Bernheim une guérison d'*ataxie locomotrice*, obtenue de Notre-Dame de Lourdes. Il pourrait trouver au tome XXII des *Annales de Lourdes*, décembre 1889 et janvier 1890, le rapport

1. Bernheim, *De la suggestion*, p. 571.
2. Bernheim, *Hypnotisme, Suggestion, Psychothérapie*, p. 209 à 233.

magistral du docteur Petit, professeur à l'école de Rennes, sur la guérison de Pierre Delannoy.

En 1883, ce malade entrait à la Salpêtrière; le docteur Charcot établit le diagnostic: *ataxie locomotrice*. De 1883 à 1889, Delannoy fit seize séjours dans les différents hôpitaux de Paris, et fut soigné par quatorze médecins, praticiens éminents, Gallard, Ball, Rigal, Empis, Laboulbène, Ferréol, Gérin, Roze, Bucquoy, Sée, Durand-Fardel, Dujardin-Beaumetz, et enfin par le docteur Mesnet à l'hôpital Cochin. Tous sont unanimes, l'ataxie locomotrice est nettement caractérisée, le diagnostic est d'ailleurs écrit sur le dos du malheureux: les cautérisations profondes au fer rouge ont laissé là des caractères indélébiles. L'iodure de potassium, la belladone, la morphine, les pendaisons.., tout a été employé, rien n'a enrayé le mal qui en est au troisième degré.

Or, le 20 août 1889, Pierre Delannoy était affaissé plutôt qu'agenouillé sur les dalles de la grotte, le Saint-Sacrement passait près de lui, et il disait: « Notre-Dame de Lourdes, guérissez-moi, s'il vous plaît et si vous le jugez nécessaire. »

Il a été guéri et il l'est encore.

Plus de vingt docteurs, au bureau des constatations, ont eu le loisir de l'examiner et de se convaincre du fait.

Jusqu'ici nous avons parlé des maladies qui atteignent les organes, et y déterminent des lésions facilement appréciables.

Celles où la fonction seule de l'organe est atteinte constituent la troisième catégorie.

3e *catégorie*. Les maladies nerveuses et les troubles fonctionnels: amblyopie, surdité, mutisme, paralysie, rachitisme, etc... C'est ici la plate-forme de toutes les objections, le terrain de toutes les critiques; car de combattre sur les deux premiers points, on ne s'en soucie guère. La tactique consiste à ramener hardiment les numéros 1 et 2 au numéro 3 et à supposer que toutes les maladies guéries à Lourdes sont nerveuses.

Est-ce pourtant que la guérison certaine et entière de névroses bien caractérisées soit chose facile pour la médecine contemporaine?

En aucune façon. Dans ce gouffre de l'hystérie, les sauvés, surtout instantanément, forment l'exception.

A Lourdes, ils sont très nombreux. Mais ce n'est pas sur les guérisons de cette troisième catégorie que s'appuie notre croyance à l'action miraculeuse de la Sainte Vierge à Lourdes. Nous écartons systématiquement, comme preuves du miracle, toute guérison de maladie nerveuse. Depuis longtemps, l'Eglise savait et disait : « il est certaines paralysies et maladies de nerfs que la nature et l'art peuvent guérir en un moment [1]. »

Le Dr Boissarie relate l'observation instructive et saisissante de Céleste Mériel [2], une hystérique, qui avait passé six ans à la Salpêtrière. On avait tout essayé, l'hypnose comme l'électro-aimant, toujours sans résultat. Elle était étrangère au monde extérieur, sans mouvement, sans voix, sans oreille. L'intelligence qui lui restait ne pouvait lui servir qu'à comprendre l'étendue de son malheur. Elle fut guérie à Lourdes.

« Si, pendant son séjour, à la Salpêtrière, on avait obtenu sur cette malade une modification aussi profonde, une semblable résurrection, dit justement le docteur Boissarie, cette observation eût été consignée dans tous vos recueils, dans tous vos journaux de médecine. A Lourdes, nous la laissons dans le groupe des maladies nerveuses. Elle nous paraît insuffisante

1. Bened. XIV, *De servorum Dei beatific.*, lib. IV, p. 1, c. XII, n° 16.

2. P. 407-412.

pour établir la preuve d'une action surnaturelle. »

Il ne faut point penser d'ailleurs que les merveilles de Lourdes s'opèrent au moment des plus grandes émotions, comme M. Bernheim semble le supposer. Non.

Des suggestions d'une puissance inouïe restent sans efficacité. Immersions répétées, efforts soutenus de la volonté, désirs, espérances, prières, supplications, éclat des cérémonies.

L'action efficace [1] se produit en dehors de toutes les règles, tantôt ici, tantôt là, dans les piscines, devant la grotte, au cours de la procession, pendant une bénédiction, à la basilique, à l'aller, au retour du pèlerinage, alors que les malades n'osent plus rien attendre ou rien espérer, ou bien alors que déjà loin de Lourdes, ils emportent la conviction d'un essai inutile; ou bien encore sur des sujets qui ne demandaient pas de guérir, qui ne le voulaient pas [2], sur des enfants inconscients [3], sur des personnes qui doutaient [4].

En outre, si la suggestion de Lourdes l'emporte en force sur celle de M. Bernheim, celle-ci est autrement savante. Ces adaptations longues et délicates au système nerveux de chaque malade, qui donc les fait à Lourdes? Cet entraînement progressif et dont il faudrait varier la direction et l'intensité suivant les nuances de chaque individu, comment y soumettre des malades qui viennent là pour la première fois, qui ne séjournent que quelques heures, qu'on ne connaît pas, qui, enfin, sont de toute provenance, de toute condition, de tout âge, de tout sexe?

La psychothérapie de Lourdes ne suit aucune des voies que l'on nous dit conduire au succès, elle n'a

1. Boissarie, ch. XI de la 4e partie, surtout p. 423.
2. Boissarie, p. 390 et suiv.
3. *Ibid.*, p. 106, et Lasserre qui raconte plus au long le cas d'un enfant de deux ans (Ducouts) guéri le 18 fév. 1858.
4. Lasserre, *N.-D. de Lourdes*, p. 377.

rien de savant, rien de méthodique. Et pourtant, son efficacité ne saurait être mise en doute.

Concluons :

1° Il est donc reconnu que l'histoire de Lourdes n'est pas une légende, et que les guérisons merveilleuses ne sont pas toujours « une pieuse exagération ». Nier systématiquement les cures de Lourdes serait un attentat au sens commun.

2° Rejeter toute influence naturelle au profit exclusif d'une intervention supérieure, regarder tout en bloc comme miraculeux, serait oublier l'ordinaire conduite de la Providence qui met en œuvre les forces de la nature.

3° Mais se flatter de tout expliquer par la suggestion serait aveuglement et témérité.

---

# CHAPITRE XXII

## L'HYPNOTISME ET LA MORALE

SOMMAIRE. — § 1. *Crimes commis sur des hypnotisés.* Viols, rapts, vols, indiscrétions. — § 2. *Crimes commis par des hypnotisés*, suggestions criminelles, résistance, remèdes. — § 3. *Est-il permis de se livrer à l'hypnotisme?* Représentations publiques. — § 4. *L'hypnotisme et la procédure.* Est-il permis de recourir à l'hypnotisme dans la procédure criminelle? — § 5. *Hypnotisme et éducation.* Est-il permis de se servir de la suggestion hypnotique pour l'éducation ?

### § 1. — Crimes commis sur des hypnotisés.

Il est certain que trop souvent des crimes ont été commis sur des hypnotisés.

En 1858, les docteurs Coste et Broquier, à Marseille, dans l'affaire de Marguerite A ;

En 1865, les docteurs Auban et Jules Roux, dans le fameux procès de Castellan ;

En 1878, le docteur Brouardel, dans l'affaire du dentiste Lévy, à Rouen;

En 1883, le Dr Mabile, dans l'affaire de la fille Madeleine à Saintes;

se sont prononcés nettement, et la justice a statué sur des viols commis à la faveur du magnétisme[1].

Castellan avait ajouté le *rapt* par l'hypnotisme; il fut condamné à douze ans de travaux forcés.

Bien avant ce scélérat, les voleurs d'enfants se servaient de l'hypnose, dans l'Inde, pour voler les enfants[2]. Les « bohémiens » engeance qui pratique l'occultisme, ont été bien des fois accusés de semblables méfaits.

L'hypnotiseur pourrait-il *voler* l'hypnotisé? oui; — capter un héritage? oui; — faire reconnaître une dette fictive, extorquer un testament? oui. — Demandez à M. Liégeois : malgré l'abolition suggérée de la mémoire, l'enquête n'est pas impossible, ni la justice désarmée. La plupart des crimes contre les somnambules ne sont pas pourtant de ceux qui arrivent devant la justice. — La suggestion du *suicide* par exemple serait très difficile à établir, quoique fort possible.

Restent encore la *révélation des secrets*, les *confidences compromettantes*.

Brierre de Boismont [3], Demarquay et Giraud-Teulon[4], le docteur Blondin[5], avaient déjà noté des faits

1. Gilles de la Tourette, note (ch. XI) que ce crime est plus facile et par suite plus fréquent dans l'état léthargique ou cataleptique, où le sujet est une pâte molle, un chiffon à la merci du premier venu, que dans le somnambulisme où la vigueur musculaire est surexcitée au point qu'une frêle jeune fille devient une robuste athlète.

2. V. du Potet. *Traité complet du magnétisme animal*, p. 612 et suiv. Il est cité par tous les hypnographes.

3. P. 317.

4. *Recherches sur l'hypnotisme*, 1860, p. 359.

5. P. 521.

de cette nature M. Liébault ne vous laissera aucun doute. « Un jour, j'affirmai à une jeune fille endormie, que j'étais un prêtre et qu'elle était elle-même une pénitente venue pour se confesser. Cette petite prit son rôle au sérieux et me fit une confession de peccadilles charmantes. » Charmantes ? soit ; mais voilà une bien vilaine action, monsieur le Docteur. M. Beaunis qui rapporte ce fait et quelques autres analogues, ajoute timidement et avec toutes les circonstances atténuantes : « un jour, encore étudiant » je profitai un peu indiscrètement d'un moment où Mlle X... était endormie, et je lui fis raconter toute sa vie passée. Entre autres choses, elle m'apprit qu'elle avait eu un enfant, fait que personne de son entourage ne soupçonnait... Une fois réveillée, elle fut excessivement effrayée, quand je lui racontai tout ce qu'elle m'avait dit, et, fondant en larmes, elle me supplia de lui garder un secret dont la divulgation aurait pu avoir pour elle des conséquences très graves.[1] » Encore que des sujets aussi confiants soient très rares — rares aussi, j'espère, les expérimentateurs aussi indiscrets, — encore que les aveux ainsi obtenus ne méritent pas grande créance, car rien n'en certifie la véracité ; cependant, une conclusion me paraît s'imposer : n'y eut-il qu'une crainte sur un million de probabilités contraires, rien qu'à cause de l'appréhension du public, un homme tenu au secret professionnel, un médecin, *un prêtre* surtout, ne doivent pas se laisser hypnotiser.

### § 2. — Crimes commis par des hypnotisés.

Nous ne parlerons que pour mémoire *des délits imputés à des somnambules*. Des malheureux, tombés spontanément en hypnose ou en condition seconde, commettent des actes délictueux, sont surpris et pa-

1. *Le somnambulisme provoqué*, p. 201 et 205.

raissent au banc des accusés comme prévenus de vol, d'outrage à la pudeur, d'homicide,.. et parfois condamnés, parce qu'on n'a pas pu établir l'irresponsabilité [1].

C'est aux juges qu'il appartient de s'entourer, dans chaque cas, de toutes les précautions nécessaires pour éviter ces malheurs.

Mais certains hypnotisés deviendraient aisément des *instruments dociles de scélérats* qui pourraient, à l'aide de certaines manœuvres, s'assurer à eux-mêmes l'impunité.

Un sujet sur vingt, en moyenne, réalise des suggestions criminelles, au dire de M. Liébault [2]. Aussi les scènes dramatiques ne sont pas rares dans les laboratoires d'hypnotisme. Je ne parle pas des simples vols, des larcins de commande : voulez-vous quelques bons meurtres, en voici un : Cl. en est la cause prochaine, M. Bernheim la cause éloignée :

« Je lui ai montré, dit le docteur, contre une porte un personnage imaginaire, en lui disant que cette personne l'avait insulté; je lui donne un pseudo-poignard (coupe-papier en métal) et lui ordonne d'aller le tuer. Il se précipite et enfonce résolument le poignard dans la porte, puis reste fixe, l'œil hagard, tremblant de tous ses membres. « Qu'avez-vous fait, malheureux ? le voici mort. Le sang coule. La police vient. » Il s'arrête terrifié ! on l'amène devant un juge d'instruction fictif, mon interne: « Pourquoi avez-vous tué cet homme ? — Il m'a insulté. — On ne tue pas un homme qui vous insulte. Il fallait vous plaindre à la police. Est-ce que quelqu'un vous a dit de le tuer ? » Il répond : « c'est M. Bernheim [3]. »

1. Liégeois, ch. xv.

2. Cette proportion est effrayante : *cent mille individus à Paris*, pourraient devenir ainsi criminels inconscients ! Je veux croire que c'est exagéré !

3. P. 81.

M. Gilles de la Tourette rapporte des expériences analogues [1]; mais au poignard il substitue l'*arsenic*, et fait empoisonner M. Claretie qui a depuis raconté l'événement [2] ; ou bien le *revolver* et il ajoute : « dans ces expériences fictives de meurtre par arme à feu, non seulement les sujets ont l'illusion complète du pistolet qu'elles ont en main, lorsque celui-ci n'est autre qu'une règle, un porte-plume, ou même s'il est purement supposé, mais encore elles entendent parfaitement sa détonation imaginaire. C'est ainsi que G..... et W..... ne manquent jamais, aussitôt le coup tiré, de tomber en léthargie ou en catalepsie, le plus souvent en léthargie. Or, à l'état de veille, un coup de pistolet ou un coup de gong tiré ou frappé à leur oreille produisent instantanément le même résultat. »

Les docteurs Mesnet, Bottey, Voisin, Forel de Zurich, M. Focachon, etc..... ont provoqué des vols, des suicides, des vengeances à l'acide sulfurique.

M. Liégeois employa de vrais pistolets et chargés encore ! « Je dois m'accuser, dit-il, d'avoir essayé de faire tuer M. M..., ancien magistrat, et cela, chose grave, en présence de M. le commissaire central de Nancy..... Je m'étais muni d'un revolver et de quelques cartouches. Je ne voulais pas que le sujet mis en expérience, — et que je pris au hasard parmi les cinq ou six somnambules qui se trouvaient ce jour-là chez M. Liébault, — pût croire qu'il s'agissait d'une simple plaisanterie. Je chargeai donc un des coups du pistolet et je le tirai dans le jardin, je rentrai ensuite, montrant aux assistants un carton que la balle venait de perforer.

« En moins d'un quart de minute, je suggère à madame G... l'idée de tuer M. M... d'un coup de pisto-

1. P. 129 et suiv.
2. Le *Temps*, 11 juillet 1882.

let. Avec une inconscience absolue et une parfaite docilité, madame G... s'avance sur M. M..... et tire un coup de revolver. Interrogée immédiatement par M. le commissaire central, elle avoue son crime avec une entière indifférence. Elle a tué M. M... parce qu'il ne lui plaisait pas. On peut l'arrêter ; elle sait bien ce qui l'attend..... On lui demande si ce n'est pas moi qui lui aurais suggéré l'idée du meurtre...; elle affirme que non; elle y a été portée spontanément, elle seule est coupable; elle est résignée à son sort [1]. »

Ce n'est pas d'ailleurs le seul crime que M. Liégeois ait à se reprocher; si mademoiselle P... tire un coup de pistolet sur sa mère; si M. Th... empoisonne sa tante; si madame C..... tente d'empoisonner M. D... ; de tous ces méfaits l'instigateur c'est M. Liégois, et il s'en vante! il y a, je le sais, quelques circonstances atténuantes... : d'abord la présence du commissaire central; et puis est-ce bien sérieux? est-il avéré que l'hypnotisé ne soupçonne nullement le simulacre? quand il obéit et parle selon qu'on lui a commandé, ne sait-il pas, en son for intérieur, qu'il ne fera aucun mal à sa pseudo-victime? C'est un jeu, il le sait, il s'y prête. Et pourtant je ne m'y fierais pas. Crimes de laboratoire tant que vous voudrez : vous qui aimez la science avec passion, donnez un vrai poignard à la somnambule et prenez la place du mannequin... si vous l'osez...

Parmi les hypnotisés, suggestibles à ce point (et la plupart, heureusement sont loin d'y arriver), il en est qui marchent automatiquement, à pas comptés, vers l'accomplissement du crime, sans hésitations, sans défiances, sans inquiétudes, sans précautions; point de remords, non plus, ni de responsabilité. D'autres prennent la chose à leur compte, et l'accomplissent à

1. P. 135.

leur manière en variant les procédés selon les circonstances; ils allèguent des prétextes, ils inventent des raisons, des moyens, ils exécutent le programme tracé, avec des variantes qui révèlent leur individualité propre.

D'autres enfin et c'est le plus grand nombre, *résistent aux suggestions* qui ne leur agréent pas. Le fonds moral naturel ou acquis constitue une suggestion primordiale qui neutralise les suggestions postérieures.

Ce qu'il y a de plus effrayant au point de vue de la criminalité, ce sont les *suggestions posthypnotiques.* Ceux qui sont ainsi en puissance d'hypnotiseur vont, viennent, conversent, vaquent à leurs affaires, avec toutes les apparences d'un homme éveillé. — Tout à coup une idée, *qu'ils croient venir de leur propre fonds*, leur monte à la conscience, puis l'obsède, puis l'envahit, en chasse tout ce qui résiste, et pousse le malheureux automate à une vilaine et méchante action, que tout à l'heure il ne s'expliquera plus. Il a perdu le souvenir de la suggestion, et pourtant, dit M. Liégeois, il y obéit[1]. « Il ne sait ni de qui, ni quand, ni comment, il l'a reçue[2]. » On pourra lui faire commettre ainsi tel crime que l'on voudra.

— Le docteur Déjerine, n'est pas moins affirmatif : « chez certains hypnotiques, je ne dis pas chez tous, on peut faire commettre à échéance plus ou moins éloignée, n'importe quel acte, dans n'importe quel domaine. [3] »

Dans l'article cité plus haut, M. Liégeois a réuni six exemples nouveaux à l'appui de sa thèse [4] favorite. Et il conclut : « Il y a dans l'armée de terre

1. *Revue philos.*, mars 1892, art. de M. Liégeois.
2. *Le magnétisme animal*, par MM. Binet et Féré, p. 280.
3. *La médecine moderne*, Journal de M. Germain Sée 1891, p. 517.
4. P. 261 et suiv.

comme dans les équipages de notre flotte militaire, des soldats ou des marins suggestibles même *à l'état de veille*, ou susceptibles — même sans suggestion — de tomber en *condition seconde spontanée*, d'oublier, à certains moments, qui ils sont et quels devoirs ils ont à remplir. »

On pourrait donc leur « faire comettre inconsciemment *toutes sortes de crimes tant civils que militaires* ! »

Le remède ?

1° Que chacun sache jusqu'à quel point il est hypnotisable — et pour cela se fasse hypnotiser par un homme compétent et honorable. — Hypnotisme obligatoire !

2° Si on est bon sujet, se faire suggérer que *personne* à l'avenir, *ne pourra, par aucun moyen, vous hypnotiser*. Renouveler cette précaution une ou deux fois l'an.

Cette contre-suggestion, notre auteur l'appelle élégamment une *vaccination morale*. Mais cette vaccination ne sera-t-elle pas malsaine et dangereuse ?

### § 3. — Est-il permis de se livrer à l'hypnotisme ?

Est-il moralement permis d'hypnotiser ou de se laisser hypnotiser ? et dans quelles conditions ?

1. Vouloir hypnotiser une personne qui s'y refuse, c'est violer sa liberté, la léser dans le premier et le plus cher de ses biens.

2. Hypnotiser dans l'intention d'abuser du sujet, qui peut offrir une proie facile à la lubricité, ou bien profiter de cet état pour lui arracher un secret, pour le pousser à une mauvaise action, est un attentat monstrueux, une infamie.

3. Coupable aussi celui qui par ignorance, par imprudence, ou par curiosité, provoque ou s'expose à provoquer chez l'hynoptisé, les accidents nerveux que nous avons signalés plus haut.

4. Certaines méthodes d'hypnotisation, certaines suggestions ou hallucinations sont immorales.

Les procédés décrits et flétris par Bailly dans son rapport secret à Louis XVI, constituaient un danger prochain pour l'hypnotiseur et pour l'hypnotisé, et entraînaient de fait un désordre des sens, tel que le lecteur nous dispensera d'insister.

A ces pratiques qui ne sont pas entièrement abandonnées, s'ajoutent soit pour faire passer le sujet d'une phase à une autre, soit pour terminer une crise, des manipulations qui peuvent être indécentes.

Les rêves donnés à l'endormi sont loin d'être tous irréprochables.

Enfin, et la chose est constante, les somnambules se prennent vite d'affection pour celui qui les « fascine » : cet attachement peut dégénérer en passion violente et irrésistible...

5. Celui-là non plus ne doit pas être innocenté, qui sans raison grave, par simple curiosité, pratique ou subit l'hypnotisme. La loi morale défend de porter atteinte, même momentanément, à la raison, à la liberté, à la responsabilité, à la dignité, à l'intégrité de la personne morale. Cette déchéance, cette incapacité morale n'est pas plus excusable que l'*ivresse*.

Poursuivre un but scientifique est assurément fort louable, mais la fin ne justifie pas tous les moyens, la science n'est pas au-dessus de la morale et ne dispense pas de la conscience.

6. La pratique de l'hypnotisme n'a rien, je crois, d'illicite, quand elle apparaît comme le seul ou le meilleur moyen de guérir une maladie grave, qu'on s'entoure de toutes les garanties requises et que l'intention et les procédés ne sont pas mauvais. On peut hypnotiser comme on peut chloroformer : les mêmes précautions s'imposent, les mêmes raisons militent pour l'hypnose et pour le chloroforme.

Les PP. Franco et Touroude, MM. E. Naville et A. Desjardins me paraissent dépasser les bornes de la juste sévérité, lorsqu'ils avancent que l'hypnotisme, enlevant la raison et la liberté, est par le seul fait immoral en soi.

7. Les séances théâtrales d'hypnotisme sont inconvenantes et très dangereuses:

A — *pour ceux qui s'y soumettent.* Le premier venu, par curiosité ou par fanfaronnade, monte sur la scène. Quel tempérament, quels antécédents a-t-il? qu'importe? Donato, Hansen ou quelque autre aventurier de cette espèce veut un effet rapide. Pour vaincre la résistance nerveuse, pour avoir un sujet de cire ou de fer, il faut des moyens violents. Cette surexcitation, ces ébranlements retentiront longtemps sur un organisme déséquilibré et feront sentir profondément leur influence perturbatrice [1].

B — *pour les spectateurs, eux-mêmes.* Les nervosés s'impressionnent vite, l'hypnose est contagieuse. L'occasion est bonne pour l'hystérie de se révéler. Et puis est-il prudent de montrer aux foules par quels procédés si simples on produit ces phénomènes étranges? Les accidents ne sont pas toujours immédiats, ils n'en sont pas pour cela négligeables. Des enfants, des ignorants, des méchants recommenceront en petit comité: les dangers et les abus se multiplieront en s'aggravant.

De tout cela, les hypnotiseurs même se sont émus; ils ont réclamé des mesures de police ou des dispositions légales contre ces malfaisantes exhibitions. Ces derniers temps, les représentations publiques d'hypnotisme ont été interdites en quelques villes d'Allemagne, d'Italie, de Belgique, de France... La science n'a rien à y perdre — la morale, la santé

1. On en trouvera des preuves convaincantes dans le ch. XII de Gilles de la Tourette.

et la paix publique y gagneront certainement.

Quant aux *somnambules extralucides* qui *consultent*, ils commettent le délit d'exercice illégal de la médecine ; — s'il s'agit de prédictions, de révélations, de double vue, de phénomènes préternaturels, c'est une œuvre de superstition, de mensonge et de vulgaire escroquerie.

### § 4. — L'hypnotisme et la procédure.

Non moins troublante est la question *du témoignage* des hypnotisés soit sur eux-mêmes soit sur autrui, et bien grande doit être la prudence du juge d'instruction quand il les interroge. Avec certains sujets, le magistrat est exposé à faire de la suggestion à son insu et à leur insu.

Nous avons vu[1] l'Église attirer sur ce point l'attention des inquisiteurs et leur tracer des règles sages. Elle recommandait notamment de questionner isolément pour éviter la suggestion mutuelle des témoins, de soustraire les prévenus à toute influence de tiers, de ne pas préciser l'interrogation, de laisser parler sans évoquer soi-même de souvenirs, de ne pas provoquer les réponses, de ne pas peser sur les dépositions, de ne pas facilement ajouter foi, ni à quelques témoignages seulement, ni au bruit public, de rechercher le corps du délit, de vérifier et contrôler chaque détail si c'est possible, de ne pas se fier aux aveux, de ruser même au besoin pour que telle ou telle circonstance manifestement fausse et pourtant soutenue comme vraie, trahit la suggestibilité du témoin, etc.

Qu'on veuille bien lire dans le livre de M. Bernheim sur *la suggestion* les pages 249, 280 et 281, c'est à croire que le docteur pratique les manuels de l'Inquisition.

1. Chapitre XVIII, p. 314.

M. Legrand du Saulle dans son étude sur les hystériques a montré combien facilement les névropathes portent, même de bonne foi, de fausses accusations [1].

M. Bernheim donne à ses sujets des hallucinations rétroactives et leur impose tels témoignages, telles dénonciations que bon lui semble [2].

Le 6 novembre 1868 [3] comparaissait devant le tribunal correctionnel de Vic (Meurthe), la nommée Adèle Bernard, domiciliée à Guébling, sous la prévention d'avoir, le 8 octobre précédent, supprimé son enfant avec la circonstance qu'il n'était pas établi que cet enfant eût vécu, délit prévu par l'article 345 du code pénal.

La sage-femme, le médecin affirmèrent l'accouchement. A ces deux témoins puis au commissaire de police, au juge d'instruction, enfin devant le tribunal, la prévenue fit l'aveu suivant : « J'ai pris mon enfant, j'ai ouvert la porte de la loge des porcs et je l'ai lancé au fond de cette loge. Je ne crois pas qu'il ait crié et je ne l'ai pas vu remuer. » — Elle fut condamnée à six mois de prison.

Le jugement fut réformé le 18 janvier 1869 par la Cour de Nancy, car le 24 décembre précédent, six semaines après sa condamnation, l'accusée avait normalement donné le jour à un enfant bien constitué, ce qui impliquait l'impossibilité de s'être rendue coupable en octobre du prétendu délit.

Il fut alors reconnu que, trompés par je ne sais quelles apparences, ses parents et la sage-femme l'avaient obsédée pour la déterminer à faire des aveux, l'effrayant par la perspective d'une condamnation plus sévère si elle n'avouait, agitant

1. P. 399 et suiv.
2. *La suggestion*, ch. IX et *Revue de l'hypnotisme*, 1er juillet 78.
3. Résumé d'après M. Liégeois, p. 662.

même à ses yeux épouvantés le spectre des galères.

Le Dr Motet [1] insiste sur la suggestibilité des *enfants*, sur la fascination qu'ils peuvent subir, sur la vivacité de prétendus souvenirs qui les hallucinent réellement, et sur la prudente réserve qu'il faut mettre à recevoir leurs dépositions, et même leurs aveux.

Et il a raison.

M. Liégeois rappelle toutes ces observations et les corrobore par d'autres faits authentiques [2].

Autre question. Est-il permis de recourir à l'hypnotisme dans la procédure criminelle?

Hypnotiser un prévenu pour lui arracher ainsi des aveux ou des dénonciations qu'il refuse éveillé, n'est certainement pas permis. Là-dessus avis conforme de tous les jurisconsultes et particulièrement de MM Liégeois, Campili et Ladame [3].

— L'accusé demandant l'hypnotisation comme supplément de preuve en sa faveur, on *pourrait, semble-t-il, y recourir*, sauf à écarter toute simulation et à ne pas donner à l'expérience la valeur d'une preuve légale, puisque l'hypnotisé, n'a plus, dans l'hypothèse, ni conscience ni liberté. Mais à de rares exceptions près, l'expérience serait plus embarrassante que concluante.

— La défense invoquant l'hypnotisme, comme cause d'irresponsabilité, si la supposition est vraisemblable, on ne voit pas que la preuve doive être refusée.

### § 5. — L'hypnotisme et l'éducation.

Elever c'est prendre l'enfant en bas, dans les profondeurs de l'ignorance, de la faiblesse, dans la mi-

1. *Revue de l'hypnot.*, 1re année, p. 344.
2. N. 535 et 536,
3. *Revue de l'hynot.*, 1e année, p. 18 et 82; 2e année, p. 56.

sère d'une foule de défauts, de petites passions, et le faire monter progressivement aux sommets de la science et de la vertu.

L'éducation est un travail à deux. « Quoi qu'on fasse, disait Mgr Dupanloup, on n'élèvera jamais un enfant sans lui et malgré lui. Il faut lui faire vouloir son éducation ; il faut la lui faire faire à lui-même et *par lui-même.* »

L'idéal n'est donc pas de transformer la famille ou le collège en cirque où l'on dresserait des animaux savants, où l'on alignerait, dans la froide régularité de la ligne droite, des automates perfectionnés.

Je ne l'ignore pas, l'obéissance est le fondement de toute éducation comme l'attention est la base de tout travail ; encore faut-il que, en cédant à une autre volonté, l'âme ne s'affaiblisse, ne s'alanguisse, ne se déprime point ; encore faut-il qu'elle garde et même développe son initiative, qu'elle ne s'endorme pas sur ses habitudes. L'homme n'est pas un wagon qui se met sur des rails et qu'on pousse. Et pour laisser les métaphores, ne se plaint-on pas que les caractères perdent de leur netteté, de leur relief et finissent par s'aplatir : tout est tellement réglementé ! on commence par subir mille prohibitions ; quand elles ont cessé, trop souvent on ne sait plus se régler soi-même. Sorti du collège, où il est interné, le jeune homme est *engrené* dans un régiment, après quoi il retombera sous le joug de l'étiquette, de la mode, du préjugé; tout est réglé d'avance et c'est bien douce chose aux neutres de n'avoir pas à se prononcer et aux gens paresseux de s'épargner la peine de vivre par eux-mêmes.

Encore une fois si c'est là l'idéal, je comprends qu'on parle sérieusement de l'hypnotisme en pédagogie. Mais c'est là du dressage et non de l'éducation. Le but de l'instituteur est de régler l'activité, de la stimuler et non de l'anéantir : de faire de l'élève quelqu'un et non quelque chose : à l'eau dormante je préférerais un torrent impétueux ; à la passivité, l'ardeur même intempestive ou sans mesure ; à un arbre mort, un arbre qui pousse vigoureusement en tous sens des branches folles. « A l'éducation laborieuse de la personne tenue aussi éveillée et aussi attentive que possible, n'essayez pas de substituer l'éducation trop facile de la personne bien ou mal endormie : ce serait courir au devant du ridicule et de l'insuccès [1]. »

« Comment? s'écriait M. Trotin, on veut redresser, fortifier la liberté d'un enfant, et l'on commence par en supprimer l'exercice, par la débiliter pour l'avenir? On a la prétention de remplacer la vertu par de simples habitudes cérébrales, la conscience par la suggestion, le travail de la formation humaine par la catalepsie! Si c'est là le *summum* de la pédagogie, la pédagogie est un désastre pour la race humaine [2]. »

Que si vous prenez la suggestion dans son sens large et élevé, si vous entendez agir par le milieu, par les condisciples, par les maitres, par l'exemple, par les avis, par les reproches, par l'émulation, par les châtiments, par la crainte ou par la persuasion, par le raisonnement ou par les sentiments, sur la tête et sur le cœur de l'élève, alors je vous approuve : suggérez, suggérez encore, suggérez toujours; mais ce n'est plus de l'hypnotisme.

Des enfants se rencontrent cependant qui ont usé la patience des plus patients et lassé les dévouements les plus héroïques : leur apathie ou leur perversité paraît incurable : ne peut-on chercher à atténuer le mal par l'hypnose, lorsqu'elle paraît la seule et dernière branche de salut?

1. *Correspondant*, 10 mai 1891, p. 436, art. de M. H. Joly.
2. *Etude morale sur l'hypnotisme*, p. 70.

Je n'oserais me prononcer sur une question aussi délicate. J'indiquerai seulement les résultats obtenus par ceux qui, dans ces conditions, ont essayé de l'hypnotisme. M. Liébault, M. Bérillon, aux congrès scientifiques de Nancy (1886) et de Toulouse (1887) ont fait connaître des tentatives couronnées de succès. Le premier sur 22 sujets atteints de divers défauts ou vices (vol, mensonge, paresse, colère, habitudes honteuses, cruauté, peur, etc.) aurait obtenu 10 guérisons, 8 améliorations, 4 insuccès. M. Bérillon n'aurait pas été moins heureux; toutefois il réserverait ces procédés extrêmes pour les maisons de correction.

---

# TABLE DES MATIÈRES



## LIVRE I.

### EXPOSÉ DES PHÉNOMÈNES HYPNOTIQUES.

## LIVRE II.

### LES ÉTATS ANALOGUES A L'HYPNOTISME.

# AVANT-PROPOS

Le prêtre instruit qui a écrit cet ouvrage n'a pas eu la satisfaction de le voir imprimer. M. l'abbé Schneider a été frappé par un mal foudroyant, le 16 octobre 1893, au moment où il y mettait la dernière main.

Il était né le 19 avril 1857, à Fillières, dans la portion du département de la Moselle, qui est restée à la France. Après avoir terminé sa rhétorique au petit séminaire de Metz, il entra au grand séminaire de Nancy et fut ordonné prêtre le 26 août 1883. Il suivit ensuite les cours de la faculté des lettres de Nancy, où il fut reçu licencié en 1885, dans la section de philosophie.

Son intelligence souple et facile et les belles qualités de son âme le firent nommer aussitôt professeur à l'école Saint-Sigisbert. Il fut d'abord chargé de l'enseignement des lettres dans le cours préparatoire à Saint-Cyr. Il passa, en 1887, de cette chaire à celle de philosophie, et fut appelé l'année suivante aux fonctions importantes de directeur de l'école.

Absorbé tout le jour par ses occupations professionnelles, il consacrait à l'étude une partie de ses nuits.

C'est durant ses veilles qu'il rédigea un catéchisme illustré [1] pour les pauvres enfants nomades que les élèves de Saint-Sigisbert préparent chaque année à la première communion, et aussi son livre sur l'*hypnotisme*.

Une première ébauche de ce livre avait paru en articles dans la revue « *Le Prêtre* » (1890 et 1891).

Il pensa qu'en donnant plus d'ampleur au sujet, il en pourrait faire une thèse de doctorat ès-lettres. Cette thèse, qu'il était à la veille de soutenir, forme le présent volume.

Elle n'est pas telle ici cependant qu'il l'aurait publiée lui-même. Il avait dû retrancher de son cadre primitif des développements étrangers à l'enseignement de nos facultés des lettres. Nous avons répondu sans aucun doute à son désir, en les rétablissant d'après ses manuscrits.

Notre ami éprouvait une profonde reconnaissance à l'égard de tous ceux qui l'ont aidé dans son travail. Il le leur a témoigné souvent. Nous tenons à le leur redire publiquement. Nous remercions, en particulier, M. le docteur Bernheim, qui lui a permis d'assister à ses expériences et à ses savantes leçons, et M. Victor Egger, aujourd'hui professeur à la faculté des lettres de Paris, en qui il avait un guide si expérimenté et qui a revu toute sa thèse, à deux reprises, avec le plus grand soin.

1. *Préparation à la première communion*, manuel à l'usage des forains et de leurs catéchistes, in-12 de 212 pp. Nancy, Vagner, 1891.

# PRÉFACE

Sommaire. Opinions diverses sur l'hypnotisme. — Importance de la question. — Méthode suivie. — Division de l'ouvrage.

L'hypnotisme est l'objet de jugements très divers. Celui-ci n'y croit pas. Contes bons pour les naïfs, dit-il. Un hypnotisé est un fourbe ou un fou. Un hypnotiseur est un charlatan ou un halluciné. L'hypnotisme est une exploitation de la crédulité publique. « Se tromper, être trompé, tromper » voilà tout le mystère.

Celui-là a étudié ces phénomènes, avec enthousiasme. Il attend que la malveillance soit tombée, que l'expérience des opérateurs ait grandi, et ne doute pas qu'il ne sorte de l'hypnotisme une révolution scientifique, religieuse, sociale ; « car, répète-t-il, l'hypnotisme, c'est le moyen aussi simple qu'infaillible de guérir tous les maux, d'extirper tous les vices, de déraciner toutes les superstitions, de découvrir enfin tous les mystères de la nature humaine. Nous avons maintenant, avec la clef de la science, le secret des anciens thaumaturges, la formule du miracle, la recette de l'extase. »

D'autres ne partagent nullement cet optimisme. Ces pratiques de sommeil morbide constituent, à leur avis, un danger sérieux pour l'âme et pour le corps, pour l'individu et pour la société, pour le sujet, pour l'opérateur, pour les spectateurs.

Au milieu de cette variété d'opinions, tout le monde désire connaître l'hypnotisme ou s'en occupe; amateurs, artistes, savants, médecins, légistes, philosophes, théologiens.

Aussi bien la question intéresse-t-elle et la religion, et la morale, et le droit, et la médecine, et la philosophie.

Enthousiasme, scepticisme, défiance, à quoi s'arrêter ?

Les affirmations contradictoires des hommes qui ne savent pas douter, les hésitations des hommes sérieux, l'espoir des uns; les craintes des autres, les contradictions de tous, déroutent d'abord et jettent dans l'inquiétude. Mais avec de la persévérance, il n'est peut-être pas impossible de démêler la vérité.

Nous essaierons de le faire. Il faudra pour cela examiner des théories très aventurées, toucher à des questions qui ont été mêlées à l'hypnotisme, bien qu'elles lui soient étrangères. Mais une matière encore brute renferme toujours des scories, dont il faut la débarrasser. Le lecteur ne s'étonnera donc point d'avoir à tirer de plusieurs chapitres des conclusions tout à fait négatives.

Nous avons partagé notre étude en quatre livres.

Le premier contient l'exposé des phénomènes hypnotiques.

Le second est consacré à des états analogues qui peuvent aider à en comprendre la nature.

Dans le troisième, nous avons cherché à expliquer les principaux phénomènes hypnotiques par les lois de la psychologie.

Enfin nous avons étudié dans le quatrième, diverses applications vraies ou prétendues de l'hypnotisme et examiné s'il est permis d'hypnotiser.

## LIVRE III.

### ESSAI D'EXPLICATION PSYCHOLOGIQUE.

# LIVRE IV.

## APPLICATIONS ET RAPPORTS DE L'HYPNOTISME

FIN DE LA TABLE DES MATIÈRES

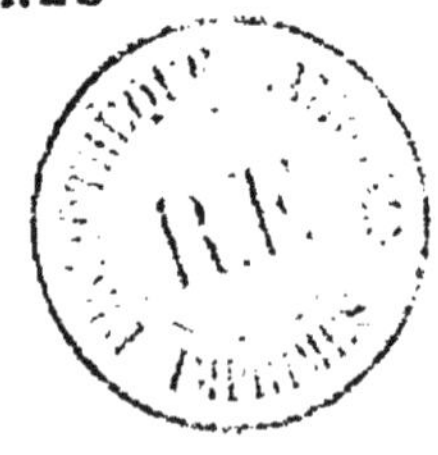

Imprimerie générale de Châtillon-sur-Seine. — PICHAT et PEPIN.

Paris. — J. Mersch, imp. 22, Pl. Denfert-Rochereau.

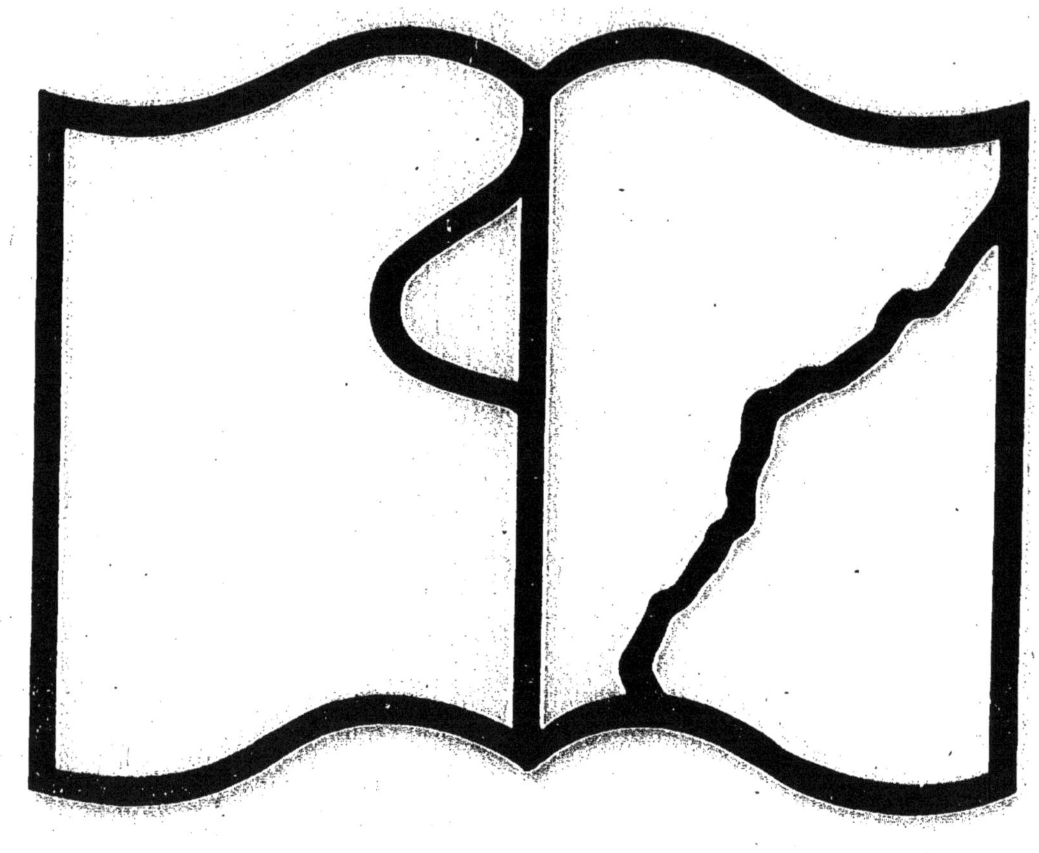

Texte détérioré — reliure défectueuse

**NF Z 43-120-11**

www.ingramcontent.com/pod-product-compliance
Ingram Content Group UK Ltd.
Pitfield, Milton Keynes, MK11 3LW, UK
UKHW020127220726
13923UKWH00001B/45